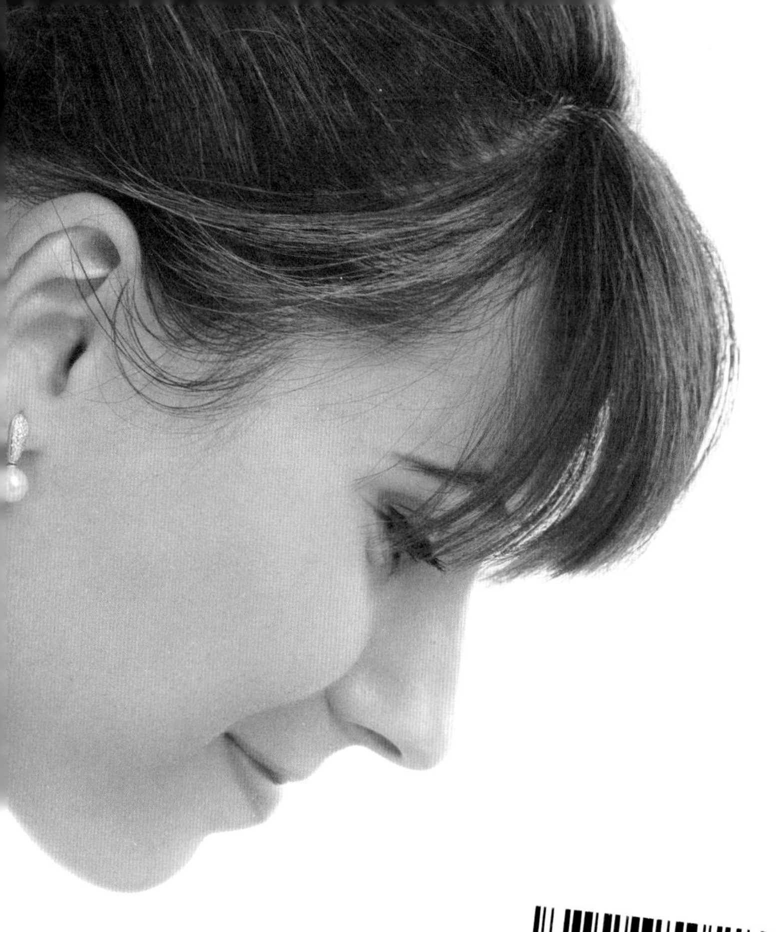

新生儿护理全书

肖春香　主编

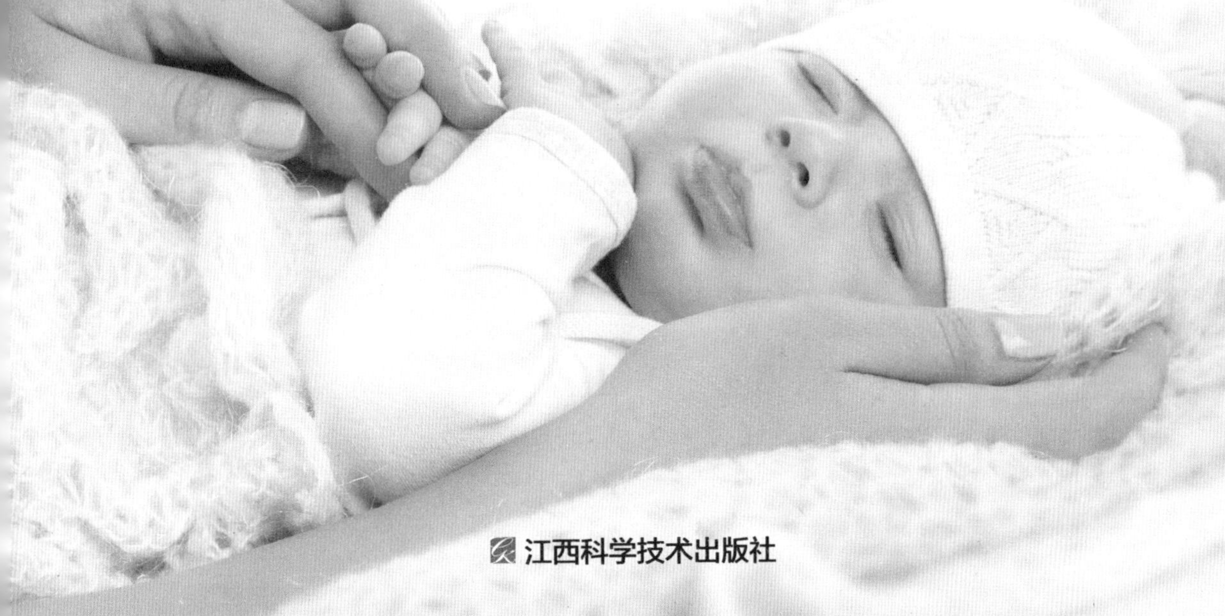

江西科学技术出版社

图书在版编目（CIP）数据

新生儿护理全书 / 肖春香主编．-- 南昌 ：江西科学技术出版社，2019.8
ISBN 978-7-5390-6701-8

Ⅰ．①新… Ⅱ．①肖… Ⅲ．①新生儿－护理 Ⅳ．①R174

中国版本图书馆 CIP 数据核字（2019）第 010816 号

选题序号：ZK2018164
图书代码：B18296-101
责任编辑：李智玉

新生儿护理全书

XINSHENG ER HULI QUANSHU

肖春香　主编

摄影摄像	深圳市金版文化发展股份有限公司
选题策划	深圳市金版文化发展股份有限公司
封面设计	深圳市金版文化发展股份有限公司
出　　版	江西科学技术出版社
社　　址	南昌市蓼洲街 2 号附 1 号 邮编：330009　电话：（0791）86623491　86639342（传真）
发　　行	全国新华书店
印　　刷	深圳市雅佳图印刷有限公司
开　　本	787mm×1092mm　1/16
字　　数	260 千字
印　　张	13
版　　次	2019 年 8 月第 1 版　2019 年 8 月第 1 次印刷
书　　号	ISBN 978-7-5390-6701-8
定　　价	39.80 元

赣版权登字：-03-2019-060

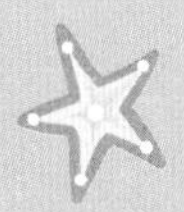

前言 Preface

随着小天使的呱呱坠地，昔日甜蜜的二人世界升级为温馨的三口之家，年轻的爸爸妈妈还沉浸在新生命到来的喜悦中时，就要立即担负起照顾新生儿的重任了。

医学上将 0 ~ 28 天的宝宝称为新生儿。新生宝宝既娇嫩又脆弱，离不开爸爸妈妈的用心呵护。在照顾新生儿的过程中，爸爸妈妈承担着十分重要的责任：要供给宝宝的营养所需，要照顾好宝宝的日常起居，要做好宝宝的疾病防护，还要开发宝宝的多元智能……这些问题让许多新手爸妈感到焦头烂额、手足无措。想向老一辈人“取经”，但总担心不适合新时代的宝宝；搜索网络资源，又害怕网络上的内容不够准确。于是，照顾新生儿成了困扰许多新手爸妈的一个难题。

这本《新生儿护理全书》旨在为初为人父人母的爸爸妈妈们解除照顾初生宝宝的困惑。全书从新生儿的发育状况、生活照护、饮食喂养、疾病防护和智能开发五个方面手把手教没有育儿经验的爸爸妈妈们如何照顾新生儿，内容科学合理，指导直观有效，确保新生儿能得到科学、专业、贴心、细致的护理。

每一个新生儿都是小天使，给无数家庭带来了难以言喻的欢乐，但同时宝贝们也需要爸爸妈妈的精心照顾。希望本书能为新手爸妈们在护理新生儿的过程中提供切实有效地帮助，愿每一个新生儿都能成长为健康聪慧的宝贝，愿每一位父母都能尽享育儿之乐。

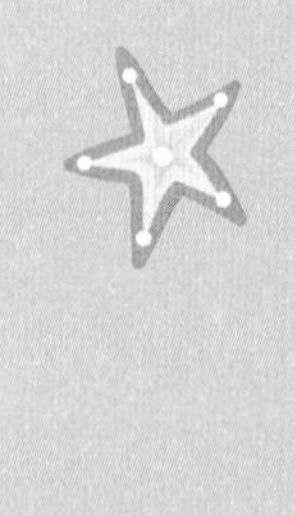
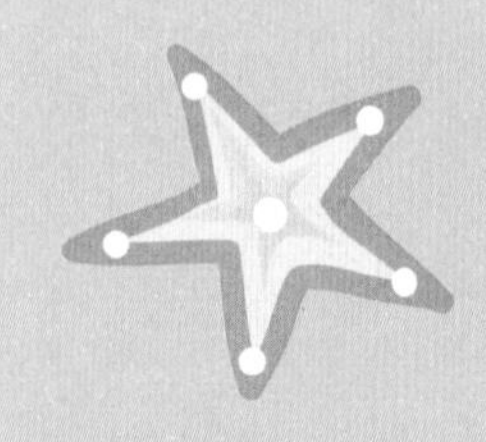

目录 Contents

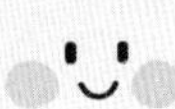

Chapter 1 护理常识篇

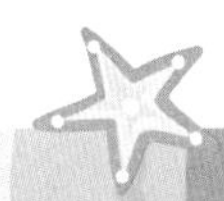

目录 Contents

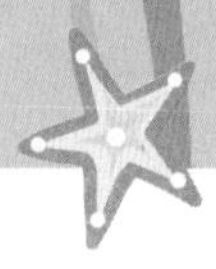

Chapter 2 生活照护篇

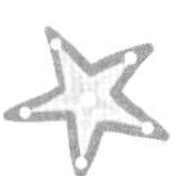

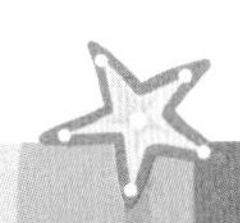

目录 Contents

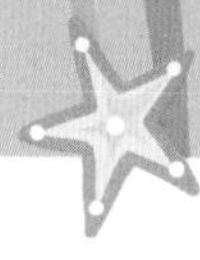

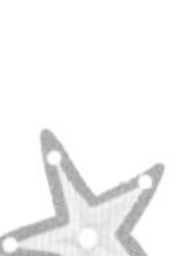

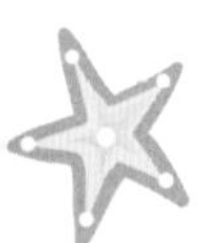

Chapter 3 饮食喂养篇

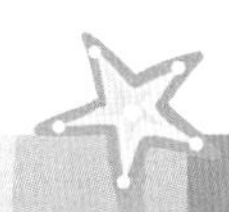

目录 Contents

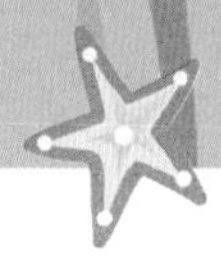

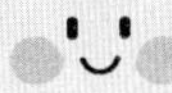

Chapter 4 疾病防护篇

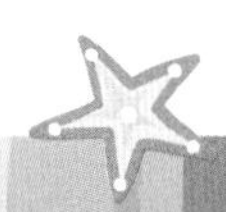

目录 Contents

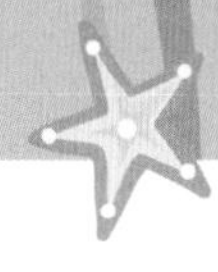

Chapter 5 智能开发篇

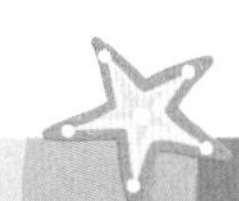

目录 Contents

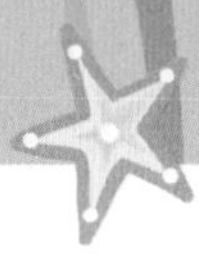

附录一　解读错误的育儿观念

附录二　防止新生儿意外伤害

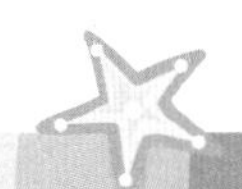

认识新生儿

医学上一般把从出生到生后28天内的婴儿叫作新生儿。新生儿的头通常比较大，四等身身体，双手握拳，四肢蜷缩着，随着躯干和四肢的发育，新生儿的身体会逐渐变得匀称。

头

头比较大，头骨还没有定型，头顶的囟门会随着呼吸一起一伏。自然分娩的新生儿，由于分娩过程中的压迫，一些宝宝头部会呈现奇怪的形状，但慢慢就会变得正常。有的新生儿几乎没有头发，也有的宝宝头发浓密，均属正常。

眼睛

因为对光很敏感，新生儿常常眯着眼睛，且大部分时间都在睡觉。新生儿刚出生时只能看到红色，视物距离仅为25厘米，出生后2～4周，眼睛开始能对准焦点。

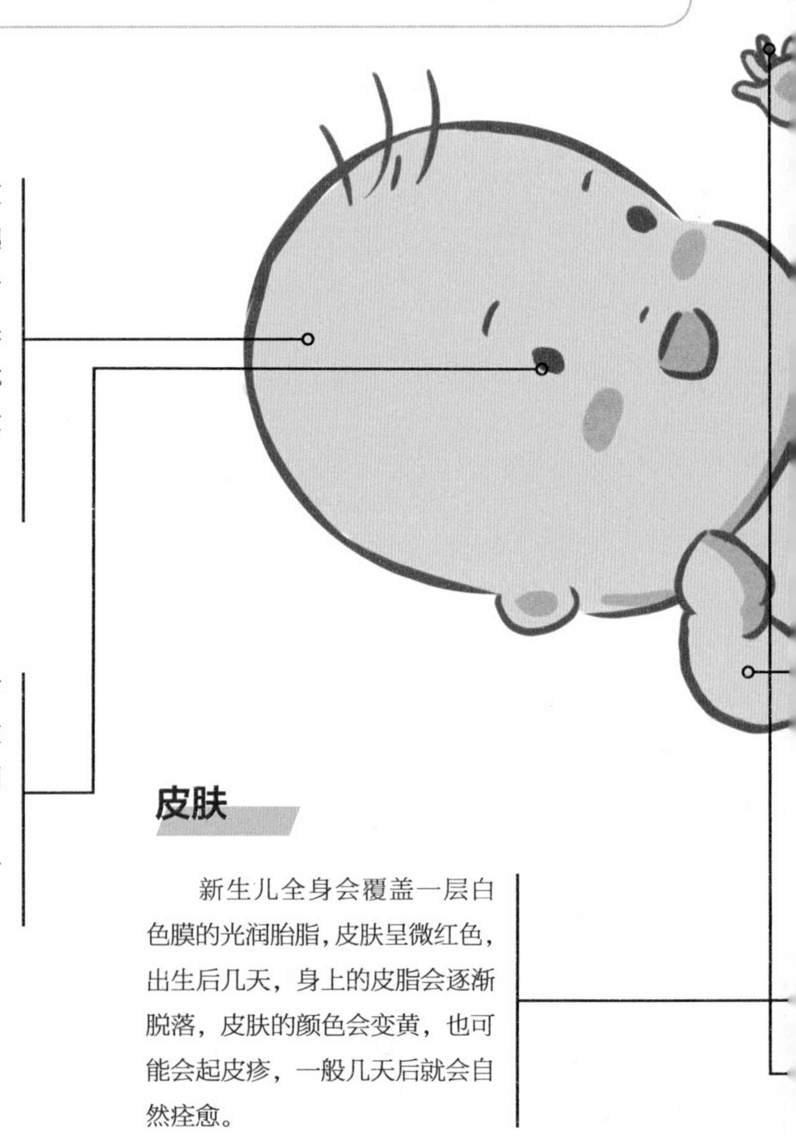

皮肤

新生儿全身会覆盖一层白色膜的光润胎脂，皮肤呈微红色，出生后几天，身上的皮脂会逐渐脱落，皮肤的颜色会变黄，也可能会起皮疹，一般几天后就会自然痊愈。

胸

新生儿胸部会有一些膨胀，有的还会流出像母乳一样的分泌物，这是其在子宫中受到妈妈分泌的激素影响导致的。如果把手放在其胸前，能感到他心跳很快。

肚脐

生产后被剪掉的部分脐带会留在宝宝的肚子上，1 ~ 2 周后会自然干燥脱落，但这期间一定要护理好。

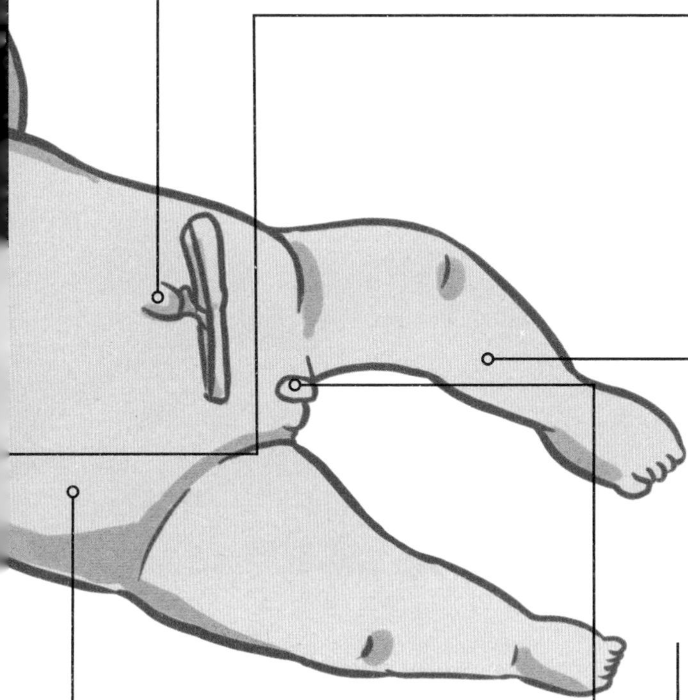

手

新生儿的手一般处于有力的状态，两边手肘弯曲向上，手指轻微弯曲，呈握拳状。睡着以后，拳头会自然松开。

腿、脚

股关节打开，膝盖弯曲。由于脚还没有踩踏到地，脚底通常呈现扁平足状态。如果发现宝宝的脚像成年人一样为弓形，那可能是神经或肌肉组织出了问题。

生殖器

男宝宝的睾丸和外阴有点肿，呈现膨胀的状态，因出生时分泌大量激素，所以生殖器会变大，但 1 周内就会恢复正常；女宝宝出生时阴唇会肿胀，在 6 ~ 8 周内肿胀会逐渐消失。

指甲

新生儿的指甲都会比较长，像纸张一样薄，但是非常尖锐，需定期修剪。

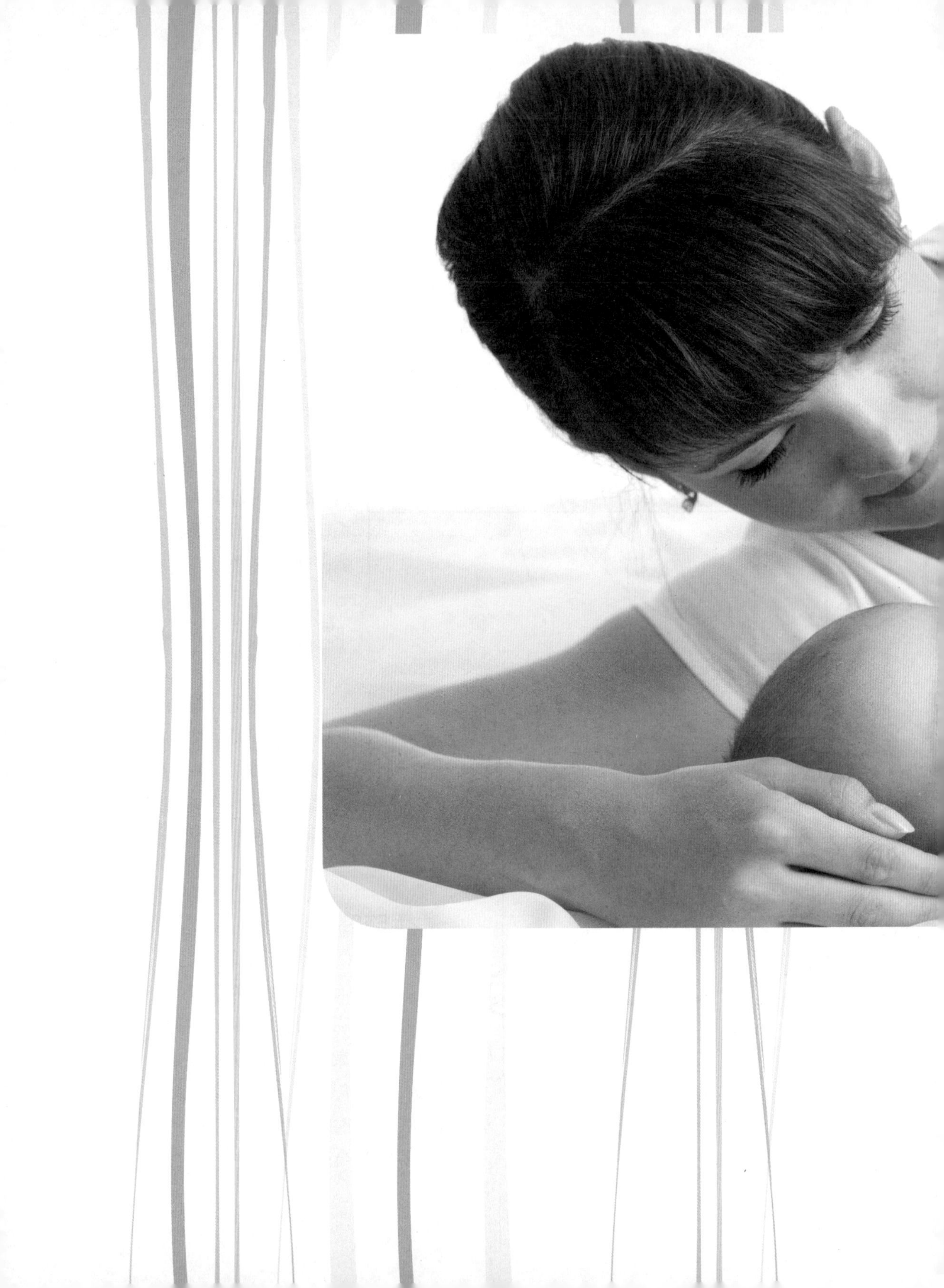

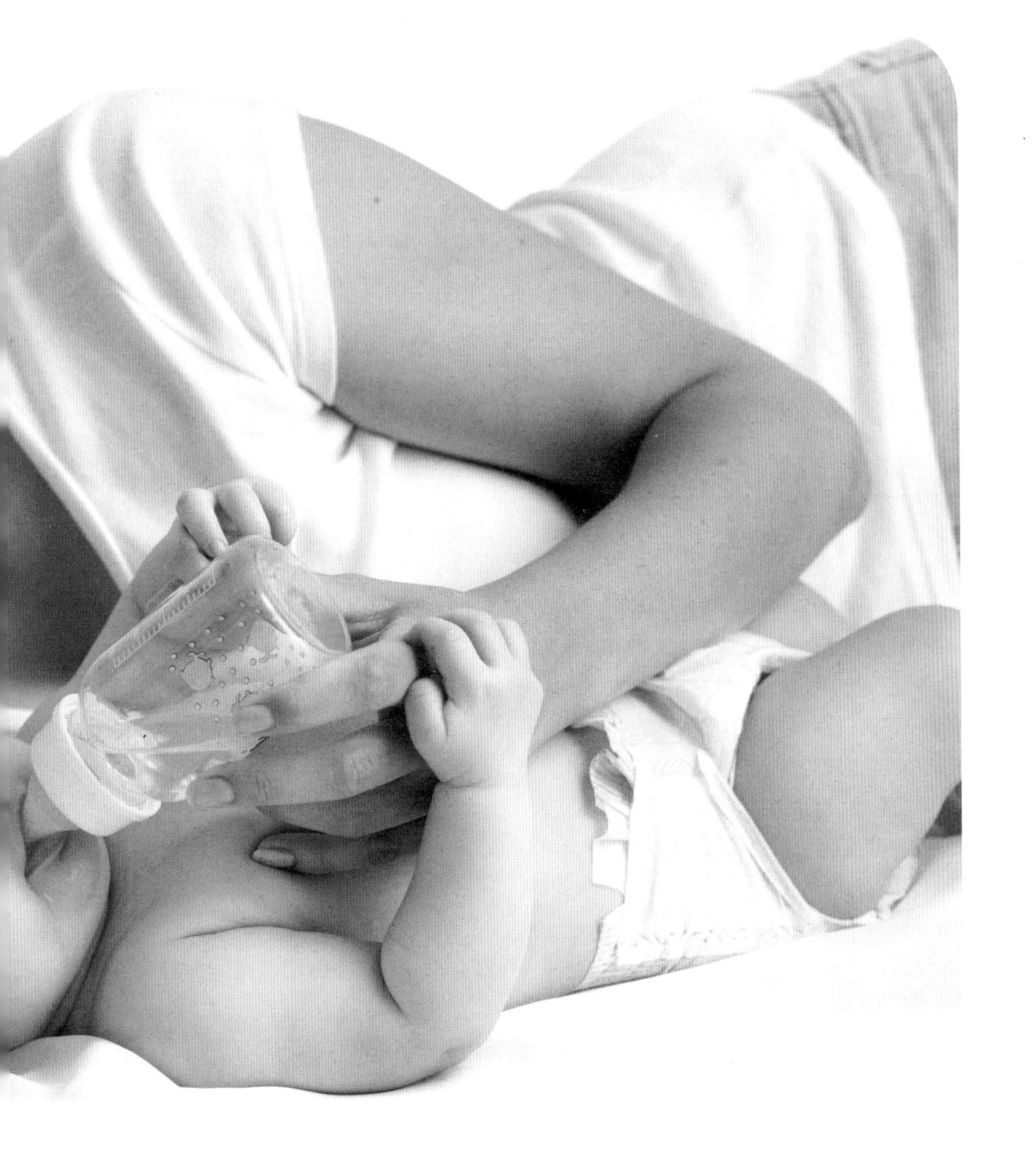

Chapter 1
护理常识篇

做好宝宝出生前的准备

育儿是每一位父母必须掌握的一项技能。但“育儿”并不是天生就会的，如何才能给新生宝宝科学的呵护，每一位父母都应认真学习，做足准备。

学习科学的育儿知识

如果你是第一次当爸爸或妈妈，欣喜之余肯定会有些慌乱吧，宝宝是那样地娇弱，特别是宝宝刚出生时，要给他喂奶、换尿布、穿衣服、做好身体方面的护理……这些都需要学习，并在实践中掌握。

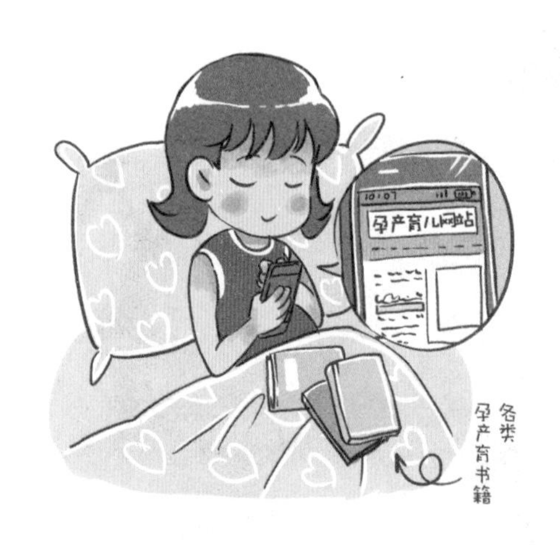

爸爸妈妈可以在宝宝出生前多学习一些科学的育儿知识，遇到问题可以多看书、多咨询，育儿类书籍、育儿网站及论坛、请教育儿专家及过来人的经验、上孕妇课堂等都是有效的途径。不过，细心的爸爸妈妈要学会分辨这些信息的科学性，每个家庭的育儿风格都不相同，每个宝宝也都是独一无二的小天使，爸爸妈妈应结合自家宝宝和家庭的实际情况进行选择，并将所了解到的资讯融会贯通，慢慢地就会找到适合自己的育儿经。

一般在宝宝出生后到出院之前，医院的相关人员都会指导新手爸妈做好这些工作，只要认真学习，育儿并非难事。如果以后还有什么不懂的，也可以随时请教身边有经验的人，或自己查阅相关信息，相信只要有耐心、爱心，肯学、勤练，每一个新手爸妈都可以成为一个合格的育儿专家。

进行必要的物资准备

小天使就要诞生了，新手爸妈应在宝宝出生前就为他准备好生活用品。然而，面对琳琅满目的宝宝用品，很多新手爸妈难免会有遗漏或是买回来一些可能“一直也用不上”的物品。所以，刚开始最好先买一些必备用品。待使用过后，觉得不错又有必要，再买齐即可。

这些物品包括：开襟内衣、外套各 3 套，根据季节来选择衣服厚度；纸尿裤 1 包（64 片），布尿布 30 ~ 40 片，隔尿垫 2 块；包被 1 ~ 2 条，用于保暖，即使是夏天，宝宝睡觉也要遮盖小肚子；小毛巾和大浴巾各 1 条，宝宝用的口水巾、小方巾若干；护臀霜 1 支，要用新生儿专用的护臀霜；新生儿专用湿纸巾和棉柔巾各 1 包；婴儿喂养用品，包括奶瓶、奶嘴、婴儿配方乳、奶瓶清洁用具等，宝宝鱼肝油也要准备好；婴儿床、婴儿浴盆各 1 个。此外，指甲剪、耳温枪、婴儿棉签以及脐带护理用具等常用护理用品也应备一份。

商定坐月子的方式和宝宝的照护者

对于坐月子，新妈妈应根据自己的身体情况、经济条件等，选择一个适合自己的月子方案，让自己和宝宝得到科学的照顾。

在家坐月子

在家坐月子可以请家中老人照顾月子，也可以请月嫂或专业的月子护士来照顾。

由自己的婆婆或妈妈来照顾，新妈妈可以在熟悉的环境中调养身体，而且长辈在照顾新妈妈和宝宝方面都比较有经验，可以给新手爸妈提供指导和帮助。但由于生活方式和思想观念的不同，两代人容易出现矛盾，所以，若由长辈照顾，新妈妈要注意处理好与长辈之间的关系。月嫂和月子护士除了有丰富的护理经验之外，还掌握了很多现代新生儿护理、产妇调养等专业知识，可以为新妈妈省去不少后顾之忧。但需注意，月嫂和月子护士要到正规的机构去找，一定要有专业的培训证书以及健康证等。

入住月子中心

在月子中心，新妈妈的饮食、生理、精神方面都能得到专业的护理。新妈妈可将宝宝放心地交给医护人员，既能保证宝宝受到全面呵护，又能保证产妇有足够的时间来发展自己的兴趣。同时，月子中心拥有先进的设备、专业的体型仪态训练方式、科学的指导方案，有利于新妈妈身体机能和体态的恢复。不过，相对于在家坐月子而言，入住月子中心消费较高，新妈妈可结合自己的经济状况综合考量。

认识宝宝特有的生理现象

细心的爸爸妈妈会发现，宝宝在出生后总有一些“特别”的地方。无须太过担心，这些特有的生理现象，在宝宝慢慢适应周围的环境之后，就会逐渐消失。

特殊语言——哭声

哭，是新生儿的“语言”，是宝宝与大人之间的交流方式。在新生儿时期，宝宝除了睡觉、吃奶、排泄外，最常见的就是哭了。无论是饿了、热了、冷了，还是尿湿了、生病了、孤单了，或者有其他不舒服等，他都会用哭声来表达。宝宝哭闹的原因有很多种，具体来说，可分为生理性哭闹和病理性哭闹两大类，爸爸妈妈要学会解读宝宝的哭声，才能更好地照顾好新生儿。

生理性哭闹

宝宝的生理性哭闹，通常哭声抑扬顿挫，响亮而有节奏，哭而无泪，面色正常，每次哭的时间很短，一天大概能哭好几次。生理性哭闹通常是宝宝生理需求的体现，只要满足其需求，哭闹一般就会停止。

◎ 新生儿会在排尿或排便后出现短暂的哭闹，因为尿液和粪便的刺激会让宝宝感觉不适，通过哭声提醒大人该换尿布了。

◎ 如果宝宝没有排便和排尿，却哭闹不安，可能是饿了，此时妈妈可以把自己的手指放在宝宝的嘴角，若宝宝将头转向手指的方向，并做出寻找乳头吃奶的动作，就是饿了。

◎ 一般来说，母乳喂养的新生儿不需要额外补充水分，但是配方乳喂养的宝宝则会因

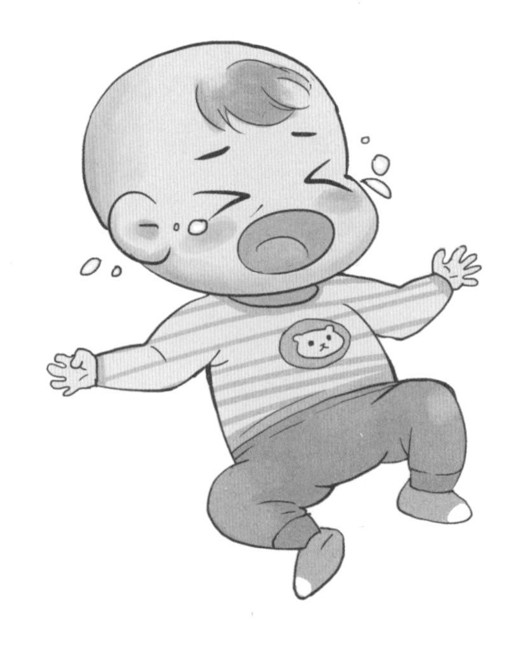

为口渴而哭闹，此时，妈妈需要适当给宝宝喂水，一般两次喂奶的中间喂一次水即可。

○ 新生儿通常都是在睡眠中度过的，一般在犯困之前，如果没有给他一个安静舒适的睡眠环境，他就会哭闹，此时妈妈可以轻拍宝宝，帮助他快速入睡，并保持安静。

○ 天气变化、衣服和被子的厚薄等引起的冷、热也会让新生儿不舒适，从而引起生理性哭闹。妈妈应注意保持宝宝卧室温度在25℃左右，给宝宝穿的衣物不要太厚，保证手心脚心微热即可。

○ 如果宝宝身边没有人陪他，或者醒来没有看到熟悉的妈妈，就会觉得孤单、寂寞，表现出不安和哭闹，此时妈妈给他一个舒适的怀抱，他就会立即安静下来。

若非疾病原因，宝宝啼哭几声是没有害处的。婴儿期啼哭属于全身性的健康运动，可以加大肺活量，促进全身的血液循环和新陈代谢，对宝宝身心有益，不必过度担心。

病理性哭闹

新生儿哭闹有时候是某些疾病的早期反映。如果你发现宝宝哭闹时怎么都哄不好，而且表现得无精打采、食欲不振，这有可能是宝宝生病所导致的病理性哭闹。

○ 如果宝宝在吃奶时出现哭闹，常伴随流口涎，可能是患上了鹅口疮。

○ 有鼻塞的新生儿因饥饿而哭，吃奶后立即停止，如果因鼻塞而影响呼吸，一定要停止新生儿的吸吮。

○ 如果宝宝在吃奶时耳朵贴到妈妈身体或被牵拉时会哭闹，有可能是患上了耳部疾病。

○ 当摩擦新生儿腋下、颈部、腹股沟处皮肤时，宝宝出现哭闹，可能是皮肤褶皱处发红、湿疹等引起的。

○ 如果宝宝哭声尖锐可能因腹痛引起。引起腹痛的疾病包括肠套叠、急性阑尾炎、嵌顿性腹股沟疝、肠痉挛等。

○ 如果新生儿患有尿道炎、膀胱炎等泌尿道感染的疾病，排尿时会大哭不止。

○ 新生儿排便时大便坚硬干燥，伴有鲜血，哭闹不止，疑为患上了肛裂。

○ 患有佝偻病的宝宝多为夜间哭闹，易惊醒，伴随多汗和烦躁等。

○ 有的男宝宝可能发生疝气，在哭的时候，生殖器会胀得鼓鼓的，需要及时就医。

生理性体重下降

新生儿出生后 2 ~ 4 天内往往有体重下降的现象，这是正常的生理现象，爸爸妈妈不必过于担心。这主要是因为新生儿出生以后往往睡得多，吃得少，或不能立即进食，或因吸吮能力弱，母亲乳汁分泌少而导致进食量少，再加上胎粪和小便排出，皮肤、呼吸蒸发水分，造成暂时性的体重下降。到第 3 ~ 4 天，新生儿体重的减少量可累积达出生时体重的 6% ~ 9%，称为生理性体重下降。

随着新妈妈奶量的增加，新生儿吃奶量逐渐增多，机体对外界的适应性逐渐增强，宝宝的体重会逐渐增加，大致以每天 30 克的速度增长，一般在出生后 10 日左右可恢复到出生时的体重，进入迅速生长阶段。如果新生儿在出生后 10 天体重仍然继续下降，3 周还未恢复到出生时的正常体重，家长就应积极查找原因。如果没有其他疾病发生，首先应想到可能是母乳不足或喂养不当，然后积极想办法帮助母亲坚持母乳喂养。

呼吸时快时慢

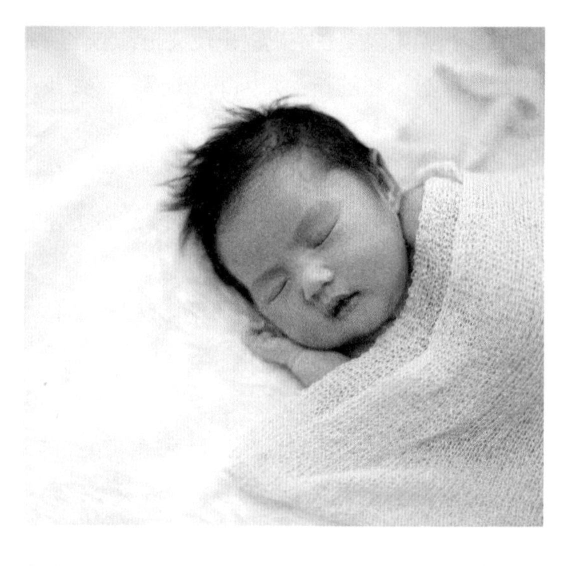

宝宝安详熟睡的样子总能让妈妈感觉温暖、舒心，但有时宝宝不均匀的呼吸却令妈妈感觉不安。不必过于担心，新生儿的呼吸方式以腹式呼吸为主，节律不齐、时快时慢、时深时浅都是常有的现象，有时甚至会出现呼吸暂停，这些现象在宝宝睡眠时更为明显。在宝宝出生后的前 2 周，呼吸频率一般为每分钟 40 ~ 45 次，有的新生儿哭闹、活动时也可能多达80次，以上这些都是正常的现象。

胎儿在妈妈的子宫中时，虽然会有微弱的呼吸动作，但主要是依靠脐静脉得到氧气，通过脐动脉排出二氧化碳而进行呼吸。分娩后，产道挤压的刺激、环境温度的改变等多种因素作用于宝宝的呼吸中枢，使得新生儿大喘一口气，这是第一次呼吸，紧接着第一声啼哭，宝宝便实现了真正的自主呼吸。但新生儿肋间肌较为柔软，鼻咽部及气管狭小，肺泡顺应性差，且每次呼气与吸气的量很小，不足以供应身体的需求，所以呼吸频率较快。另外，由于宝宝的胸廓较软弱，随膈肌下降而下陷，气体进出肺部均受到一定的限制，使氧气与二氧化碳交换不畅，造成宝宝以腹式呼吸为主。新生儿呼吸中枢调节功能不健全，亦可引起呼吸节律不规整。

由此可见，新生儿呼吸时快时慢是正常的，只要孩子皮肤颜色红润，不呈青紫或青灰色，父母就不必惊慌。

体温波动较大

一般，新生儿的正常体温可以在一定范围内波动，但不超过 1℃。短暂的体温波动，全身情况良好，无自觉症状，一般不属于病理现象。

正常新生儿的体温在 36 ~ 37℃，有时因进食、运动、吃奶、哭闹、衣被过厚或室内温度过高等使宝宝的体温暂时升到 37.5℃，甚至达到 38℃；相反，由于饥饿、热量不足、体弱、少动或室内温度过低、保暖不好等会使宝宝体温过低。

新生儿的体温波动与环境温度改变程度超过宝宝自身体温调节能力的时候，就会造成宝宝体温过低或者发热，属于正常现象。妈妈如果担心的话，平时可以保持宝宝所处的环境温度适宜，夏天注意通风，冬天注意保暖，这样就能在一定程度上防止宝宝体温波动太大。

几乎都处于睡眠状态

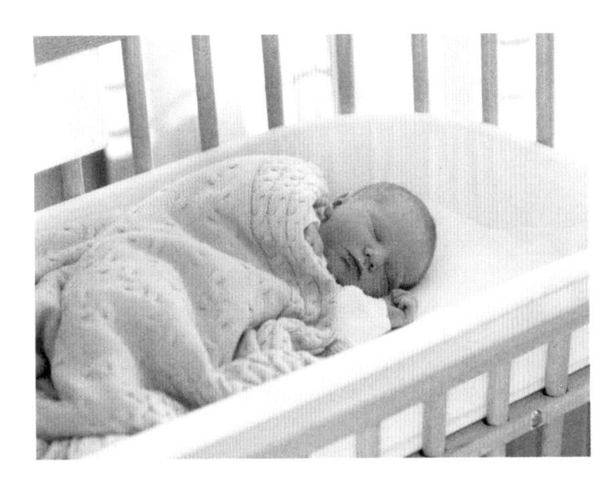

新生儿的大脑皮层兴奋性低，外界来的任何刺激对新生儿来说都是过强的，因此持续和重复的刺激使之非常易于疲劳，致使皮层兴奋性更加低下而进入睡眠状态。所以在新生儿期，除饿了要吃奶才醒来哭闹一会儿外，几乎所有的时间都在睡眠。以后随着大脑皮层的发育，小儿睡眠时间逐渐缩短。睡眠可以使大脑皮层得到休息而恢复其功能，对孩子健康是十分必要的。

一般来说，新生儿期每天平均睡眠时间需要 18 ~ 22 小时，每个睡眠周期约 45 分钟，有时处于深度睡眠，有时处于浅睡，有时处于瞌睡状态。由一个睡眠周期进入下一个睡眠周期，每 2 ~ 4 小时醒来要吃奶，并睁开眼觉醒数分钟到 1 小时。

“马牙”“螳螂嘴”

大多数新生儿在出生后4 ~ 6周时，口腔上腭中线两侧和齿龈边缘会出现一些微凸的乳白色或黄白色小颗粒，像是长出来的牙齿，俗称“马牙”或“板牙”，医学上叫作上皮珠。这是由于上皮细胞堆积或黏液腺分泌物堆积而形成的，属于正常的生理现象，并不是病。

“马牙”一般没有不适感，也不会影响宝宝吃奶和乳牙的发育。个别的宝宝会出现爱摇头、烦躁、咬奶头，甚至拒食等现象，这是由局部发痒、发胀等不适感引起的。“马牙”一般在宝宝出生后的数周至数月内会逐渐脱落，有的宝宝因营养不良，“马牙”脱落可能会稍有延迟，并无大碍。如果“马牙”一直不脱落，对宝宝产生了一定的妨碍，便可赴医院就诊，请医务人员处理。

每个新生儿在口腔的两侧颊部黏膜处各有一个隆起的“肉团”，因个体差异，有的新生儿较为明显，有的则不明显，民间俗称“螳螂嘴”，其实它是颊部黏膜下的脂肪垫。旧习俗认为“螳螂嘴”妨碍新生儿吃奶，要把它割掉，其实这是极不科学的。“螳螂嘴”属于新生儿的正常生理现象，每一个新生儿都具有颊部的脂肪垫，它不仅不会妨碍新生儿吸奶，反而有帮助新生儿吸吮的作用。

家长需要注意，无论是新生儿的“马牙”还是“螳螂嘴”，千万不能用针挑或用粗布擦拭。因为新生儿的唾液腺功能尚未发育成熟，口腔黏膜极为柔嫩、干燥，易受破损，加之口腔黏膜血管丰富，所以细菌极易由损伤的黏膜处侵入，发生感染。轻者会导致新生儿局部出血或发生口腔炎，重者可引起败血症，甚至危及新生儿的生命，家长一定要引起足够的重视，不能掉以轻心。

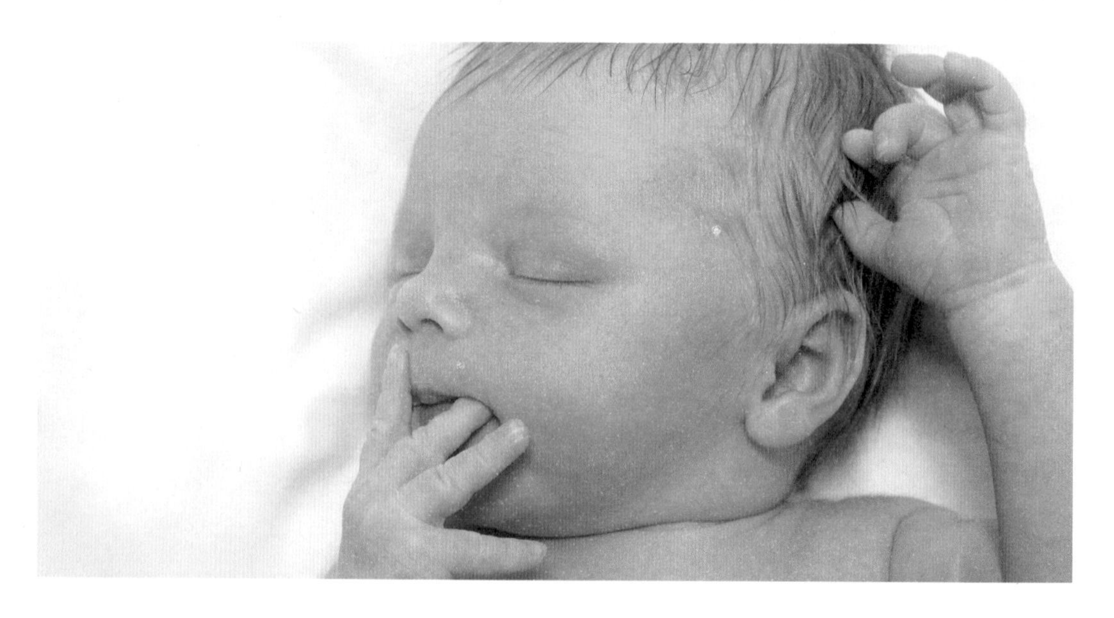

“脱皮”、皮肤红斑、“胎记”

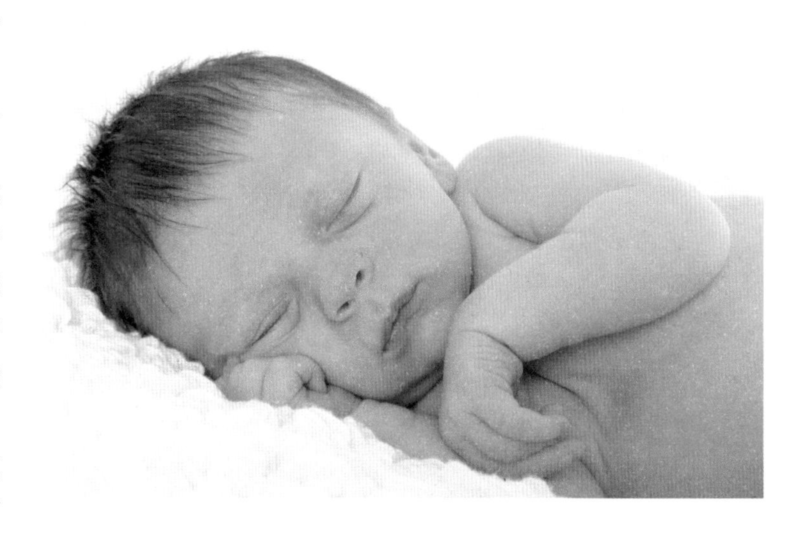

几乎所有的新生儿都会有“脱皮”的现象，这是由于新生儿皮肤最上层的角质层发育不完全，加上生长发育迅速，新陈代谢快引起的。此外，新生儿连接表皮和真皮的基底膜并不发达，使这两者的连接不够紧密，也会造成一定程度的表皮脱落。这种“脱皮”的现象在宝宝的全身各个部位都有可能出现，以四肢、耳后较为明显。不论脱皮现象是否严重，只要不影响宝宝正常的饮食、睡眠，家长就不必过于紧张。脱去的皮在洗澡过程中会自然脱落，家长无须采取特别的保护措施或强行将脱皮撕下。如果发现脱皮合并红肿或水疱等其他症状，那么就要怀疑存在疾病情况，尽早就诊。

在宝宝出生的头几天，皮肤表面可能会出现形状不一、大小不等的红色斑点，这可能是由于冷而干燥的外界环境及毒素的影响而引起的。这种红斑可出现在全身，以头面部、足底、足心及皮肤褶皱处较为多见。宝宝可能会有不适感，但通常一两天后红斑就会逐渐消退，并出现脱屑，脱屑完毕后，皮肤会呈现自然的粉红色。这种新生儿红斑属于正常的生理现象，不必治疗，也不需要专门处理。

除了“脱皮”和红斑之外，还有的宝宝会有“胎记”。出生后，有些宝宝的腰骶部、臀部和背部等处可见大小不等、形态不规则、不高出表皮的大块青灰色“胎记”。这种青色的斑记通常是皮肤深层色素细胞堆积形成的，因此称为色素斑，俗称乌青块或青斑。民间有一种说法，说青斑是运势的象征。比如，有些部位出现青块的宝宝将来会有好运气，有些部位出现青块将会带来不幸等，这些都是迷信的说法。其实，青斑是一种正常的生理现象，对宝宝的身体健康没有任何影响，而且大多会在宝宝长到 4 岁左右时慢慢消失，有的宝宝会稍有延迟，不必治疗，父母也不必过于担心。

女宝宝的“假月经”

有些女宝宝在出生后的一周内，可出现大阴唇轻度肿胀，或阴道流出少量黏液及血性分泌物，属于“假月经”，这是新生女宝宝的一种独特的生理现象，也是正常的。

宝宝出生前，在子宫里会受母体雌激素影响，雌激素对于女宝宝生殖黏膜增殖、充血具有一定的支持作用。宝宝出生后，从妈妈身体获得雌激素的来源中断，体内雌激素浓度突然大幅度下降，一般在 3 ~ 5 天就可以降到很低的程度。于是，原来增殖、充血的子宫内膜及阴道上皮组织就会随之脱落，从而使女宝宝的阴道里排出少量黏液和一些血性分泌物，看起来好像是来了月经。

这种“假月经”出血量很少，一般经过 2 ~ 4 天后即可自行消失，不需要就医治疗。对于这种阴道流出的黏液和血性分泌物，新手妈妈可以用消毒纱布或柔湿巾将新生女宝宝的“假月经”轻轻擦拭干净，但不必用药物洗液清洗，更不能在宝宝的阴道局部自行贴敷料或敷药，以免引起刺激和细菌感染。

不管有没有假月经，女宝宝的生殖器都需要新妈妈悉心护理，保持干净是第一要素。可以给女宝宝准备一个专门的清洗臀部的盆，给宝宝洗小屁屁时，应尽量用流动的水，并注意从前往后擦拭和清洗。特别提醒，在清洗女宝宝私处时，要注意避开阴道口和尿道口，因为女性的阴道内部菌群平衡有一定的自洁能力，因此为女宝宝清洁私处不需要探入过深，只需要用水擦洗宝宝的外阴部就可以了。

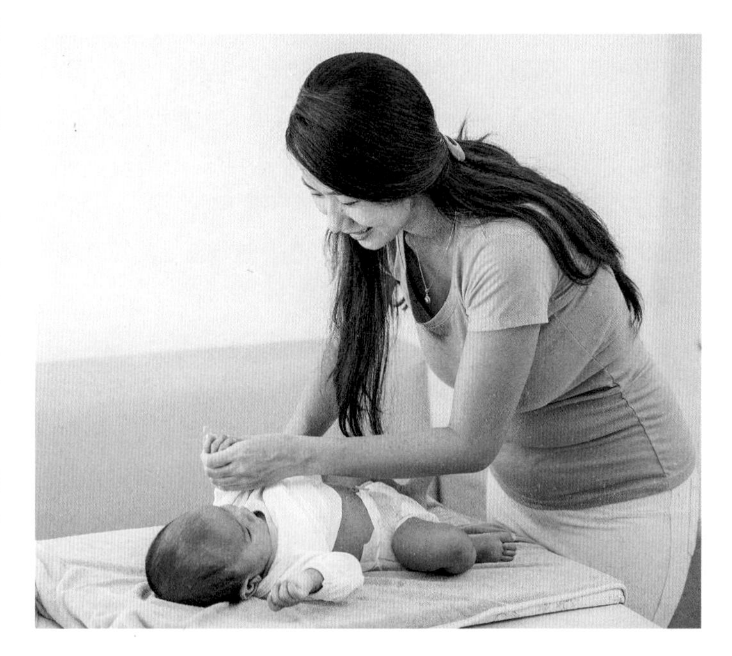

另外，给女宝宝使用吸水性强、透气性好的尿布或纸尿裤，并注意勤洗勤换；大便后要清洗外阴，避免粪便污染宝宝的会阴部。如果女宝宝的阴道出血量较多，持续时间较长，应考虑是否有新生儿出血性疾病，必须及时去医院进行诊断和治疗。

乳腺肿胀

有的宝宝刚出生不久，细心的妈妈可能会在照顾或抚摸宝宝的时候，发现宝宝双侧的乳头出现蚕豆大小的乳腺肿大现象，用手轻轻一挤甚至还有“乳汁”分泌。对此，爸爸妈妈不必太过担心，这既不是性早熟现象，也不是宝宝胸部受伤了，而是一种新生儿特有的生理现象。

新生宝宝不论男女，在出生后的几天都可能出现乳房胀大，并可有黄色乳汁流出，这是一种常见的生理状况，是由母体妊娠后期雌激素的影响造成的。人体乳房的发育与内分泌有关，新生儿出生后，体内自母亲而来的雌激素与孕激素来源中断，抑制生乳素的作用很快下降，而生乳素在生后一个月内仍维持在相对水平，直到生后 6 周左右才降至很低的水平。正是由于生乳素的作用才引起新生儿乳房肿大，并可触及片状乳腺组织块或 1 厘米左右的硬块，有时还可由乳头内挤出少量乳样分泌物。此时，如果肿大的乳腺不发红，表面不发热，不要急于用药物治疗。大部分肿大的乳房 1 ～ 3 周后逐渐消退，少数可延续一个月以上。

家长切记不要挤压新生儿的乳房，因为挤压后可能引起皮肤破损，皮肤上的细菌便可乘机侵入乳腺，引起乳腺发炎化脓，严重时可导致败血症。即使不发生细菌感染，用力挤压也有可能损害乳房的生理结构和功能，甚至可能会对孩子的一生都有影响。如果因为挤压导致宝宝出现异常症状，需立即到专业医院治疗，以防导致乳腺炎及败血症等严重后果。

尿出红色尿

宝宝刚出生不久，可能会排出像血一样的红色尿。新手爸妈不必担心，这是正常的生理现象，代表宝宝的尿液浓缩。宝宝出生后之所以会出现红色尿，是因为胃容量较小，吃奶量也较少，进而导致小便较少，加之白细胞分解较多，使尿酸盐排泄增加，可使尿液呈红色。通常，给宝宝多喂奶后，尿色就可以恢复正常，而且随着宝宝胃口日渐增大，小便量会增多，红色尿的现象也会慢慢消失。

眼白出血

新手爸妈看到刚出生的宝宝眼白出血，不要惊慌，这是由于头位顺产的新生儿，娩出时受到妈妈产道的挤压，视网膜和眼结膜会出现少量出血，俗称眼白出血。这是一种常见现象，一般几天后自然就会好了。

眼白出血也不仅仅是发生在新生儿身上，这种球结膜下出血可能发生于从儿童到老人的任何年龄段，是由于结膜小血管破裂出血聚于结膜下而形成的。出血的形状不一，大小不等，呈片状或团状，量少一般是鲜红色。引起球结膜下出血的原因很多，比如宝宝用脏手用力揉搓眼睛、剧烈的有些喘不上气的咳嗽、呕吐等导致瞬间眼压增高等，都有可能导致结膜小血管破裂。这种单纯性的球结膜下出血一般不用理会，不会影响视力，而且很快就可以自愈。

不过，如果宝宝眼白出血的情况反复发作，且双眼都有，又伴随全身皮下出血斑，就要引起家长的重视，立即去医院接受检查，找出病因。

偶尔打喷嚏

新生宝宝偶尔打喷嚏并非是感冒，新手爸妈不必过于紧张，也不要擅自给宝宝服用感冒药。由于新生儿鼻腔血液的运行较旺盛，鼻腔小且短，若有外界的微小无知如棉絮、绒毛或尘埃等进入便会刺激鼻黏膜而引起打喷嚏。这从某种程度上来说，也可以说是宝宝自行清理鼻腔的一种方式。

频繁打嗝

刚出生不久的小宝宝，由于横膈膜还未发育成熟、宝宝过于兴奋或刚喂过奶时经常会出现频繁打嗝的现象。这时，新妈妈可以用中指弹击宝宝的足底，令宝宝啼哭数声，待哭声停止后，打嗝也会随之停止。如果还没有停止的话，重复上一动作即可。一般到了宝宝 3 ～ 4 个月时，打嗝就会逐渐减少了。

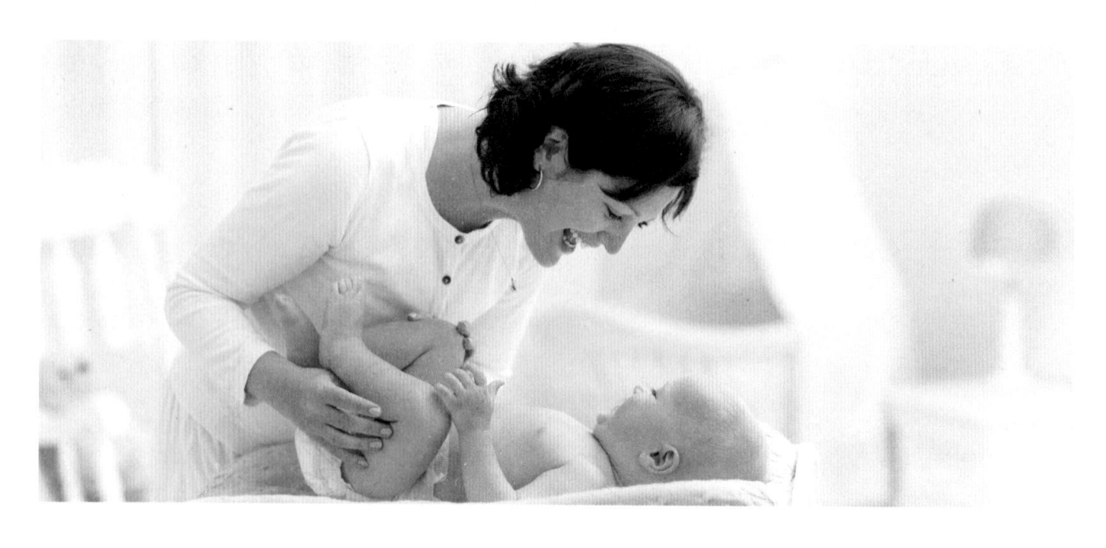

手脚乱动、爱挣劲

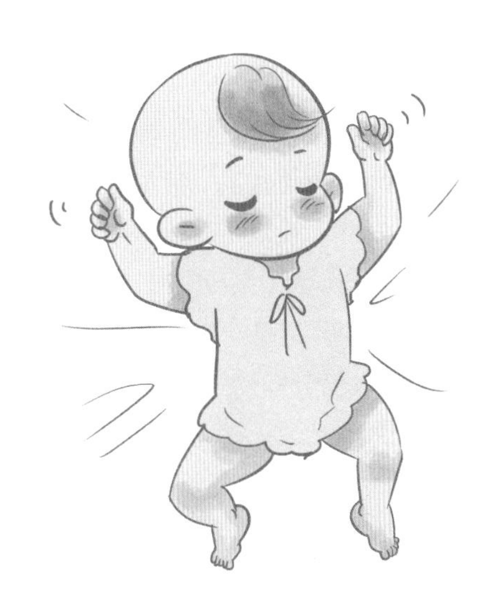

有的妈妈可能会发现，刚出生不久的宝宝手脚总喜欢乱动，忽而伸、忽而缩，还会和自己较劲，使劲扭动着身体，有的时候因用力还会憋红小脸。这种情况尤其多见于宝宝刚刚睡醒之后。这时，家长可能会担心：宝宝这是哪里不舒服了吗？其实，宝宝手脚乱动、爱挣劲的现象在出生不久的孩子身上非常常见，是小宝宝的一种运动方式，是早在妈妈的肚子里就开始进行的动作，表示宝宝大脑的神经系统正在发育。

对于成年人来说，能随心所欲地活动身体是理所当然的事情。然而，想按照自己的想法活动身体，需要通过中枢神经系统，把大脑发出的指令传递给身体的各部分。可是对于中枢神经系统尚未发育成熟的新生儿来说，这是一件很困难的事情。即使他们想活动身体，也不是能想怎么动就能怎么动。因此，他们就“发明”了这种自行活动方式。通常，当宝宝长到 3 ~ 4 个月大的时候，就逐渐可以按照自己的想法活动身体了。此前，对于宝宝的这种“挣劲”行为，爸爸妈妈也就不用过于担心，只要宝宝不哭闹，就说明其身体没有不适感。

面部怪相、眼睛斜视

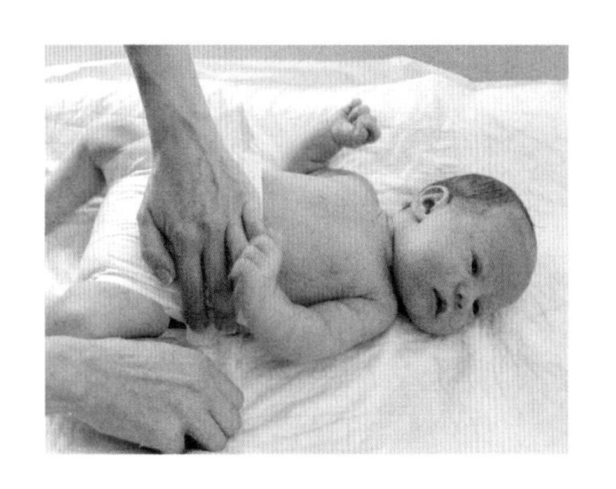

新生儿有时候会出现一些令爸爸妈妈难以理解的怪表情，比如空吮吸、皱眉、咧嘴、咂嘴、偷笑等，这些都是宝宝的正常表情，与疾病无关。父母要细心观察宝宝的表情，学会区分他正常和非正常表情，特别是当宝宝长时间重复出现一种表情时，就要及时带他去看医生，以排除疾病情况。

刚出生不久的宝宝，由于眼球尚未固定，看起来会有点“斗鸡眼”，再加上眼部肌肉调节不良，因此常会表现出短暂性的斜视。这属于正常的生理现象，家长不必担心。但如果 3 个月后，宝宝斜视现象依然存在，则应去医院就诊。

四肢蜷曲、罗圈腿、内八脚

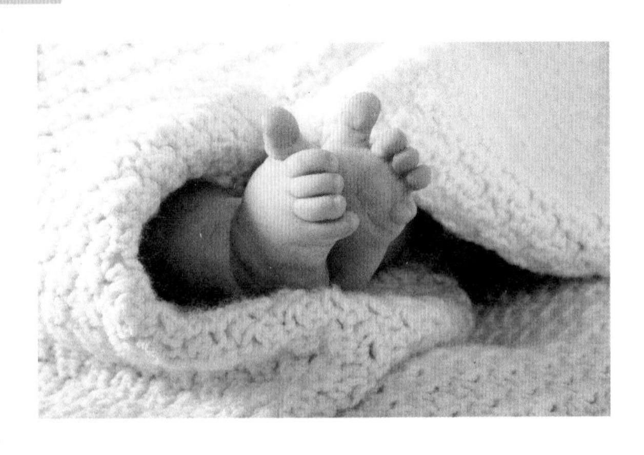

新生儿常呈现两小腿轻度弯曲、双足内翻、两臂轻度外转的四肢屈曲的状态。这些都是正常现象，与胎儿出生前在子宫内的位置有关。胎儿在母亲腹内都是头向胸、双手紧抱于胸前、腿曲起的姿势，所以出生后仍暂时保持着原有的胎儿体形。这是新生儿肌张力正常的表现，大多满月后消失，双足内翻的情况3个月后就会正常。新手爸妈切忌强行捆绑、拉直宝宝的四肢，否则就会影响其骨骼的生长。

宝宝出生后都会有内八脚和罗圈腿，这是正常现象。宝宝在妈妈体内时，由于子宫空间有限，是以双腿交叉蜷曲、臀部和膝盖拉伸的姿势生长的，因此宝宝的腿、脚会向内弯曲。出生后，随着宝宝的身体发育和经常的活动，臀部和腿部肌肉力量加强，宝宝的身体和脚都会慢慢变直。有些旧习俗会用绑腿的方式纠正，这是不对的。

产瘤

经产道分娩的新生宝宝，刚出生时，头上可能会有一个大包，头型像个橄榄一样，这个大包俗称产瘤。产瘤并不是真正的肿瘤，只是胎头的水肿，在医学上称之为“先锋头”。这种头部形成的大包通常形状圆滚，看起来软绵绵的，有的在头顶左侧，有的在右侧，也有的在头顶后侧。

产瘤的形成与生产过程有关。分娩前，胎儿要先下降进入妈妈的骨盆，而一般胎头为先露部位，分娩时子宫会强力收缩，当胎头抵达妈妈的骨盆底时，胎头会承受很大的压力，再加上分娩过程需要一定的时间，在这个过程中，胎头受压部位的血液循环就会受到影响，受压力较小的部位就可能发生头皮下渗出液而形成局部水肿。若分娩过程中出现胎膜早破、产程延长的情况，胎头水肿更容易出现。

可以说，产瘤是一种正常的生理现象，对胎儿本身没有什么影响，一般会在出生2～3天后自行消失，不需要治疗。剖宫产的新生儿，因为没有经过产道的挤压，头部通常比较圆，没有明显的变形，也不存在产瘤现象。

新生儿的生长测量

新生儿身体的各项生长发育指标是其健康状况的直观表现，一般在医院时都由医护人员用专门的工具为宝宝测量生长指标，出院后就需要爸爸妈妈在家给宝宝测量了。

身长测量

身长，即我们平常所说的身高，是体型特征中的重要衡量指标之一，也是及时掌握孩子生长发育情况的重要依据。正确的测量方法是获得孩子身高增长数据的前提。

一般来说，新生儿的身长不需要每天都测量，两三周测量一次即可，测量最好在宝宝熟睡时进行，测量时需要爸爸和妈妈相互配合，具体的操作方法有如下两种，家长可以自行选择。

纸板测量法

步骤 1：准备一块长约 120 厘米的硬纸板，将硬纸板铺在木板床上或靠近墙边的地板上。

步骤 2：脱掉宝宝的鞋袜、帽子和厚的衣服，让宝宝仰卧在硬纸板上，四肢并拢并尽量伸直，使宝宝的两耳位于同一水平线上，身体与两耳水平线垂直。

步骤 3：用书本固定住宝宝的头部，并与地板（床板）保持垂直，画线标记。

步骤4：用一只手握住宝宝的两膝，使其两腿互相接触并贴紧硬纸板，再用书抵住宝宝的脚板，使之垂直于地板（床板），并画线标记。

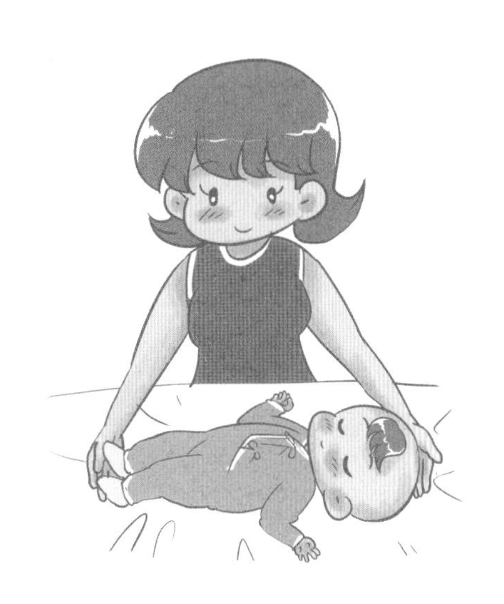

步骤 5：用皮尺量取两条线之间的距离，即为宝宝的身长。

测量宝宝身长时一定要按要求脱去宝宝的鞋、帽、厚衣服等，否则测量时宝宝的身体易成弓状，使测出的身长比实际身长短。另外，测量时脚板一定要压到脚跟处而不能量到脚尖处，否则可能因宝宝脚尖伸直而使测出的身长比实际身长长。

分部位测量法

此方法分为上部量和下部量，最后加在一起即为宝宝的身高。操作时先测量上部，自宝宝的头顶至其耻骨联合的上缘之间的距离即为上部量，表示躯干的长度，与脊柱的发育有关；自宝宝的耻骨联合处至脚底即为下部量，表示下肢的长度，与下肢长骨的发育相关。一般新生儿下部量比上部量要短一些。

1 岁以内婴儿身高增长很快，前 3 个月每月可增长 3 ~ 3.5 厘米，以后增长速度逐渐减慢。婴儿期平均每月身高增长 2 ~ 3 厘米。前半年大约可增长 16 厘米，后半年增长 8 ~ 9 厘米。每个婴儿的先天差异和后天养育环境不同，相互之间也会有一定的区别，只要宝宝的身长指标在一定的范围之内，家长就不必担心。

体重测量

体重是衡量宝宝营养和体格发育状况的重要指标之一，体重过轻或过重都是不健康的表现。新生儿根据体重可分为正常体重儿（体重为 2500 ~ 4000 克）、低体重儿（体重不足 2500 克）和巨大儿（体重超过 4000 克）。

测量新生儿的体重最好选用婴儿磅秤，最大称量应不超过 15 千克。测量时，为防止宝宝着凉，父母可先在秤盘上垫一块绵软的布，再将宝宝轻轻放在秤盘中央，读取宝宝的毛重。如果想要得到宝宝的净体重，只要在称好体重后再称一下垫布的重量，然后用毛重减去布重即可。如果家中

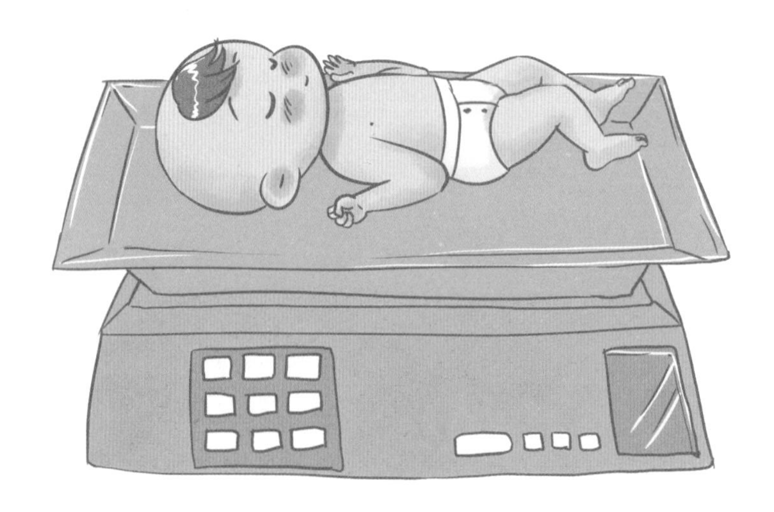

没有婴儿磅秤，也可用普通磅秤测量，可用小被单将宝宝兜住称重，然后减去小被单及包括尿布在内的一切衣物的重量，即为宝宝的体重。另外，家长也可抱着宝宝站在秤上称体重，再减去大人的体重和宝宝所穿的衣物重量即可。

由于新生儿的身体较柔软，因此在为其测量体重时，要格外谨慎，以免弄伤宝宝。另外，测体重时应注意，尽量选择宝宝吃奶前测量，保证宝宝排去大小便，尽量脱去宝宝的衣裤、鞋帽、尿布等，仅穿单衣裤，所测得的数据应减去宝宝所穿的衣物及尿布的重量。每次测得的宝宝体重都应做记录，在注意宝宝体重是否达到参考标准的同时，还应注意体重增长的速度。有的小宝宝出生体重比较轻，但其增长速度已达到甚至超过正常水平，尽管测得的体重还没有达到参考标准，家长不必过于担心，这是宝宝在努力长高的标志。相反，有些宝宝虽然测得的体重尚符合参考数值，但增长速度比较慢，家长就要认真寻找一下原因，及时采取相应的措施。

一般来说，在正常养护条件下，前 3 个月，婴儿每月平均增重可达 700 ~ 800 克，新生儿期甚至可达 1000 克，以后逐渐减慢，后半年每月平均增重 400 ~ 450 克，全年平均每月增加 500 ~ 600 克。因此，婴儿出生后 4 ~ 5 个月时，体重可达出生时的 2 倍，1 岁时可达出生的 3 倍或更多。婴儿到 12 个月时体重为 10 ~ 10.5 千克。当然，家长也不可完全拘泥于数字，要根据自己宝宝的具体情况做长期评估。

头围测量

新生儿头围的大小与大脑重量成正比关系，头围大，大脑重量也大；反之，头围小，大脑重量也小。可见，宝宝的头围增长是否正常，在客观上反映着其大脑发育的正常与否。家长应定期测量新生儿的头围，以便掌握其大脑发育的基本情况。

测量头围时，应选用软皮尺，家长站在新生儿的前侧或右侧，从宝宝右侧眉弓（眉弓即眉毛的最高点）上缘，经后脑勺最高点，到左侧眉弓上缘，三点围一圈，所得的数据即是头围大小（测量结果要精确到小数点后一位）。具体操作方法为：

步骤 1：找到宝宝两条眉毛的眉弓，想象左右两眉中有一条线，并找到这条线的中心点。

步骤 2：将软尺的零点放在眉弓连线的中点上，以此为起点，准备开始测量。

步骤 3：将软尺沿眉毛水平绕向宝宝的头后，找到宝宝脑后枕骨结节，并找到结节的中点，这是宝宝后脑勺最突出的一点。

步骤 4：将软尺绕过宝宝后脑结节中点，并绕回前脑。

步骤 5：将软尺重叠交叉，交叉处的数字即为宝宝头围。

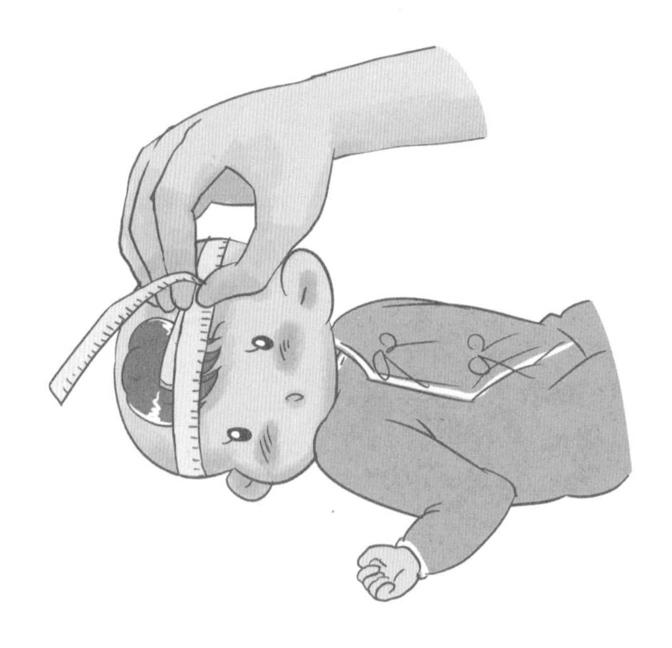

测量时要注意保持软皮尺紧贴头皮，刻度向外，左右对称。如果宝宝的头发较长，应先将头发在软皮尺经过处向上下分开，再进行测量，以保证结果的准确性。测量时，手势不能过松或过紧，否则测出的数据也不会准确。需要注意的是，很多关于宝宝的头围问题，一般都是测量不准造成的，家长最好事先请教专业医护人员，然后再自行在家测量。

一般，新生儿出生时平均头围为 33 ~ 35 厘米，在出生后头半年会长 8 厘米左右，后半年长 3 ~ 4 厘米，满 4 岁之后宝宝的头围就增长得很慢了，10 岁之后就几乎不会生长了。如果宝宝的实际头围比正常平均值大或小两个标准差，则说明宝宝头围偏大或偏小，应及时去医院就诊，排除疾病因素，以免影响孩子的智力发育。

胸围测量

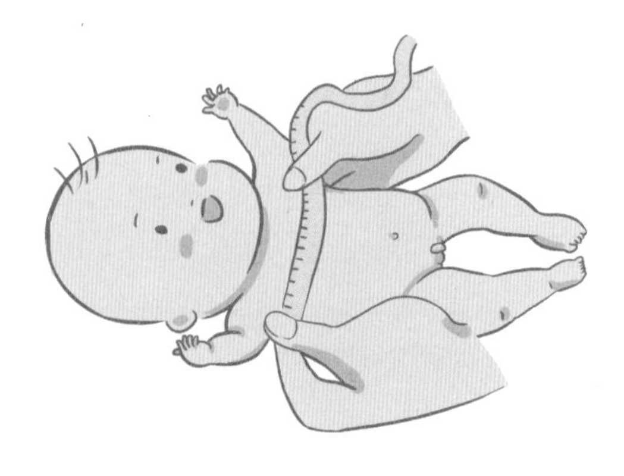

婴儿的胸部呈圆筒状，前后径与横径相差无几，随着年龄的增长，横径增长较快，前后径增长较慢，逐渐形成成人的胸部。

测量时应用软皮尺，让宝宝平躺在床上，双手自然平放，将软尺零点固定于宝宝乳头下缘，使软尺接触皮肤，经两肩胛骨下缘绕胸围一圈回至零点，读取的数值即是胸围。测量时应注意室内温度的控制，以免宝宝着凉。

新生儿出生时胸围会比头围小 1 ~ 2 厘米，出生第一年宝宝的胸围增加迅速，平均可增加 12 厘米。一般情况下，小儿在 1 岁以内头围比胸围大，1 岁时胸围逐渐超过头围。以后，胸围和头围的差距逐渐增加。另外，男婴和女婴胸围有一定的差别，一般男婴较女婴胸围大一些。只要孩子的胸围在正常范围内，家长就不用担心。

胸围的大小与体格锻炼及衣着有关。家长应注意给宝宝穿宽松的衣裤，同时，经常给宝宝做被动操锻炼其肌肉和骨骼，锻炼孩子的胸肌，促使宝宝的胸肌发达，带动胸廓和肺部的发育。

腹围测量

新生儿期由于肠管相对较长，且腹壁肌肉薄弱，腹部常较饱满，以后逐渐变平。医务人员常根据腹围来衡量腹部发育情况，但腹围测量数值易受各种因素的影响，正常范围伸缩性很大，因此一般不测量腹围。患腹部疾病如腹水、巨结肠时应及时测量。测量时从宝宝的肚脐开始，将软皮尺平行绕腹部一周，与起始点对接，所得的数值即为宝宝的腹围。一般，宝宝 2 岁前腹围与胸围大约相等，2 岁以后腹围较胸围小。

前囟测量

宝宝头上有一块软软的地方，有时还可见轻微如脉搏般的跳动，家长看到不要紧张，那是宝宝的囟门。宝宝的囟门有前囟和后囟两部分。前囟是指头部颚骨和顶骨所形成的菱形间隙。宝宝出生时前囟大小为 1.5 ~ 2 厘米，6 个月以后逐渐变小，1 ~ 1.5 岁时闭合。宝宝的后囟是由两块顶骨和一块枕骨所形成的三角形间隙，一般在出生后 6 ~ 8 周闭合。观察囟门尤其是前囟门的大小、饱满程度、闭合时间等，对判断宝宝健康状况有着极为重要的意义。家长应掌握正确测量宝宝前囟的方法，以便及时发现和解决问题。

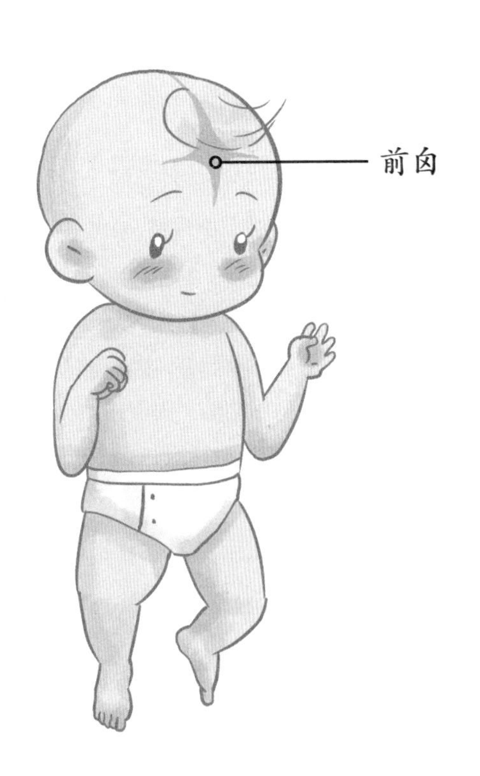

测量前囟时要分别测出“菱形”两对边中点连线的长度。如果一条垂直线的长度为 2 厘米，另一条垂直线长为 1.5 厘米，那么宝宝的前囟数值即为 2 厘米 ×1.5 厘米。宝宝的前囟数值是衡量其前囟发育情况的重要参考标准，如果前囟数值小于 1 厘米或大于 3 厘米，表明宝宝的前囟存在异常，可能存在小头畸形、脑积水、佝偻病、呆小症等问题。

家长自己在家给宝宝测量囟门时，动作一定要轻柔，千万不要伤到宝宝。家长无法把握时，可请医生帮忙测量，平时在家只要留心观察宝宝的囟门是否有隆起或凹陷等异常即可。

体温测量

新生儿期，宝宝自身控制体温的中枢系统发育尚不完善，而且皮下脂肪较薄，保温能力差，加上散热快，因此，宝宝的体温常常不稳定。鉴于此，家长们更应掌握科学的体温测量方法，随时监测新生儿的身体状况。

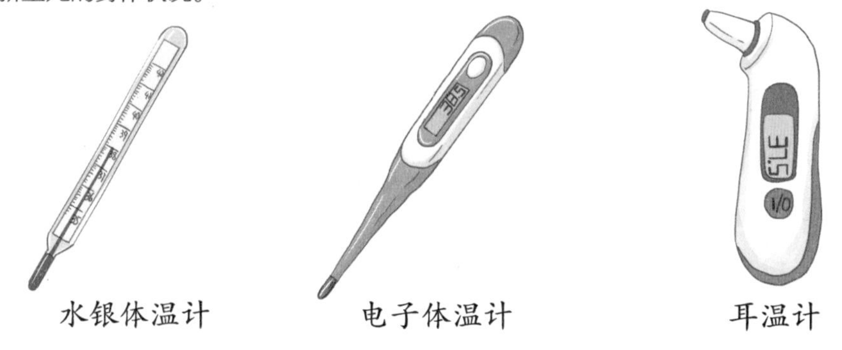

水银体温计　　电子体温计　　耳温计

由于体表温度易受气温、穿戴衣物等影响，因此，一般测量宝宝体内温度。常用方法包括耳探、口探、腋窝探及肛探，常用体温计包括传统水银体温计、电子体温计、耳温计等。给新生儿测体温宜采取腋下、颈部、肛门内测温法或新式红外线探头测耳温。肛门测温虽较皮肤测温更准确，但常引起宝宝哭闹。此处以腋窝测温为例，介绍如何帮宝宝量体温。测量前后应对体温计进行酒精消毒，以免传染细菌和疾病。具体的测量方法如下：

步骤 1：测量者用拇指和食指紧握体温计的上端，手腕用力挥动体温计，使水银下降至球部，直至清楚地看到水银柱在 35℃以下。

步骤 2：让宝宝平躺在床上，解开宝宝的上衣，将体温计的水银端放置在宝宝的腋窝下，紧贴腋窝内皮肤。

步骤 3：按住宝宝的胳膊，使体温计贴着他的身体，保持体温计牢牢地夹在腋下 5 分钟。

步骤 4：取出体温计，横拿体温计上端，背光站立，缓慢转动体温计，读取水银柱的度数，即为宝宝的体温。

呼吸测量

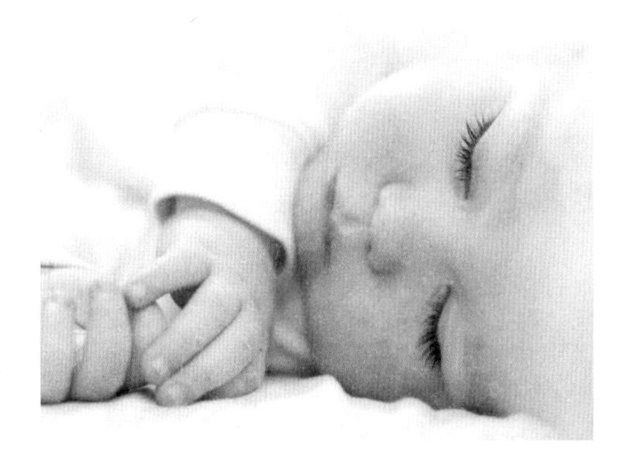

在宝宝安静状态下进行宝宝的呼吸测量，最好与脉搏测量同时进行。测量时一般采用计数法，即数宝宝胸、腹起伏的次数。如果宝宝呼吸比较浅，不易计数，可将轻棉线放在宝宝的鼻孔处，棉线被吹动的次数即为宝宝呼吸的次数。测量时除了要观察宝宝的呼吸次数外，还要观察其呼吸是否规律、深浅度如何、有无异味、有无鼻翼扇动或发紫等情况，这些都是判断宝宝呼吸是否健康的重要标志。

宝宝年龄越小，呼吸越快，一般刚刚出生的宝宝，呼吸次数是 30 ~ 40 次 / 分钟，在过热的环境中，或喂奶、洗澡和哭闹后，宝宝会有短暂的呼吸加快。

一般来说，正常新生宝宝呼吸可以有深浅交替，呼吸的次数也可快慢不等。如果宝宝出现呼气时有呻吟的症状，并伴有鼻孔张大、鼻翼翕动、口周和面色青紫或苍白，还有“三凹症”（即吸气时宝宝的胸骨上窝、肋间隙和剑突下，出现吸气性凹陷）的出现，同时宝宝还伴有烦躁不安、四肢惊动等，应立即送往医院治疗。

因新生宝宝呼吸中枢未健全，呼吸节律常常不规则，尤其是睡眠时，可出现几秒钟之内的呼吸暂停。但如果宝宝的呼吸暂停的时间大于 18 秒 / 次，则应注意有无病理情况的存在。要知道，通常宝宝有呼吸困难时都会有烦躁、拒乳等症状。这时，就需请医生给予诊断治疗。

脉搏测量

脉搏跳动的强弱反映心脏跳动的强弱，且心跳与脉搏的跳动是一致的。因此，父母可以通过测量新生儿的脉搏来了解宝宝的心脏发育情况。

婴幼儿期，宝宝脉搏跳动的频率容易受外界的影响而变动，正常新生儿的脉率为 120 ~ 140 次 / 分钟，且一般女孩比男孩快。脉搏测量前应使宝宝保持安静、舒适的状态，最好趁他熟睡时进行。家长可用自己的食指、中指和无名指按在宝宝的动脉处，其压力大小以感受到脉搏跳动为准，边按脉边数脉搏次数，以 1 分钟为计算单位。常用的测量脉搏的部位是手腕腹面外侧的桡动脉、头部的颞动脉、颈部两侧的颈动脉。注意，宝宝在睡眠状态下可能受呼吸影响而出现轻微的脉搏节律不齐，属于正常现象，家长无须担忧。

自查宝宝的发育状况

新生儿的成长发育虽然有一些个体差异，但体格和发育有一定的健康标准。爸爸妈妈们要想呵护好刚刚诞生的宝宝，就需要全面了解宝宝的体格和发育状况，及时发现宝宝成长发育过程中的问题。

新生儿的体格标准

如果以直观的数字表现宝宝刚出生时的模样，可以通过以下几个方面了解。另外，男宝宝和女宝宝的发育情况略有差异，只要身体无异常病症，就不必过分担心。

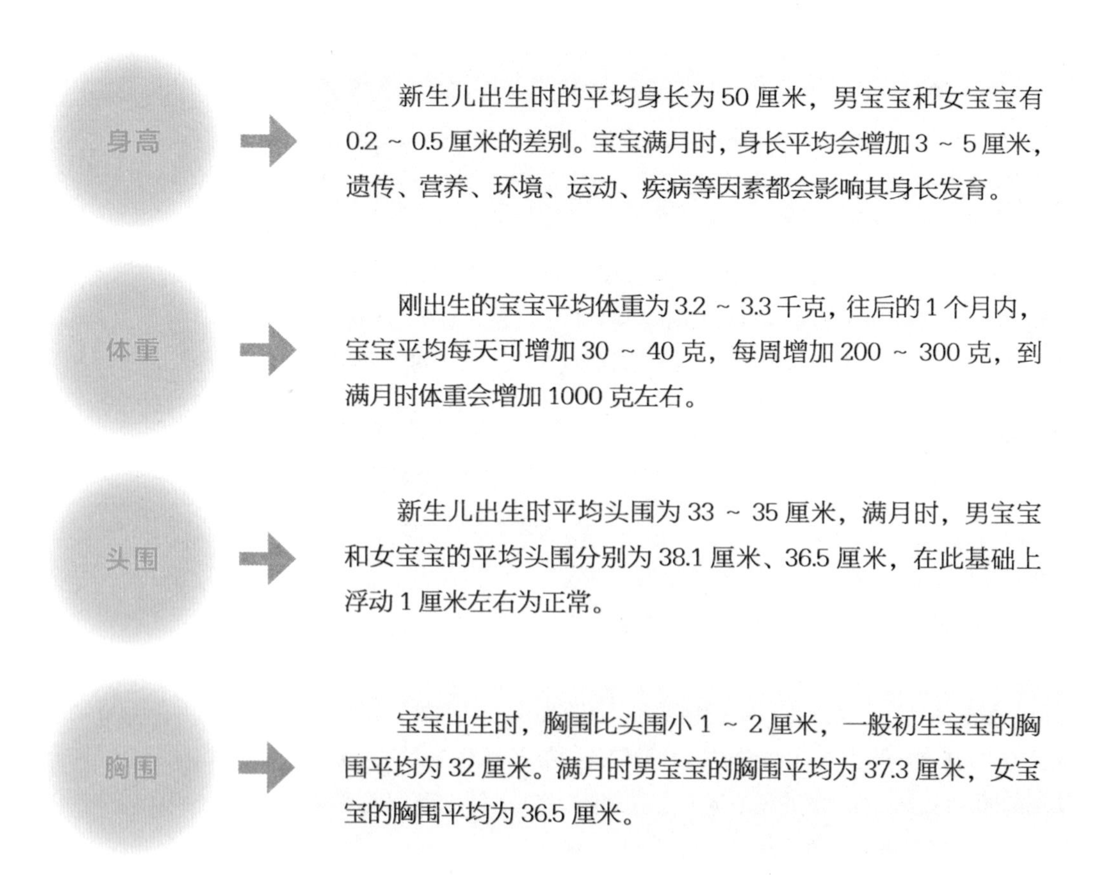

新生儿出生时的平均身长为 50 厘米，男宝宝和女宝宝有 0.2 ~ 0.5 厘米的差别。宝宝满月时，身长平均会增加 3 ~ 5 厘米，遗传、营养、环境、运动、疾病等因素都会影响其身长发育。

刚出生的宝宝平均体重为 3.2 ~ 3.3 千克，往后的 1 个月内，宝宝平均每天可增加 30 ~ 40 克，每周增加 200 ~ 300 克，到满月时体重会增加 1000 克左右。

新生儿出生时平均头围为 33 ~ 35 厘米，满月时，男宝宝和女宝宝的平均头围分别为 38.1 厘米、36.5 厘米，在此基础上浮动 1 厘米左右为正常。

宝宝出生时，胸围比头围小 1 ~ 2 厘米，一般初生宝宝的胸围平均为 32 厘米。满月时男宝宝的胸围平均为 37.3 厘米，女宝宝的胸围平均为 36.5 厘米。

前囟门

宝宝刚出生时，前囟门平软，斜径平均为 1.5 ~ 2.5 厘米，当然也存在一定的个体差异，只要在 1 ~ 3 厘米之间都算正常。满月时，宝宝的前囟仍未闭合，但尺寸变化不大。

体温

新生儿皮下脂肪薄，保温能力差，散热快，从体温恒定的母体来到温度较低的体外，体温往往要下降 2℃左右，之后可逐渐回升，一般 12 ~ 24 小时内稳定在 36 ~ 37℃。

呼吸

新生儿肋间肌力量薄弱，与成年人相比，呼吸运动较为浅表，呼吸频率较快，正常新生儿安静状态下呼吸约为 40 次 / 分钟。随着月龄的增加，宝宝的呼吸频率逐渐减慢，满月的宝宝呼吸频率约为 30 次 / 分钟。

心率

新生儿的心率较快，一般情况下为 120 ~ 140 次 / 分钟，熟睡时可减少到 70 次 / 分钟，哭闹时可达到 180 次 / 分钟。满月时，宝宝的心率可能会在 110 ~ 160 次 / 分钟之间波动，属于正常的生理现象。

排尿

宝宝刚出生时泌尿系统尚未发育完全，膀胱较小，肾脏功能不成熟，没有形成规律的排尿反射，排尿次数多，且尿量小，呈微黄色。

排便

初生宝宝胎便为墨绿色，出生后 2 天内排净。母乳喂养的宝宝每日排便 3 ~ 7 次，为黄色糊状便；人工喂养的宝宝排便为淡黄或灰色，便中可有奶瓣，每日 1 ~ 2 次。

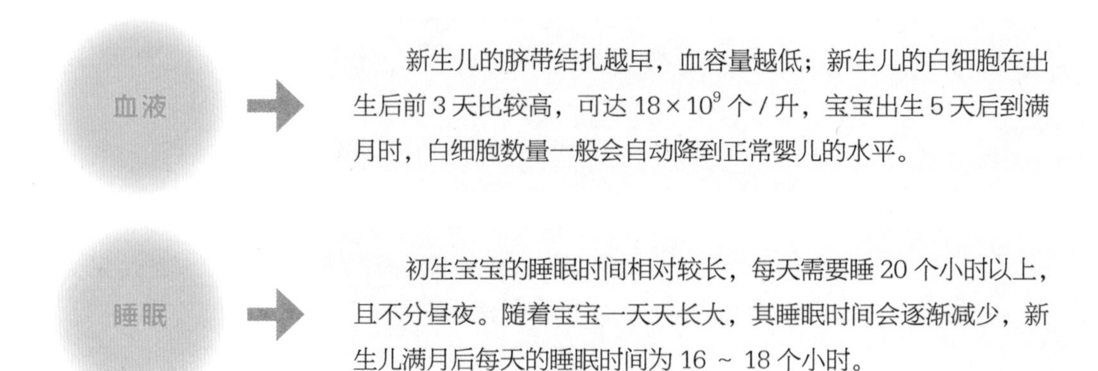

新生儿的发育标准

新生儿的发育包括身体各部位的发育、感知能力的发育和新生儿的先天反射。爸爸妈妈可以在平时利用各种机会观察宝宝的身体发育状况，如洗澡时将宝宝从头到脚观察一遍，换尿布时可以观察宝宝的腹部、臀部和排便、排尿情况等。

头部

新生儿身体各部位都有其独特的生理特征，且发育迅速，家长应多了解一些生理常识，以及时发现异常。

头型：新生儿头部的发育标准包括了头型、前囟门、头发、眼睛、鼻子、耳朵、嘴、脸等多个部位。家长可用手轻轻抚摸新生儿的头皮，以感觉有无肿块、有无凹陷，并了解前囟和后囟的大小；使新生儿张开嘴巴，了解口腔内部有无异常；把一个红颜色的小球放在距离宝宝双眼 30 厘米左右的地方，观察其双眼能否追视小球。

颈部：观察颈部是否端正、有无肿块，能否活动自如。

胸部：观察胸部两侧是否对称、有无特殊隆起，呼吸运动是否协调、有无呼吸困难，双侧乳房有无红肿和渗液。

腹部、肚脐：先看有无腹胀，然后用手轻轻抚摸宝宝的腹部，感觉一下是否柔软，腹部有无红晕、硬结，脐部有无渗液。

臀部：观察臀部皮肤是否光滑，臀后部有无包块和红肿，并了解大便的次数和性状，如果有异常情况一定要及时就诊。

生殖器：如果是男宝宝，观察其尿道开口是否在正前方，双侧阴囊是否对称、柔软，感觉一下睾丸的存在；如果是女宝宝，观察其尿道口是否红肿等。

四肢：判断是否多指、趾，双侧大腿纹是否一致，双大腿能否摊平，以了解宝宝有无先天性髋关节脱位等。

肛门：观察肛门周围的皮肤有无红肿，皮肤褶皱处有无小脓点。

感知能力的发育

新生儿出生就有感知能力，能视物，对妈妈的声音敏感，喜欢妈妈的抚摸，家长应多和宝宝交流，适时锻炼孩子的感知能力，及时察觉孩子感知方面的异常。

视觉：研究表明，新生儿一出生就具备看的能力，并能记住所看到的东西，一般喜欢看颜色丰富的图案，也喜欢看类似人脸的图形，尤其是妈妈的脸。如果妈妈和宝宝对视，宝宝会变得兴奋，眼睛也会变明亮。

触觉：宝宝的触觉主要表现在眼、口周、手掌、足底等部位，如果家长轻轻触碰这些部位，他会相应做出眨眼、张口、缩手、缩脚等动作。

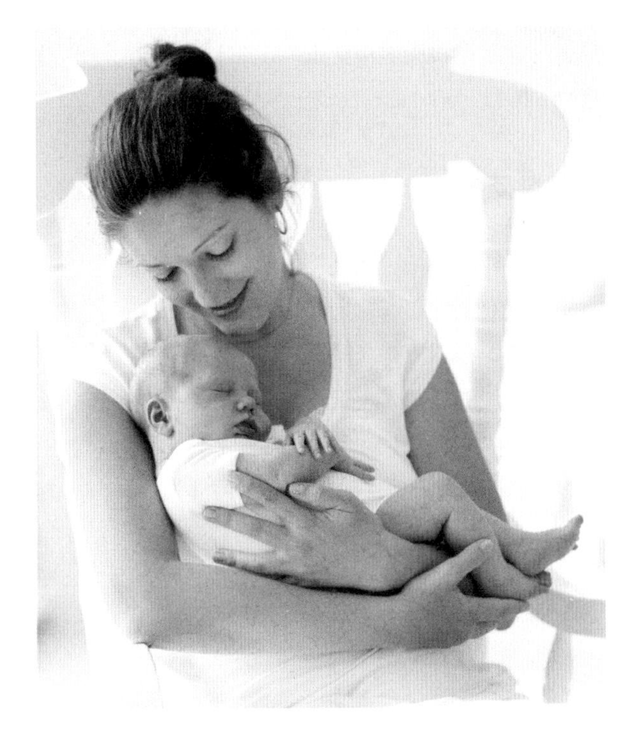

味觉：新生儿的味觉同样很灵敏，如果让宝宝尝试不同的味道，他会做出不同的反应，一般新生儿都喜欢甜味，不喜欢苦味、酸味。例如，给宝宝喂糖水，他会欣然接受；但如果把苦味的食物放进他的口中，宝宝就会咧嘴，甚至吐出食物。

听觉：研究显示，新生儿不仅能听到声音，还能对声音进行定向。例如，在宝宝耳边轻声呼唤，他会把头转向发出声音的方向，有时还会用眼睛去寻找声源。新生儿最喜欢听妈妈的声音，其次是爸爸的声音，不喜欢听过于尖锐和刺激性强的声音。

嗅觉：正常情况下，宝宝在出生6天后就能准确地使用自己的嗅觉了。例如，在闻到奶香味时，会自觉把头扎进妈妈的怀里去寻找乳头，还能把妈妈和其他人的气味区分开来，到了满月时，嗅觉会更加灵敏。

新生儿的先天反射

健康的新生儿从呱呱坠地那一刻起，就具有一些原始的神经反射，这些神经反射是大脑皮层未发育成熟的暂时性表现，是新生儿特有的本能，能帮助他更好地适应周围环境。

觅食反射

觅食反射是饥饿时较容易出现的反射。如果大人轻轻用手指、乳头或其他物体触碰宝宝的面颊或口角，宝宝就会认为有吃的东西，会顺着被触碰的方向张开小嘴，像小鸟觅食一样。觅食反射是新生儿出生后为获得食物、能量、养分而产生的一种求生需求。

吮吸反射

妈妈把洗干净的手指或乳头放进宝宝口中，不需要经过妈妈的教导，宝宝就会自动含住东西并有规律地吸吮。吮吸反射与觅食反射是配套的反射活动，能使宝宝顺利摄取到身体所需的营养。吮吸反射一般是在宝宝6个月后消失。

抓握反射

当妈妈用手指或其他物体触碰宝宝的手掌时，宝宝会立即紧紧握住妈妈的手指或物体，持续数秒不放开。同样的刺激，脚掌也会出现类似的反应，宝宝会缩紧脚趾。抓握反射一般在宝宝出生后3个月左右就消失了，脚掌的抓握反射大概在出生后8个月消失。

拥抱反射

用一只手托住宝宝头、颈部，另一只手托住背部，使宝宝呈斜坡卧位，然后迅速放低托住头、颈部的手，使宝宝的头、颈部倾斜10～15度，或者拍击宝宝头部两侧床面，宝宝会出现拥抱反射，表现出双臂两侧外展伸直，手指张开，两腿先伸直，再向胸前屈曲内敛，就像想要拥抱妈妈一样。

惊吓反射

当宝宝受到突然出现的声音或动作的刺激，会出现类似将身体向外展开后又迅速向内缩回的动作，尤其是宝宝的双手，动作比较明显。这个动作的目的是自我保护，一般会在宝宝 3 ~ 5 个月大时消失。

巴宾斯基反射

用钝物由脚跟向前轻轻划新生儿足底外侧的边缘时，他的大拇指会缓缓地上翘，其余各脚趾呈扇形张开，然后再蜷曲起来，这就是巴宾斯基反射。这一反射一般在宝宝 6 ~ 18 个月后会逐渐消失，但在宝宝睡眠或昏迷状态下，仍然会出现。

迈步反射

如果爸爸妈妈用手撑在宝宝腋下使之处于直立状态，并让宝宝的脚接触平面、身体轻微前倾，他会自然地做出双脚左右交互行走的动作，就好像向前迈步一般。这一反射在新生儿出生后不久就会出现，6 ~ 10周消失。

爬行反射

让新生儿俯卧在床上，此时如果妈妈用手轻推宝宝的脚掌，新生儿会很自然地做出爬行姿势。尽管此时宝宝的头部还不能离开床面，但仍然会向前爬行几厘米。

交叉反射

妈妈让宝宝仰卧，用一只手按住宝宝一侧的膝关节，使该侧的腿伸直，另一只手划一下该侧的足底，宝宝的对侧下肢会出现屈曲，然后做出伸直和内收的动作，内收动作强烈时可将腿放在被刺激的那一侧腿上，这就是交叉反射。

宝宝的这些先天反射就像一面镜子一样，可直接反映宝宝的机体是否健全、神经系统是否正常。随着宝宝神经系统逐步成熟，这些原始的神经反射会逐渐被意志控制行为所取代。如果爸爸妈妈发现宝宝没有出现以上这些先天反射，或者这些反射在该消失的时候没有自然消失，往往提示可能存在神经系统异常，必要时尽快带宝宝去医院进行检查。

宝宝出生后的健康管理

离开妈妈身体的庇佑，宝宝需要独自面对外界，但其体内各项器官还没有发育完全，抵抗力也比较差，很容易出现感染而诱发各种疾病。为了让心爱的宝贝健康成长，家长不仅要细心照顾，更要做好健康管理。

新生儿检查二三事

大多数情况下，医生会在宝宝出生时先初步确认其身体情况，并在之后的 24 小时内进行全身检查，以确定宝宝是否健康。具体的检查内容如下：

○ 在进行具体部位检查之前，医生会先确认宝宝的呼吸和肌张力，是否处于正常状态，接着会观察宝宝的头部是否出现凹陷、异常凸出等，再量取宝宝的头围，并与正常数值进行比较。

○ 依次检查宝宝的五官是否发育完全或者有无出现异常情况。如果妈妈观察到宝宝有异常情况，或者心中存有疑惑，也可以向医生咨询，都会得到科学的答复。

○ 检查宝宝的脖颈以及锁骨，是否因生产造成损伤或者出现肿块，还会检查宝宝的胸背部骨骼、脂肪层发育情况，之后用听诊器检查宝宝的心跳和肺部，以确认是否存在异常情况。

○ 医生用手触摸、轻按宝宝的腹部，确认腹部内脏器官的大小和位置是否正常，有没有出现异常生长物，此外还会检查脐部残端的包扎情况、渗液是否正常等。

○ 生殖器官和肛门的检查，包括：女宝宝的阴道口是否正常、男宝宝的睾丸是否降到正常位置、腹股沟部位有没有疝气、肛门部位的开口及位置是否正常等。如果女宝宝出现蛋白状或者带有血色的阴道分泌物，这是受激素影响的表现，是正常情况。

○ 检查宝宝的双腿、双脚，双大腿能否摊平，有无多指（趾）或并指（趾），如果宝宝的脚掌出现足内翻，需要及时矫正。

宝宝出生后的 28 天和 42 天左右还需要进行第二次、第三次体检，检查宝宝的发育状态是否良好。

新生儿的免疫接种计划

新生儿的机体免疫系统并不成熟，为了避免病菌感染，及时进行疫苗接种，是有效的防护途径。家长有必要了解一些有关免疫接种的知识，为宝宝的身体健康筑起“保护墙”。

接种卡介苗

卡介苗用于预防肺结核、结核性脑膜炎的发生。一般情况下是接种在宝宝的左上臂外侧，如果有特殊情况，也可以选择其他部位。卡介苗接种后一般不会立即出现身体不适，但会在接种后1个月左右，出现接种部位的局部不适，整个反应可能会持续2 ~ 4个月，接种部位也会逐渐出现红肿、化脓、破皮、结痂等系列变化，最终形成疤痕，也就是卡疤。当然，不排除有的宝宝不会出现此种症状，或者反应过程不明显。如果接种后没有任何痕迹，家长可以带其做进一步测试，如果测试结果呈阴性，则需要再次接种。

接种乙肝疫苗

乙肝疫苗可以预防乙肝和乙肝感染的严重后果，例如肝癌、肝硬化等，并起到终生预防的作用。乙肝疫苗的接种分3次进行，分别是在产后24小时内接种第1针、出生后1 ~ 2月内接种第2针、出生6个月至1年内接种第3针。如果家长中有乙肝病毒携带者或为感染乙肝的病人，尤其是妈妈为病毒携带者，宝宝接种完第3针后的3 ~ 6个月内，需要抽血检测抗体水平。

接种疫苗的注意事项

○ 为了保证接种部位的皮肤清洁，家长可以先给宝宝擦洗一下，并换上宽松的衣物。

○ 如果宝宝有过敏史或其他特殊禁忌，家长要事先向医生说明，以确保宝宝的生命安全。

○ 接种后用棉签按压至不出血后即可拿开，切忌揉搓、使用碘酒消毒等。

○ 接种之后可以在接种场所休息一下，以便观察宝宝接种后的反应，24小时之内不能洗澡，以免感染。

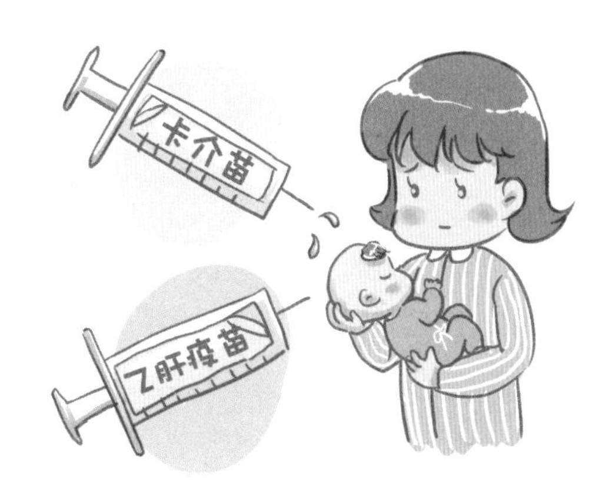

儿童免疫接种明细表

接种时间	具体接种疫苗种类	接种次数
出生后 24 小时	乙肝疫苗	第 1 次
	卡介苗	第 1 次
出生后满 1 个月	乙肝疫苗	第 2 次
出生后满 2 个月	脊灰灭活疫苗	第 1 次
出生后满 3 个月	脊灰减毒活疫苗	第 1 次
	百白破疫苗	第 1 次
出生后满 4 个月	脊灰减毒活疫苗	第 2 次
	百白破疫苗	第 2 次
出生后满 5 个月	百白破疫苗	第 3 次
出生后满 6 个月	乙肝疫苗	第 3 次
出生后满 8 个月	A 群流脑多糖疫苗	第 1 次
	麻风疫苗	第 1 次
出生后满 9 个月	乙脑减毒活疫苗 / 乙脑灭活疫苗①	第 1 次 / 第 1、2 次
出生后满 18 个月	百白破疫苗	第 4 次
	麻腮风疫苗	第 1 次
	甲肝减毒活疫苗 / 甲肝灭活疫苗②	第 1 次
出生后满 2 岁	乙脑减毒活疫苗或 乙脑灭活疫苗	第 2 次 第 3 次
	甲肝灭活疫苗	第 2 次
出生后满 3 岁	A 群 C 群流脑多糖疫苗	第 1 次
出生后满 4 岁	脊灰减毒活疫苗	第 3 次
出生后满 6 岁	白破疫苗	第 1 次
	乙脑灭活疫苗	第 4 次
	A 群 C 群流脑多糖疫苗	第 2 次

①选择乙脑减毒活疫苗接种时，采用两剂次接种程序；选择乙脑灭活疫苗接种时，采用四剂次接种程序，乙脑灭活疫苗第 1、2 剂应间隔 7 ~ 10 天。②选择甲肝减毒活疫苗接种时，采用一剂次接种程序；选择甲肝灭活疫苗接种时，采用两剂次接种程序。

学会自查宝宝的健康状况

新生儿还不会用语言来表达自己的感觉。这时，就需要爸爸妈妈来帮忙了。爸爸妈妈在生活中要学会观察宝宝的身体表征，以便及时察觉宝宝的异常状况。以下提供 7 个要点，供父母做日常生活中的重点观察指标。

通过囟门判断

健康状态下，宝宝的囟门是平坦或稍微有些凹陷，轻轻触摸柔软且有跳动感。若囟门异常隆起或者过于塌陷，说明颅内压力增高或降低，是宝宝生病的表现，需及时就医。

通过食欲判断

消化系统疾病、口腔疾病等都会影响宝宝的食欲，尤其是宝宝突然拒奶，很可能是生病的预兆，家长要提高警惕，必要时就医。

通过呼吸判断

相比较成人，宝宝的呼吸频率较快，有时也会出现呼吸快慢不均，这是其肋间肌力量薄弱造成的，属于正常情况。但如果宝宝在呼吸时出现鼻翼扇动，胸部起伏较大，家长要提高警惕，可能是宝宝生病了。

通过脸色、眼神判断

宝宝白里透红是皮肤正常状态下的颜色，如果宝宝的皮肤出现苍白、青紫并伴有双眼无神、涣散等现象，多半是宝宝身体不适造成的。此外，如果宝宝出生 3 ~ 4 天后，皮肤开始变黄，可能是患有生理性黄疸，家长要仔细照护。

通过睡眠、精神判断

当宝宝出现睡前烦躁、没精打采；入睡后易惊醒、面色潮红、呼吸较快，可能是宝宝发烧了，家长可以测量其体温，并采取降温措施。如果宝宝睡觉时哭闹，出现用手抓耳、摇头等现象，可能是中耳炎导致的。

通过腹部判断

如果宝宝腹部紧绷且长时间没有进食，说明宝宝腹部胀气；如果宝宝的小肚子鼓鼓的，摸上去还有些硬，说明宝宝消化不良。

通过排便判断

平时就要观察宝宝的大小便情况，包括次数、量、颜色、气味、形状等。一旦和平时不同，就很可能是生病的征兆。

带宝宝就医的指南

在孩子生长的过程中，难免生病。哪些情况下需要带宝宝就医？就医的具体流程是什么？对于这些问题，初为人父母的家长可能还不太清楚，不妨参考以下内容。

需要就医的情况

- 眼周分泌物增多，甚至将上下眼睑粘连在一起。
- 鼻子堵塞已经影响宝宝正常呼吸或吃奶。
- 口唇及周围皮肤苍白或者呈青紫色。
- 体温高于 38℃。
- 出生两周后皮肤依旧发黄。
- 皮肤出现小米粒样的疱疹。
- 除正常需求外，长时间不明原因地哭闹。
- 排便出现异常。
- 呼吸急促、精神涣散、嗜睡甚至昏迷。
- 剧烈呕吐并伴有发热、腹痛等。

就医时的具体流程

步骤 1：准备好就诊资料，包括医保卡、就诊卡、病历本、保健手册等。

步骤 2：宝宝需要用到的物品，如纸尿裤、衣物、水杯、毛巾、纸巾等。如果宝宝正在发烧，还需要带上退热贴或者退热药，赶往医院的同时采取降温措施，避免出现高热惊厥。

步骤 3：对于宝宝的发病症状、程度、时间等，家长要仔细观察并记录，必要时可以用手机记录下宝宝的症状，或者携带排泄物。以便明确向医生说明症状，缩短就诊时间，宝宝的病情也能尽快得到控制。

步骤 4：到达医院后，可以先向分诊台医护人员咨询，具体挂哪一科室，挂号后再去就医。

步骤 5：家长在向医生表述宝宝病情时，要尽量客观、详细、准确，例如发病时间、持续时间、症状表现等，积极配合医生治疗，才能给予宝宝及时、科学的救治。

新生儿用药指导

如何才能让新生宝宝顺利将药吃下，成了很多新手爸妈需要“挑战”的难题。而且药物类型有很多，包括粉剂、液体、胶囊等，具体喂药时也有很多讲究。

具体的喂药方法

液体类药物：包括药水、糖浆等在内的液体类药物，因其形态跟乳汁相似，新生儿是比较容易接受的。在喂药前，家长首先要将药水摇匀，将其中的沉淀物质重新溶解，之后按照说明或医嘱，用滴管或小勺量取适量药液，待宝宝张嘴后用勺子压住宝宝的舌头，顺势将药水慢慢灌入嘴中。喂完药之后要再喂一些温开水，清洁宝宝的口腔，之后将宝宝竖着抱起，将误吸入胃中的空气排出，这样宝宝才不会因为打嗝将药液吐出。如果宝宝表现出拒绝、排斥的行为，家长可以用手指轻轻捏住宝宝的两颊，促使其下咽。

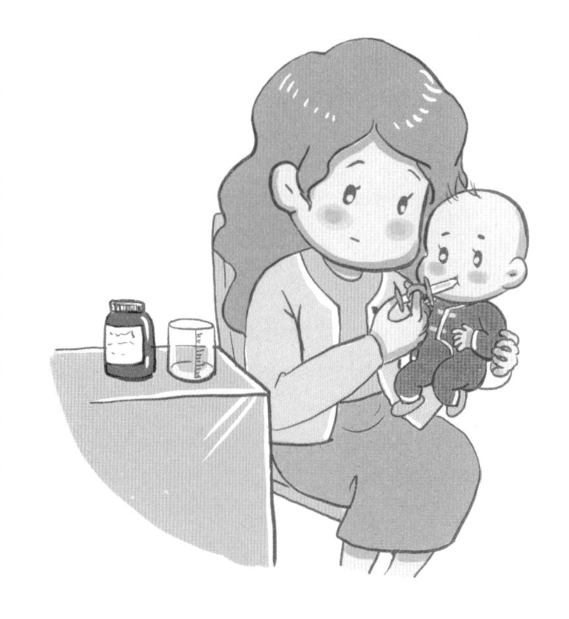

药粉类药物：家长可以先将药粉盛入小勺内，再滴入少许温水，搅拌一会儿使两者混合均匀，之后用小勺紧贴宝宝的口腔内侧喂药，喂完之后再喂些水。

药片、药丸类药物：家长可以将药片碾碎成粉末，之后按照以上方法，将药液喂服给宝宝就可以了。如果是药丸，可以分成小块，加入适量温开水，药丸遇水融化成药液，用滴管或小匙喂给宝宝吃。

胶囊类药物：为了预防婴幼儿佝偻病的出现，一般情况下，宝宝出生两周左右，就需要喂维生素 D 胶囊。由于宝宝的咽喉较细，但胶囊又比较大，在喂服的过程中会有些困难，所以家长要掌握一些技巧。正确的做法是：家长将胶囊放在小勺中，加入少许温水浸泡，待胶囊变软后，用消毒过的针在胶囊外皮上扎一小孔，之后将内容物滴入宝宝的嘴中就可以了。喂完之后，同样要喂一些温开水，并帮宝宝拍嗝。

栓剂药物：栓剂药物通常都是肛门给药，家长要先将宝宝以侧卧位的姿势放置，然后轻轻扒开其臀部，将药物塞入肛门中。之后将宝宝横抱一会儿，等到药物吸收之后，再将其放下，以免药物流出。整个过程中，家长要注意力道，以免将宝宝的肛门皮肤弄破。

给宝宝用药的注意事项

○ 在喂宝宝服药前，家长一定要仔细阅读药品说明书。说明书上都会列有服用方法、用药禁忌、不良反应、药物成分等内容，如果家长对其中内容存有疑问，可以向医生咨询。

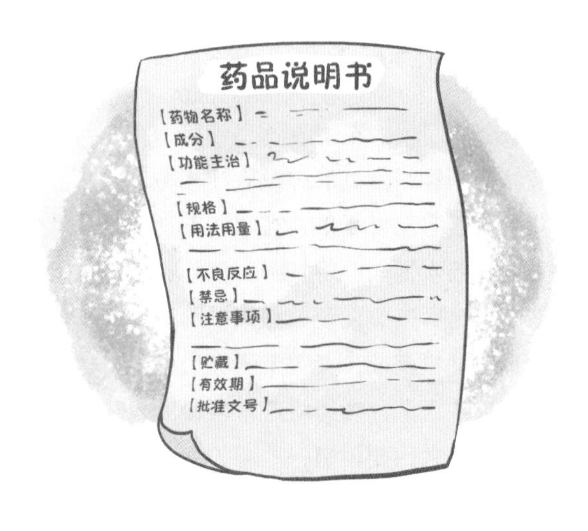

○ 医生会根据宝宝的发病症状、实际体征等情况做出专业的医学诊治，同时还会向家长进行药品用量、服药时间等方面的说明。家长一定要谨遵医嘱，千万不能擅自改动，否则会对宝宝的身体健康造成不良影响。

○ 有些家长为了方便喂药，会借助奶瓶或者奶粉，这种做法并不提倡。宝宝很可能因为对药物反感，而排斥奶瓶，甚至拒绝吃奶。此外，用牛奶送服药品也是不可取的做法，因为牛奶中的某些成分会降低药效，尤其是服用补钙制剂后，至少间隔 1 小时之后才可以喝牛奶。

○ 宝宝服药之后，家长要注意观察其反应，以免有些药物导致宝宝过敏，或引起其他不适症状，一旦出现要立即带宝宝就医。

○ 如果宝宝将吃下去的药物吐出来，家长就不要再强行补喂了，以免药量过多，产生不利影响。

给宝宝准备专用小药箱

宝宝有时会突然受伤，或者生病时病程进展较快，为了能更好地照顾宝宝，家长不妨在家中备上一个小药箱，放上一些常用药物和工具，以备不时之需。

自备药物

○ 泰诺林、美林等退热药，在宝宝发烧时可以用来降温，也可以准备一些退热贴。

○ 小儿感冒颗粒、板蓝根等抗感冒类药物，防治感冒有一定效果，但需要在医生指导下服用。

○ 抗过敏和皮疹药物，如炉甘石洗剂可用于皮肤止痒、轻度湿疹、荨麻疹等；鞣酸软膏用于预防尿布疹，但破皮部位禁用。

○ 杀菌消毒类药物，如碘伏用于皮肤消毒，也可以清洁温度计、剪刀、镊子等。

○ 含盐滴鼻剂可以滋润鼻腔，清理鼻涕，缓解宝宝的鼻塞症状。

○ 口服补液盐 III，可以预防和治疗腹泻、呕吐、发烧等引起的脱水和电解质紊乱。

自备工具

○ 建议家长为宝宝准备电子体温计或者耳温枪，快捷准确，也不会出现汞中毒的危险。

○ 为宝宝清理脐部、五官时需要用到棉签，方便、卫生。

○ 包扎伤口需要用到绑带、纱布。

○ 量杯或者滴管，可以准确量取药剂，方便给药。

○ 此外还需要备上剪刀、镊子、手电筒等，护理宝宝会更方便。

备好以上药物、工具，只能算是居家小药箱的第一步。具体的使用规则是更为重要的一步。例如：药箱要放在干燥，且没有阳光直射的地方；注意药品保质期，及时更换或弃置；内服、外用药物要分开存放，与成人药箱也要分开存放；药品使用前要咨询医生等。这样才是合格的药箱。

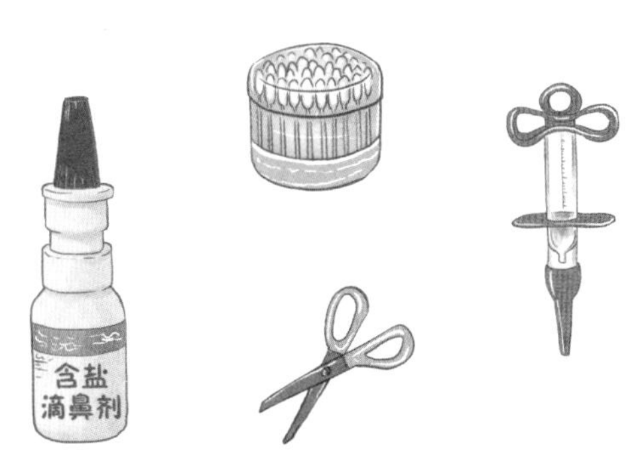

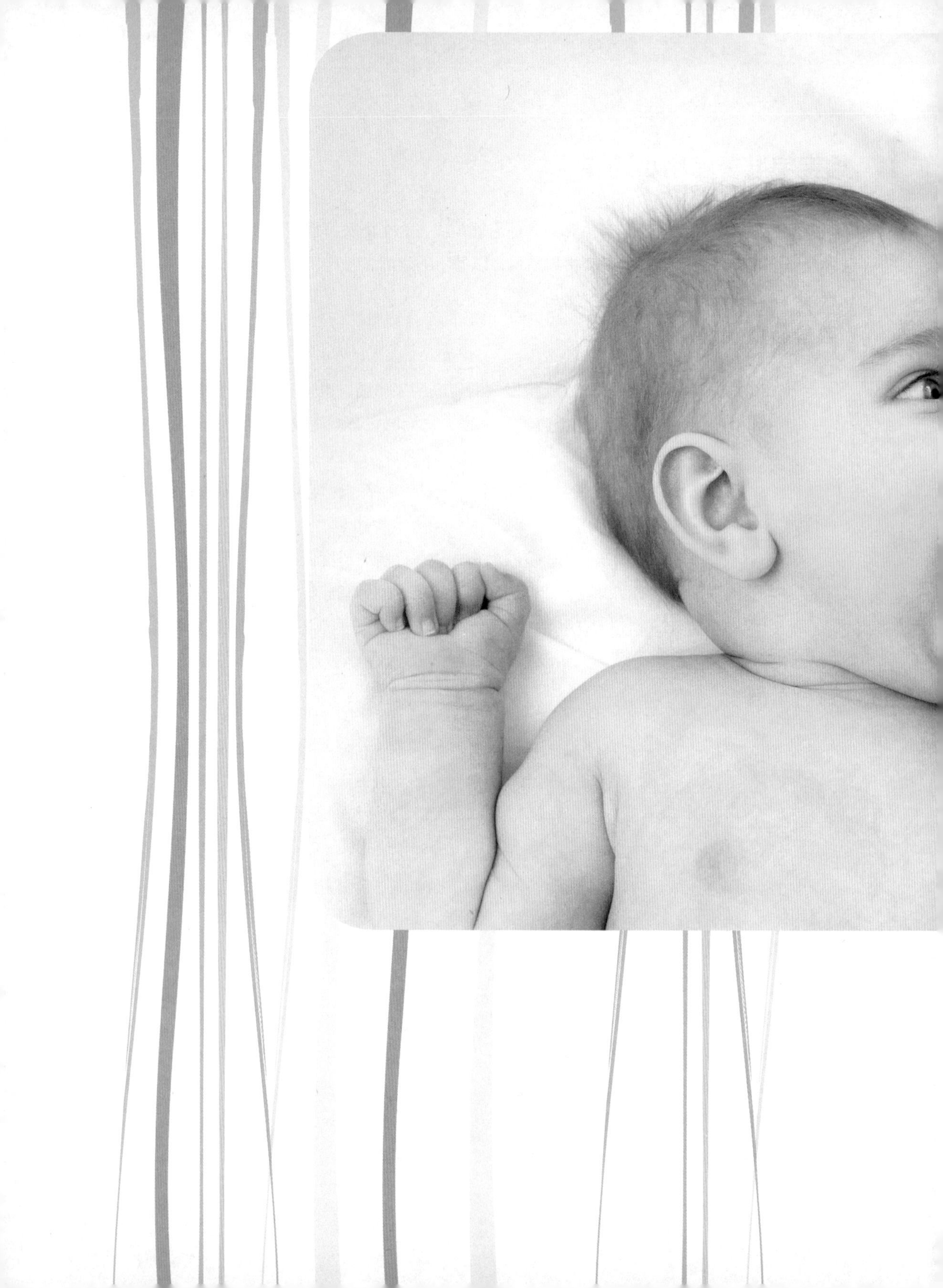

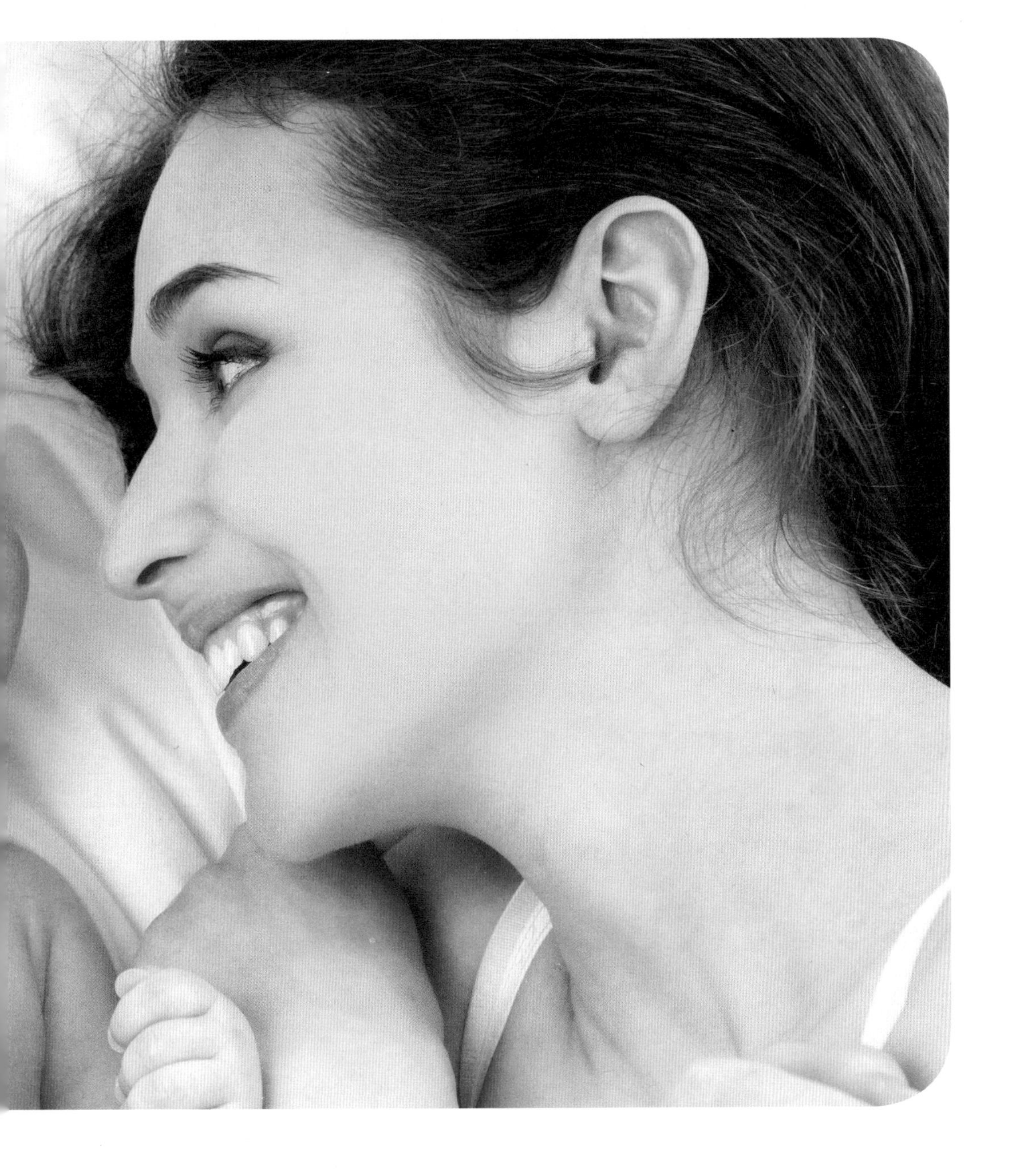

Chapter 2
生活照护篇

宝宝的身体护理

初为人父人母，很多新手爸妈都会感到特别紧张，生怕自己的一个不小心就会让宝宝感觉不舒服，或者把他弄疼了。其实，只要掌握一些科学的护理方法，照顾好宝宝并不是难事。

脐带护理

脐带是连接妈妈和宝宝的“桥梁”，当宝宝出生后，医生就会剪断脐带，残留的脐带端要经过 1 ~ 2 周才会逐渐干化、脱落，在此期间脐窝处可能会出现少许分泌物或者血丝，尤其是剪断脐带的前几天，这是正常现象。这个过程中需要家长做好宝宝的脐带护理。

脐带护理要遵循的原则

在护理脐带时要遵循两个基本原则：保持干燥、做好消毒。同时还要留意，不要让尿布、衣物摩擦脐带残端，否则可能造成破皮、出血甚至感染。

具体的护理方法

1. **准备工作：**

   提前准备好无菌棉签，络合碘消毒液 1 瓶，纱布 1 包。

2. **开始消毒：**

   先用棉签蘸干脐窝积水；取 2 ~ 3 根棉签蘸取络合碘，按照“脐窝→脐轮→脐周”的顺序，顺时针方向由内向外擦拭 1 遍；换用棉签再消毒 1 遍。

3. **进行包覆：**

   消毒完成，用无菌纱布将宝宝的脐部包覆好，如果脐部较为干燥，也可以不包覆。

4. **穿上衣服：**

   为宝宝穿上纸尿裤和衣服，纸尿裤的边缘稍微翻折一下，以免压迫、摩擦肚脐。

囟门护理

宝宝的囟门有前囟和后囟之分。通常情况下，前囟门于宝宝 1 ~ 1.5 岁时闭合，后囟门于出生后 2 ~ 4 个月自然闭合。在囟门还没有闭合的这段时间里，家长要细心护理，保护宝宝的囟门不受外力伤害。

囟门护理要点

○ 宝宝的囟门非常脆弱，家长在日常生活中一定不要用力触碰，同时还要避免外物挤压、撞击到囟门，尤其是尖锐的物品。如果囟门部位不慎擦破皮，应立即用酒精棉球消毒，以防感染。

○ 新生儿时期，宝宝每天睡眠的时间比较长，家长要帮他勤翻身，不要长时间保持某一个固定姿势，也不要睡硬枕头，否则宝宝的头部和囟门部位会变形。

○ 定期清洁囟门非常重要，以免宝宝的头皮滋生细菌。家长要选购适用于婴幼儿的洗发液，轻轻帮宝宝洗头、洗囟门，之后用清水冲干净即可。

○ 如果囟门处的脏东西不易清洗掉，家长千万不可用蛮力清除，可以用芝麻油、橄榄油先浸润片刻，待污垢软化后再用棉球清洗干净。

囟门异常表现

○ 囟门是观察疾病的“窗口”。正常情况下宝宝的囟门是平坦、无异常的状态，如果囟门过于饱满，甚至是隆起，很可能是颅内高压造成的，而脑膜炎、颅内出血等情况都会导致颅内压力升高。

○ 相反，如果囟门过于内陷，可能与进食不足，呕吐、腹泻造成的脱水有关，家长应及时带宝宝就医。

○ 囟门过大、过小都不是正常情况。如果在宝宝出生后不久，囟门就达到 4 ~ 5 厘米，说明可能存在脑积水、先天性佝偻病等；如果前囟门只有指尖大小，甚至摸不到，则说明宝宝可能是头小畸形。

皮肤护理

宝宝的皮肤结构还没有发育完全，尤其是还处于新生儿时期的小宝宝，肤质娇嫩，需要被精心护理。如果爸爸妈妈稍有疏忽，就很容易造成皮肤发红，甚至是感染。

皮肤清洁是基础

宝宝的皮肤还不能像爸爸妈妈的皮肤那样，隔绝各种细菌的“侵袭”，所以需要保持清洁，才能远离细菌。家长要每天用温水为宝宝洗脸1～2次；在天气炎热的季节，宝宝出汗会相对较多，细菌也更容易滋生，因此要每天帮宝宝洗澡；对于气温偏低的季节则可以每周洗澡2～3次。在皮肤清洁的过程中，家长一定要注意水温和搓洗力度，水温不要太烫，清洗时也不要太用力，否则宝宝皮肤表层的皮脂会受到破坏，进而出现皮肤干燥、瘙痒等症状。

皮肤滋润是重点

有些宝宝会出现脱皮、干裂、湿疹等皮肤问题，造成此类问题的原因多半与皮肤干燥有关，所以家长不要忽略宝宝皮肤的保湿工作。可以在洗完脸、洗完澡之后，先将宝宝脸上和身上的水分擦干，然后取适量婴儿润肤乳，在手心抹开，再均匀地擦在宝宝的脸上和身上。臀部可以涂抹专业护臀霜，可以预防“红屁屁”的出现。宝宝皮肤的褶皱处可以擦上少许爽身粉，但要避开宝宝的脐部。这样可以有效防止皮肤水分流失。此外，如果室内开了空调，空气会变得比较干燥，家长最好为宝宝的房间内添置加湿器，可以增加房间的湿度。

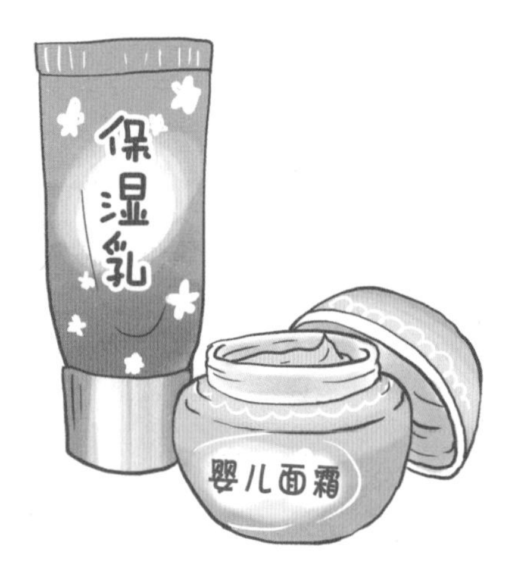

皮肤滋润是皮肤护理的重点，选购合适的婴幼儿护肤品就是重中之重。家长可以到专门的母婴店购买无化学成分添加，专为宝宝设计的护肤品，以免出现皮肤过敏的现象。在购买时，家长还要注意查看产品信息，以确保质量安全。

五官护理

要想照顾好怀中如此娇小的宝宝，很多家长都会觉得无从下手，哪怕只是力道稍微没有拿捏准，宝宝就会觉得不舒服，更何况是对小鼻子、小眼睛进行护理，再怎么小心谨慎都不为过。其实宝宝的五官护理工作也是有一定技巧的。

眼部护理

都说眼睛是心灵的窗户，只有护理好眼睛，宝宝才能清楚地看到爸爸妈妈，才能认识这个美丽的世界。具体的护理方法包括以下内容，仅供家长参考。

◎ 在给宝宝进行眼部护理时，先用纱布或棉签蘸取温水，轻轻地从眼角内侧擦至外侧，如果有分泌物，则需要将纱布翻面，或换一根干净的棉签。家长可以多准备一些纱布、棉签，方便更换。

◎ 如果家长观察到宝宝的眼睛有异常，千万不要擅自采取措施，一定要向医生咨询，得到许可后才可以进行处理。

◎ 为了避免在洗脸或洗澡的过程中，泡沫进入眼睛，家长可以给宝宝带上小浴帽，或者及时用毛巾蘸去宝宝头顶、脸颊的泡沫。

◎ 为宝宝清洁的毛巾、脸盆等用品，要做到专物专用，以免引起交叉感染，同时还要将其清洗、消毒，以免细菌滋生，引起感染。

鼻腔护理

鼻腔没有被异物堵住，宝宝才能呼吸顺畅，所以爸爸妈妈要经常观察宝宝的鼻子，并及时帮他清理异物。家长可以用棉签、纱布或毛巾角蘸水，先将鼻腔内的异物浸润，轻按鼻部，再用棉签将异物清除。拿棉签时，要稍微拿到前面一些，以方便把握力度，切忌力度过大或棉签伸入鼻腔过深，这些都会让宝宝感到不适，甚至拒绝进行鼻腔护理。如果鼻腔被鼻涕堵塞，清理不方便，此时可以借助吸鼻器将鼻涕清理干净。

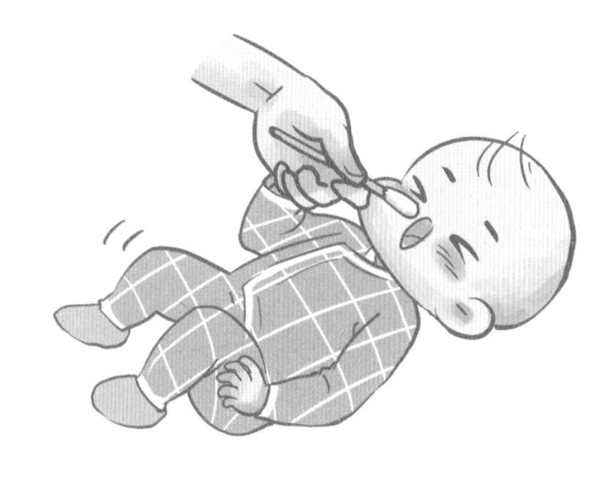

此外，需要特别提醒家长朋友，有些传统观念认为经常给宝宝捏捏鼻子，会让鼻梁变挺，这样宝宝就会有一个漂亮的鼻子，这种做法是非常错误的。新生儿鼻腔内的鼻黏膜十分娇嫩，鼻内血管也很丰富，经常捏鼻子会损伤黏膜和血管，鼻腔的防御功能也会降低，很容易被细菌侵袭而诱发疾病。所以，为了宝宝的身体健康，家长一定要停止这种错误行为。

口腔护理

很多家长认为宝宝连牙齿都没有，何来口腔护理？其实，口腔护理就是要从新生儿期开始，从小让宝宝养成清洁口腔的好习惯。家长可以在宝宝吃完奶后，再喂一些温白开水，既可将口腔内残留的乳汁清理干净，也能起到“饭后漱口”的作用，一举两得。如果家长发现宝宝口腔有类似奶块的小白点，用棉签轻轻擦拭不能去除，说明宝宝可能患有鹅口疮，需要去医院确诊，不要用力擦破，以免引起口腔感染。

耳部护理

由于耳部结构较为复杂，家长在护理时要尤为仔细，建议爸爸妈妈分工配合，将宝宝稳定住，再进行护理，以免意外的发生。

○ 有的宝宝在分娩时会有少量羊水残留在耳朵中，家长可以让宝宝左右两侧轮流侧卧，待羊水流出后，用棉签将耳朵擦干。

○ 用温水蘸湿棉签或软布，轻轻擦拭外耳、外耳的褶皱以及耳朵的凹陷处，切忌将棉签探入宝宝耳朵深处，也无须每天进行护理，当有污垢时清洁即可。

○ 妈妈尽量不要躺着喂奶，这样奶水很容易进入宝宝的耳道，而引起发炎。最好在宝宝吃完奶后，将其竖着抱起拍嗝，以免发生吐奶，乳汁流入耳道，也会引起发炎。

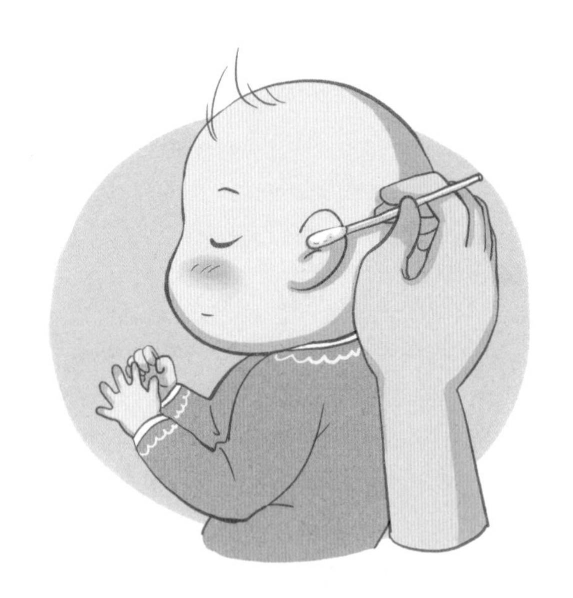

生殖器护理

生殖器护理是宝宝身体护理“工作”中较为频繁且重要的一项。一方面是因为新生儿排尿、排便次数比较多；二是因为宝宝的生殖器官尚未发育完全，如果没有及时清理干净，生殖器官很容易被粪便、尿液污染而出现感染。此外，性别不同护理方法也不同。

男宝宝生殖器护理方法

对于大多数新生儿时期的男宝宝来说，他们的包皮都会比较长，会将龟头包住，而且由于经常排尿，其内侧湿度也比较大，很容易堆积污垢，如果不及时清洗很容易出现炎症。具体的护理方法如下：

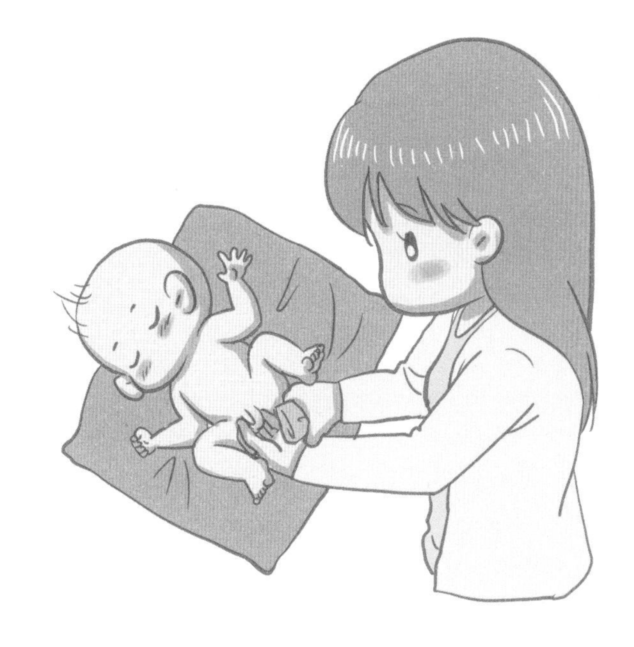

○ 在正式护理之前，要提前准备好温水，水温大约在37℃，还要准备好一块质地柔软的纱布，同时不要忘记调节室温，以免宝宝着凉感冒。

○ 家长用左手拇指和食指轻轻捏住宝宝阴茎中段，并朝宝宝身体的方向轻柔地向后推包皮，放在清水中清洗，之后再用一块柔软的纱布轻柔地蘸洗根部、阴囊和腹股沟等部位。阴茎不用每天都清洗，但为避免脏污堆积，需要定期清理。

○ 清洗完成后用干纱布或毛巾将水分擦干，然后将阴茎轻轻向下压，使之伏贴在阴囊上，然后换上尿布、衣物。宝宝的纸尿裤、衣物要宽松、舒适，有良好的透气性，并注意及时更换，保持局部干爽。

○ 宝宝每次排便之后，不仅要将包皮翻开轻轻擦拭，清洗生殖器，还要将整个臀部都清洁干净，但家长要注意力道，不要挤或捏宝宝的生殖器，也不要将爽身粉或者花露水等涂抹在生殖器的周围。

大部分足月出生的男宝宝，在出生之时睾丸就已经下降至阴囊中，也有的男宝宝的睾丸会在出生一年内自行下降，家长要多留心观察，如果发现睾丸下降不全或者睾丸异位，就说明宝宝可能是隐睾，如果不及时治疗，可能会影响其未来生育能力，所以家长要警惕。

女宝宝生殖器护理方法

为了保持生殖器官的清洁，家长要及时为女宝宝做好护理。女宝宝由于生理的特殊性，与男宝宝在护理上略有不同。

○ 女宝宝在排便之后，家长可以用柔软、干净的布巾帮她擦拭尿道口及周围，手法要从上往下、由前向后擦拭，先清洗阴唇，然后是肛门，大腿根缝隙处也要清洗干净，以免脏污进入会阴部，影响生殖器官的健康。

○ 在为女宝宝清洁阴唇时，先轻轻地将两片阴唇分开，然后再用棉签蘸取清水，同样按照由上向下的顺序擦洗，但不要清洁宝宝的阴道内部，以免产生不适或引起不必要的感染。

○ 给宝宝清洗生殖器时，使用温开水就可以了，千万不要使用含有药物成分的液体或香皂、沐浴液等，否则容易引起过敏。与此同时，宝宝的外阴不用过度清洁。

○ 清洗完成后，用柔软、吸水性较好的卫生纸巾擦干尿道口及周围的水分，及时给宝宝穿上纸尿裤及衣服，以免着凉。纸尿裤不要过于紧绷，并注意经常更换，否则细菌滋生易感染生殖器官。

家长在为女宝宝护理生殖器时，要注意观察宝宝是否有阴唇粘连或者阴道皮赘。阴唇粘连就是阴唇粘在一起，有的女宝宝在出生时就会存在此情况，但随着慢慢长大，大多数阴唇粘连会消除，只是家长在清洁时，不要过度或大力清洁；阴道皮赘是指从阴道突出一小块皮样组织，有时局部发红，有时与正常皮肤相似，这是孕期宝宝皮肤受母体激素影响导致的，日后会逐渐萎缩甚至消失，属于正常情况，家长不用过度担心。

宝宝的穿衣打扮

除了爸爸妈妈的怀抱能让宝宝感觉到舒适、安全以外，穿着亲肤、合适的衣物也会让宝宝体会到这种感觉。如何选择新生儿的衣物？怎么给宝宝正确穿脱衣服？这些都是家长为宝宝进行着装护理要了解的，接下来我们就一起学习一下。

正确包裹新生儿

细心的家长会发现，宝宝在离开母体之后，原本蜷曲的肢体并不会立即舒展开，尤其是下肢，如果在包裹宝宝时强行将他的双腿拉直，既会阻碍宝宝自由活动，也会影响皮肤散热，而且汗液、粪便的污染也会诱发皮肤感染。正确包裹新生儿的方法分为以下 5 步：

步骤 1：将包裹宝宝的小毯子、小被子平铺，将右下角折约 15 厘米。

步骤 2：将宝宝仰面放在毯子上，头部要放在折叠的位置。

步骤 3：靠近宝宝左手边的毯子一角拉起，盖住宝宝的身体，并把边角从宝宝右手臂下侧掖进身体后面，毯子要宽松、舒适。

步骤 4：再将毯子下角向上折起，盖到宝宝下巴以下。

步骤 5：最后将宝宝右臂边的毯子一角拉向身体左侧，并顺势掖进身体下面即可。

新生儿衣物的选择

宝宝的皮肤娇嫩，稍不注意就会过敏，家长在挑选宝宝的衣服、帽子、袜子时要多留心，这样才能购买到适合自己宝宝的衣物。

- 宝宝的衣服要质地柔软亲肤，宽松且方便穿脱，尽量避免有过度装饰或者有松紧带的衣服，以免发生意外，衣服的尺寸可以大一号，穿得时间可以久一点。
- 宝宝的头部皮肤较为稚嫩，对温度变化的适应能力比较弱，建议选择保温透气、手感柔软的帽子，并注意帽子的弹性。尽量不买带帽檐的帽子，不方便妈妈哺乳。
- 宝宝袜子的松紧口要宽松一些，袜筒不宜过长，薄厚的选择可以根据季节调整。同时要将袜子内侧的线头剪掉，以免缠住宝宝的脚趾引起血液循环不畅。

正确给宝宝穿脱衣服

对于还没有意识到是在穿脱衣服的宝宝来说，常常不能很好地配合家长，而且他们肢体大多呈屈曲状，如果家长没有掌握一定的方法，穿脱衣服的时间就会比较长，宝宝受凉感冒的风险也会增加。

正确穿衣服的方法

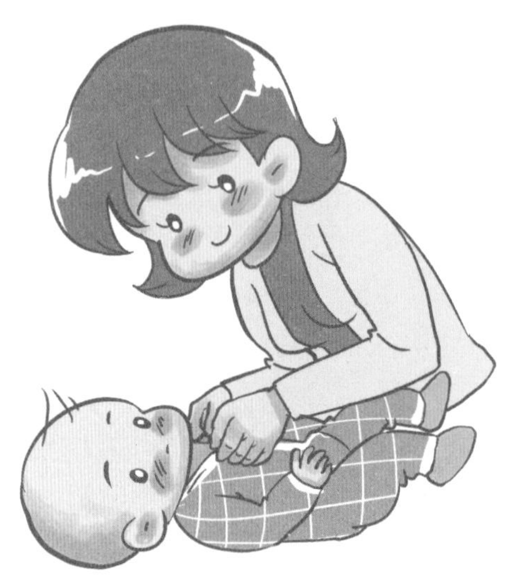

前开襟的衣服和连体服，是大多数宝宝常穿的衣物，具体的穿衣方法为：先将前开襟衣服打开，平铺在床上，让宝宝仰面平躺在衣服上，家长一只手抓住宝宝的手，送入衣袖中，另一只手从袖口伸进，慢慢将宝宝的手拉出，再用前一只手将袖子顺势向上拉，另一只手也是同样的方法，穿好后带子系好即可。穿裤子比上衣要容易一些，家长把手从裤管中伸进，再拉住宝宝的脚，将裤子慢慢向上提，如果天气比较热，也可以不让宝宝穿裤子。

穿连体服时，首先将衣服上的所有扣子解开并平铺在床上，先穿宝宝的裤脚，然后卷起袖子并伸进一只手，抓住宝宝的手臂从袖口拉出，另一只手采用同样的办法为宝宝穿上，最后扣上所有的扣子就行了。

正确脱衣服的方法

脱前开襟衣物，首先将带子解开，然后一只手抬起宝宝的肘部，另一只手卷起衣袖并撑开袖口，从中拉出宝宝的肘部，再用同样的方法脱下另一只袖子，就可以将上衣脱下。脱裤子时，先将宝宝的臀部抬起，然后将裤子向下拉至膝盖处，家长一手抬起膝盖，一手脱下裤脚，然后再将宝宝的脚拉出。

脱连体衣时，同样是先解开所有扣子，将宝宝的脚拉出，再将宝宝的双腿提起，把连体衣向上推到宝宝的双肩部位，最后将宝宝的双手拉出即可。

宝宝衣物的清洗与存放

宝宝衣服的清洗和存放也有很多小学问，避免衣物上布满细菌、尘螨，从而导致宝宝出现过敏或者皮肤炎症。

正确清洗宝宝衣物

有些宝宝之所以出现皮炎疾病，很大程度上是因为家长没有做好衣物清洁，残留的奶渍、汗渍导致衣物上细菌“横生”，正确的清洗方法如下：

○ 刚刚买回来的新衣物，一定要清洗后再让宝宝穿，否则衣物上的尘土、添加剂等成分会对宝宝的皮肤健康造成“威胁”。

○ 宝宝的衣服要与成人的衣物分开洗涤，以免细菌、病菌交叉感染，而且洗宝宝衣物用到的盆子、洗涤剂等也要是婴幼儿专用的。

○ 建议手洗宝宝衣物，因为洗衣机长期使用，会产生很多细菌，如果避免不了用洗衣机“代劳”，一定要定期清洁洗衣机。

科学存放宝宝衣物

宝宝的衣物一定是洗净、干透后才能放进衣橱，不能与成人的衣物混放，也不能将穿过的衣物和干净的衣物混放，衣柜内不要放类似于樟脑球的驱虫剂，如果可以最好用干净的收纳袋存放宝宝的衣物。至于衣橱的选择，最好是实木材质，透气性好，能保持衣物干燥、通风。

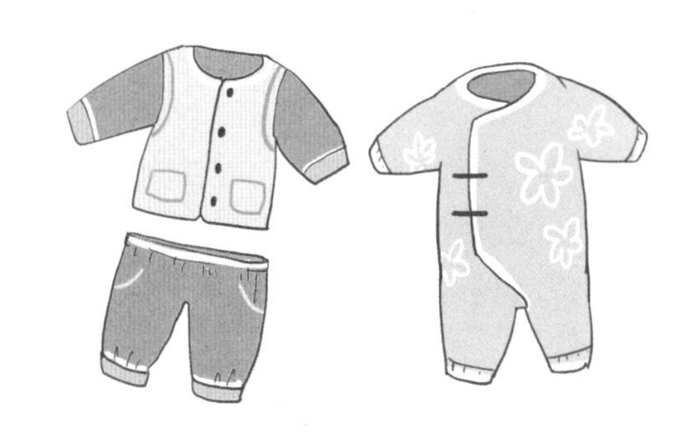

判断宝宝所穿的衣物量是否合适

对于宝宝穿多少衣物合适，很多家长都把握不准。其实宝宝的新陈代谢比较快，很容易出汗，衣物不用穿得过多，一般比成人多穿一件衣服就可以了，如果担心着凉，家长可以为宝宝穿上一个小背心或肚兜。当然，家长也可以通过宝宝的手脚温度来判断衣服是否穿得合适，如果宝宝手心、脚心潮湿有汗，说明衣物偏多；反之，则衣物偏少。

宝宝的睡眠照护

安睡一晚第二天起来会让人感到精神振奋、心情舒畅，虽然宝宝还不能将这种感受表达出来，但充足且高质量的睡眠，对他的生长发育有很重要的作用。家长务必要悉心照护，让宝宝顺利进入甜蜜梦乡。

新生儿睡眠的重要性

对于新生儿来说，他们并没有白天和黑夜的明确概念，除了醒来吃奶的时间外，其余大部分时间都在睡觉，此阶段的宝宝之所以会睡这么久，是因为睡眠对他有着重要意义。

○ 有研究证明，人在进入睡眠状态之后，体内的免疫“主力军”—淋巴细胞会明显上升，这也意味着机体的抵抗能力也会得到加强。从一定程度上印证了睡眠在增强人体免疫力方面的重要性，对于宝宝来说也是如此。

○ 睡眠对宝宝的智力发育有明显作用。因为睡眠中有将近一半的时间，是大脑对宝宝接收的信息进行整理、重组和认知的过程，而充足的睡眠有助于大脑完成这项“工作”，无形之中宝宝的记忆力、精神状态都会得到促进。

○ 睡眠与长高有着密切联系。在睡眠状态下，大脑底部的脑垂体会分泌出较多的生长激素，此种激素具有促进骨骼、肌肉、结缔组织增长的作用，也就是说宝宝睡得好，才能长得高。

○ 充足的睡眠可以让宝宝的身心得到放松，精力也能得到恢复，如果睡眠不足或者睡眠质量不高，很容易产生易怒、暴躁等现象，这些对宝宝的情绪状态都会带来不良影响。

由此可见，睡眠对宝宝来说十分重要。那宝宝每天睡多久才算睡够了？其实，不同年龄的宝宝睡眠需求也不一样。对于大多数新生儿来说，每天的平均睡眠时间在18小时左右，但由于个体差异的存在，即便都是同龄的宝宝，也可能会出现2～3小时的睡眠时间差，这属于正常情况。

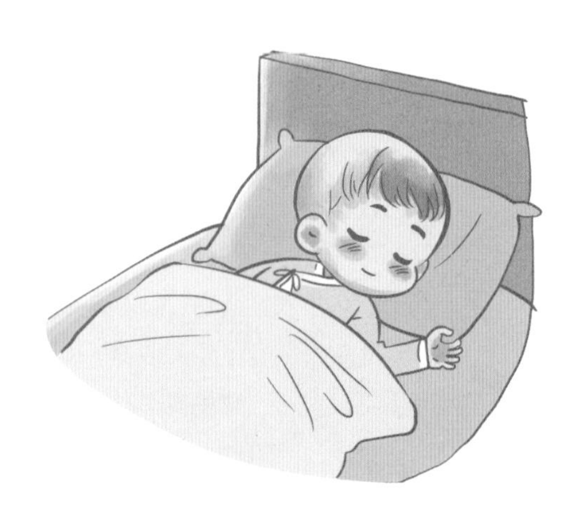

从出生开始，让宝宝睡小床

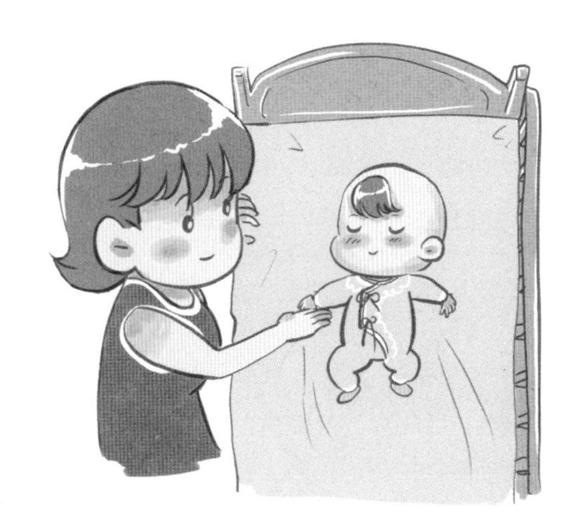

宝宝到底是应该自己睡小床，还是跟爸爸妈妈一起睡大床？很多家长都有自己的看法。主张分床睡的家长，可能是考虑到互不影响，大人和孩子都会睡得好；主张一起睡的家长则认为，一起睡方便夜间喂奶，而且宝宝能获得安全感。正确的做法是什么呢？

很多爸爸妈妈之所以选择让宝宝与自己同睡，并不是没有道理的，换句话说同睡也确实有一定的好处。例如宝宝可以感受到妈妈的气息，所以会睡得更加安稳；半夜醒来后可以及时获得安抚，再次入睡会比较容易；有助于白天不在家的父母在晚上享受与宝宝的亲子时间等。但家长与宝宝同睡，也会有一些危害。

○ 宝宝的睡眠质量很容易受到外界因素的影响，例如灯光、声音、噪音等，家长与之同睡难免会产生一些干扰因素，让原本睡着的宝宝从睡梦中醒来。

○ 长期同睡会让宝宝产生依赖心理，同时也不利于良好睡眠习惯的养成，容易出现没有爸爸妈妈的陪伴，宝宝就不肯入睡的窘况。

○ 宝宝与家长同睡，家长会不自觉地神经紧绷，害怕自己的动作会误伤宝宝，所以自身睡眠质量也会下降，尤其是刚生产完的妈妈，休息不好身体恢复就会受影响。

专家建议从出生开始，让宝宝单独睡小床，但新生儿时期的宝宝大多不能睡整夜觉，易尿床、易饿醒，需要家长的精心照顾。为了平衡以上问题，同室不同床的睡眠方式便由此产生。家长可以为宝宝挑选好婴儿床，放在自己睡觉大床的旁边，这样既方便照顾，又互不影响，等到宝宝长大一些，能够独自睡在婴儿床上时，再分房睡。

有些家长会习惯性地抱着宝宝入睡，认为这种哄睡方式可以让宝宝快点睡着，其实这种做法并不妥当。抱睡的姿势不利于宝宝舒畅呼吸，久而久之还会影响其睡眠习惯的养成。

给宝宝选择合适的婴儿床

在没有特殊情况的前提下，新生儿的生长会在婴儿床上度过，婴儿床的材质、设计、床上用品以及床边环境都会关系到宝宝的安全。因此，家长要为宝宝选择一张合适、安全的婴儿床尤为重要。

床上用品

床上用品应选择专为婴幼儿设计的产品，枕头、床垫、被褥等要符合安全标准；床单应尽可能铺平，并将边角紧紧地塞在床垫下；床上宜配纱帐，夏天可以阻挡蚊蝇，冬天则可以起到防风的效果，太阳太大时还可以调节光照。

床边环境

婴儿床的摆放位置应避开空调出风口和电扇，以免宝宝受凉感冒，且婴儿床的周边尽量不要摆放易倾倒的物品，虽然此阶段的宝宝没有足够力气拉扯，但为了以防万一，还是建议家长为宝宝营造一个安全的睡眠环境。

婴儿床的材质

一张合格的婴儿床，不仅要做工细致，而且从板材选择，到漆器装饰，制作材质都应该是无毒无害的。家长在选购时一定要向店员仔细询问，建议选择木质婴儿床，框架稳定结实，而且含有的甲醛等物质也比较少。

婴儿床的设计

婴儿床的床栏间距不能过大，否则很容易卡住宝宝的头部而导致意外的发生，而且不能有角柱，否则宝宝的衣物会被勾住，增加窒息的发生风险。此外，如果是装有滚轮的婴儿床，必须安装制动装置，否则不建议购买。

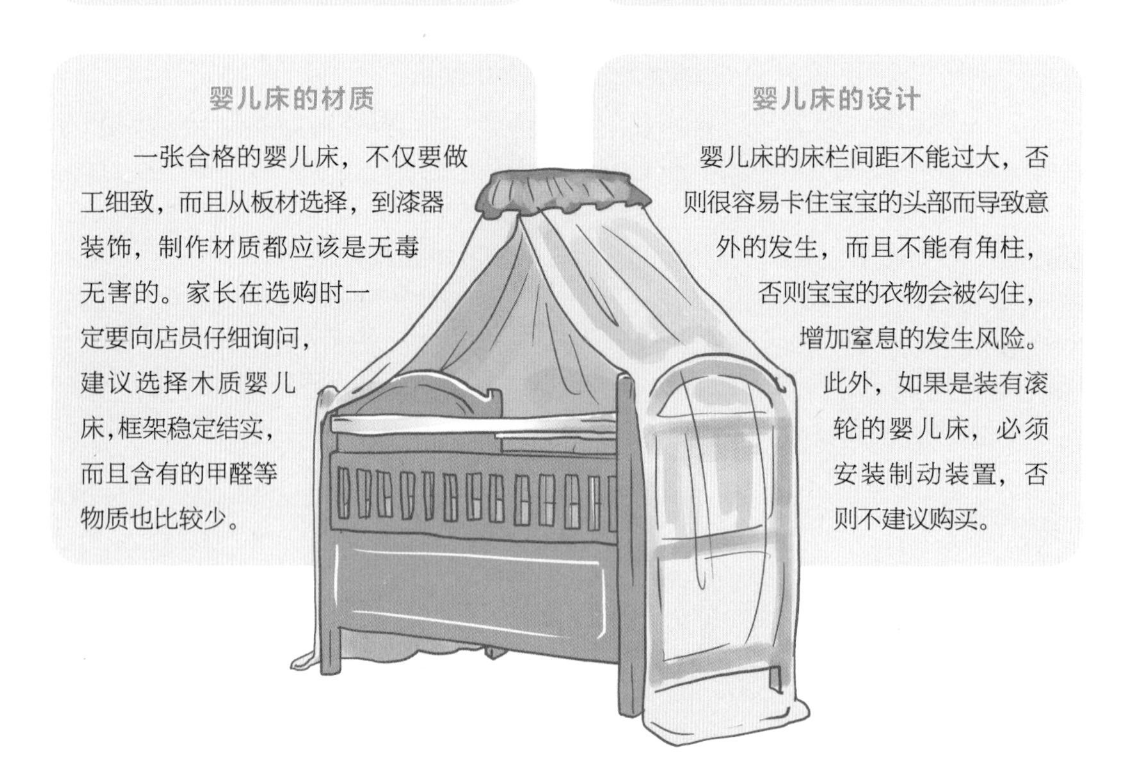

营造舒适的睡眠环境

要想让宝宝拥有良好睡眠，舒适的睡眠环境必不可少。睡眠环境包括温度、湿度、光照以及声音等。

合适的温度

由于宝宝的体温调节能力还比较弱，需要家长“手动”控制室内温度。通常情况下室温以 18 ~ 22℃较为适宜，冬季需要增温保暖，夏季则需要降温。不要让空调、风扇等直吹宝宝，且空调温度不宜过低，当室内温度较为舒适时，可以将空调关闭。此外，不要忘记定期开窗通风，以保持室内空气清新，而且家长要定期清理空调内网。

适宜的湿度

如果空气过于干燥，宝宝的鼻腔很容易变干堵塞，尤其是在开了空调或暖气的冬天，建议家长打开加湿器为宝宝的房间增加湿度。为了保证空气清洁，加湿器内的水要使用纯净水，并且定期清洗加湿器。如果天气潮湿，室内空气湿度比较大，可以使用抽湿机或打开空调的除湿功能，将室内湿度控制在 60% ~ 70%较为适宜。

避免强光照射

充足的阳光可以起到保暖、杀菌等功效，但如果阳光过于强烈，或直接照射宝宝，易伤害宝宝的眼睛和皮肤，需要拉上纱帘，让室内的光线变得柔和一些。有些妈妈为了方便夜间照顾宝宝，会开着灯睡觉，建议选择光线柔和的小壁灯，并注意不要长期开灯睡觉。

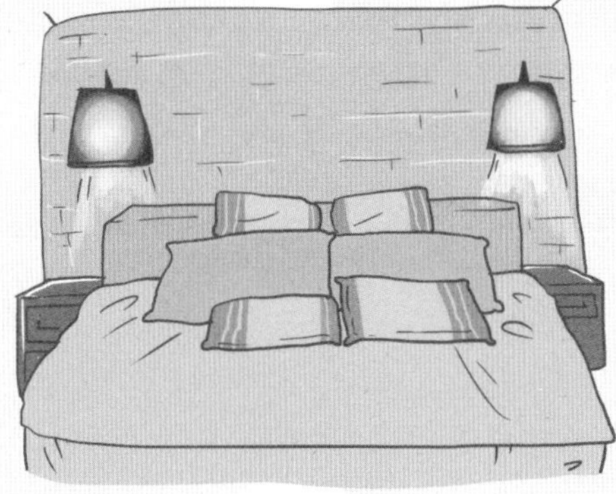

保持室内安静

为了让宝宝的睡眠质量得到保障，在他睡觉尤其是夜间睡觉时，家长应尽量保持安静，不要制造噪音。如果是白天小睡，有些“环境声”在所难免，家长也不必过于“克制”，宝宝是可以在有些细微声响的环境中睡着的。

睡眠姿势的选择与调整

对于还不能灵活翻身的新生儿来说，采取什么样的姿势都由照护者说了算，即便是睡醒了，没有爸爸妈妈帮自己调整姿势，也只能是维持睡姿。宝宝常用的睡姿有哪些？家长又该如何帮宝宝调整姿势呢？

仰卧位

此种姿势是新生儿比较常见的睡姿。仰卧位有助于宝宝肌肉放松，内脏器官受到的压迫比较小，且四肢可以自由活动，同时还能让家长清楚地观察到宝宝的睡眠状态。但仰卧位睡姿比较容易发生溢奶，宝宝也会比较没有安全感。

侧卧位

侧卧位睡姿又分为左侧和右侧，相比仰卧位，没那么容易溢奶，而且宝宝的呼吸也较为顺畅。但家长不要让宝宝长时间偏向一侧睡觉，否则很可能会造成头部两侧不对称，甚至是宝宝眼睛斜视。

俯卧位

俯卧位就是趴着睡，此种姿势有助于宝宝胸部和肺部发育，且宝宝更有安全感，即便出现溢奶，乳汁也不会被误吸而发生窒息。但趴着睡会对宝宝的内脏器官造成压迫，而且一旦口鼻被堵，宝宝的呼吸就会受限制。

由于此阶段宝宝的颅骨还没有完全闭合，如果长期偏向某个方向睡，易导致头颅变形。专家建议新生儿的睡姿以仰卧位为主，并每隔3～4小时帮宝宝调换睡姿，等宝宝能够灵活翻身后，睡姿便可顺其自然。通常情况下，刚喂完宝宝后，不要立即仰卧，可以先侧卧睡一会儿；如果宝宝是空腹，或者准备吃奶前，可以在家长的照看下，俯卧位睡；左右侧卧位睡觉时，不要将宝宝的耳朵压向前方，耳轮折叠容易发生变形。

在给宝宝调整睡姿时，要选择合适的时机，一般建议在宝宝睡着 15 ～ 20 分钟后轻轻调整。

新生儿睡觉不需要枕头

有很多家长会在宝宝出生后为他制作一个米枕头，认为这样可以帮助宝宝固定头型，但新生儿睡觉真的需要枕头吗？

其实，刚出生的新生儿其脊柱还没有形成生理弯曲，即使是平躺状态或者侧卧位睡眠时，宝宝的背部和后脑勺都是处于同一平面上，并不会造成肌肉紧绷状态而导致落枕。如果刚出生就给宝宝用枕头反而会使宝宝的前颈部处于弯曲状态，而咽喉及气管正好位于前颈部，过度的弯曲就会使此处的呼吸道内径变得狭窄，增加呼吸时的气流阻力，使得呼吸较费力。目前，市面上有很多商家为了盈利，大肆宣传某些枕头具有防止偏头、外头等“神奇”功效，对宝宝有好处，而将家长“引入歧途”，此时一定要提高警惕，宝宝的头型并不是一个枕头就能决定的。

家长可以等宝宝能够独立坐着，颈前曲真正形成后，再给宝宝枕上枕头，颈前曲是为了支撑和保护颈椎而形成的正常生理弯曲，同时还有助于维持宝宝睡觉时正常的生理活动。宝宝可以使用枕头后，家长要为其准备一个舒适的枕头。对于婴幼儿来说，一个舒适的枕头，枕芯要软硬适中，填充物最好是天然物质，枕套材质要具备良好的透气性，枕头高度不宜过高，否则容易形成驼背。

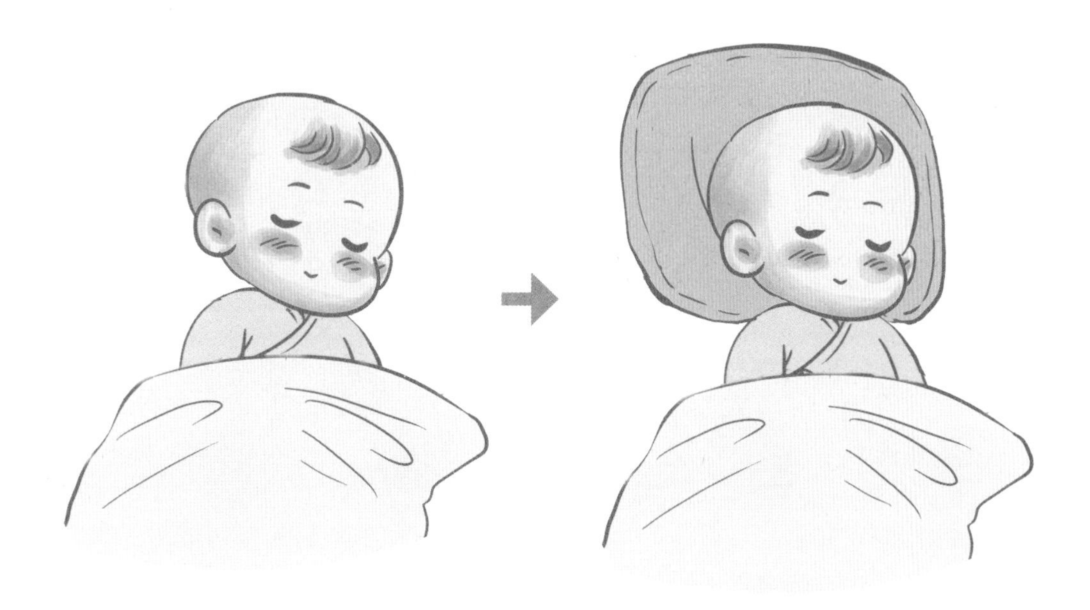

新生儿不需要枕头　　颈前曲形成后需要枕头

从睡眠看宝宝的健康状况

宝宝身体好，就能睡得香甜；反之则会影响睡眠质量，两者相互影响。通常情况下，宝宝在睡觉时应该是安静的，而且呼吸均匀，有时面部还会出现一些小表情或小动作，如微笑、皱眉、动动嘴唇或手指。看着宝宝睡得如此安稳，爸爸妈妈的内心充满欣慰与幸福，但如果宝宝在睡眠状态下，表现出一些异常情况，是宝宝在向爸爸妈妈表达自己的不舒服，或者已经出现疾病，家长要及早采取措施。

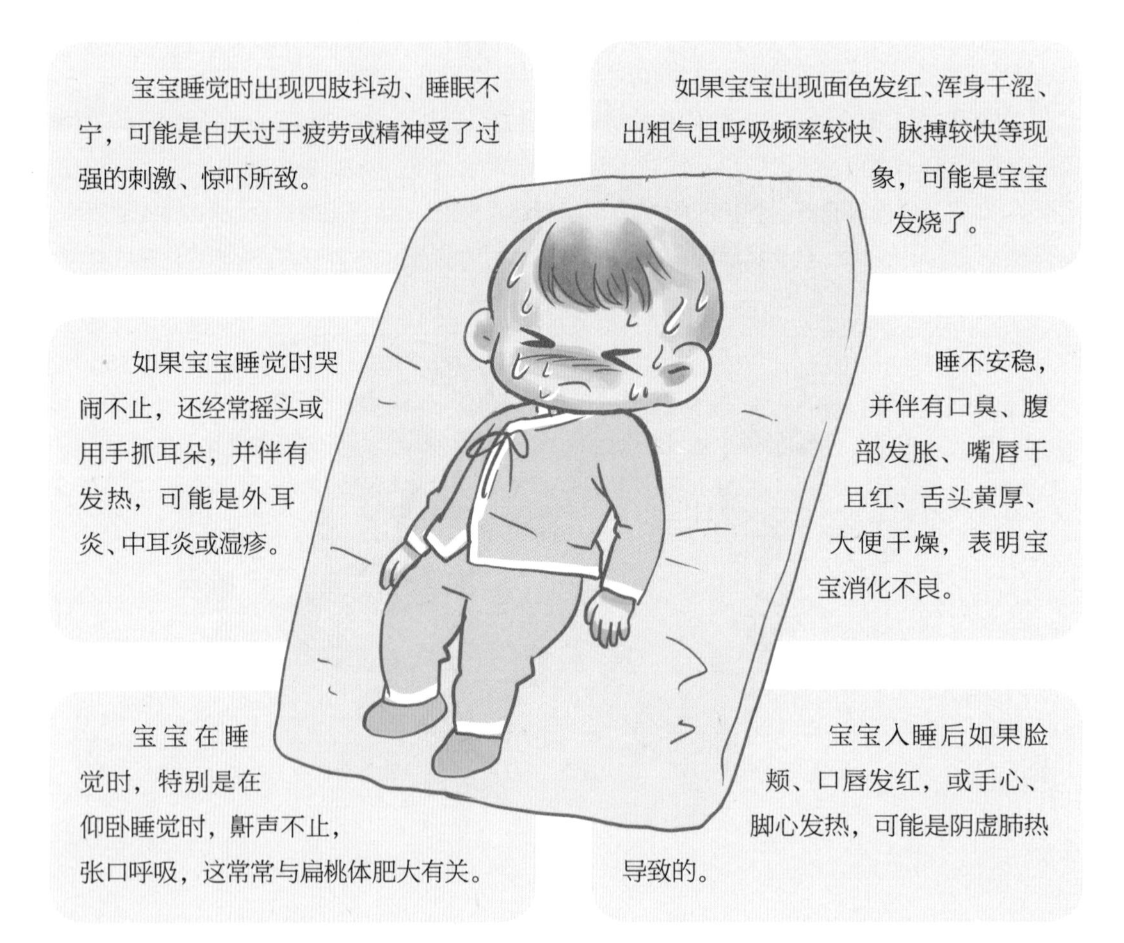

宝宝睡觉时出现四肢抖动、睡眠不宁，可能是白天过于疲劳或精神受了过强的刺激、惊吓所致。

如果宝宝出现面色发红、浑身干涩、出粗气且呼吸频率较快、脉搏较快等现象，可能是宝宝发烧了。

如果宝宝睡觉时哭闹不止，还经常摇头或用手抓耳朵，并伴有发热，可能是外耳炎、中耳炎或湿疹。

睡不安稳，并伴有口臭、腹部发胀、嘴唇干且红、舌头黄厚、大便干燥，表明宝宝消化不良。

宝宝在睡觉时，特别是在仰卧睡觉时，鼾声不止，张口呼吸，这常常与扁桃体肥大有关。

宝宝入睡后如果脸颊、口唇发红，或手心、脚心发热，可能是阴虚肺热导致的。

宝宝睡眠不安怎么办

希望宝宝拥有“金质睡眠”是每位家长的心愿，但有的宝宝却时常睡不安稳，要么是容易惊醒，要么是爱哭闹，还有的宝宝会在睡觉时发出哼哼的声音。是什么原因导致宝宝睡眠不安？爸爸妈妈该怎样采取应对措施呢？

○ 宝宝容易醒，且醒来之后哭闹，做寻找奶头的动作。这说明宝宝没吃饱，此时妈妈要喂奶，待宝宝吃饱之后就会平静下来，再次进入梦乡。

○ 被浸湿、弄脏的尿布裹在宝宝身上，不舒服的感觉会让宝宝睡不踏实，或者直接醒来，家长要及时检查宝宝的尿布，并更换干净的尿布。

○ 蚊虫叮咬或湿疹，宝宝的皮肤就会瘙痒，这也是导致睡眠不安的原因之一，家长可以准备一些婴幼儿专用的驱蚊剂，或者带宝宝去医院治疗湿疹。

○ 如果宝宝受到惊吓或刺激，就会在睡觉时表现出不安的症状，家长可以将一只手放在宝宝身上，轻轻拍一拍，宝宝便会安心入睡。

○ 如果宝宝手脚发凉，说明保暖措施不足，会影响宝宝的睡眠质量；手脚心出汗，则说明穿的衣物或盖的被褥太厚，也会让宝宝睡不安稳，家长可以适当增加或减少被褥，舒适的温度会让宝宝睡得更香。

不要让宝宝含着乳头睡觉

宝宝含着妈妈的乳头或奶嘴入睡，这种哄睡方式称为奶睡，奶睡确实是有效的安抚方式，大多数情况下都能让宝宝尽快入睡，但这种方法并不是“长久之计”。一旦奶睡的习惯形成，便很难戒掉，而且也会影响宝宝的睡眠质量。如果宝宝睡着了，但妈妈一将乳头拔出就醒了，这样会导致睡眠中断，“碎片式”的睡眠会对宝宝的睡眠质量有很大影响，而且奶睡对妈妈的睡眠也有一定影响。因此，在宝宝对奶睡形成依赖前，家长需要学习更丰富的哄睡和安抚方式，而不仅仅是靠奶哄睡。

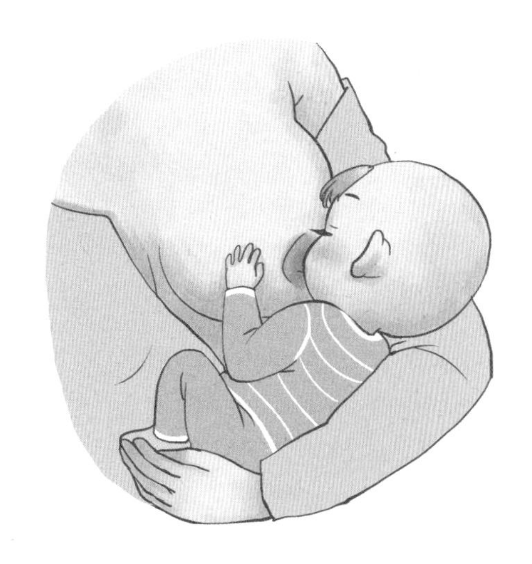

新生儿的尿便护理

宝宝每天会排便、排尿数次，甚至数十次，家长要及时帮他清理大小便，并换上干净的尿布。看似是一件很平常的事情，却包含有很多细节之处，如通过尿便观察宝宝健康、选择适合宝宝的尿布、正确给宝宝换尿布等，都需要家长有所了解。

从宝宝的尿便看健康状况

尿便是反映宝宝健康状况的“晴雨表”，尤其是对消化系统的状况，会表现得更为突出、清楚。

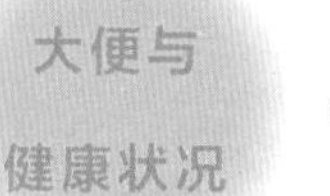

○ 如果宝宝经常吃不饱就会出现饥饿性腹泻，主要表现为大便次数多、量大且大便呈绿色黏液状。

○ 如果宝宝消化不良，所排出的大便也会有所异常，如大便稀，类似蛋花状，并伴有一些未消化的奶块。

○ 大便有臭鸡蛋味，可能是进食过量或奶液浓度过高、蛋白质摄入过量导致的。

○ 大便呈黄色液状、量大或者尿布上如油珠一样滑动，往往是表示配方乳中的脂肪过多。

○ 如果宝宝几天才大便一次，且排便困难，则是便秘；反之大便呈水样，排便次数 10 次以上，则有可能是感染导致的腹泻。

小便与
健康状况

○ 新生儿随着奶量的增加，每日排尿次数会在 20 次左右，有时尿布上会出现类似血迹的尿液，这是尿酸盐沉渣排出，可自行消失，家长不用过于担心。

○ 宝宝新排出的尿液是没有异味的，但存放片刻后，尿素分解就会产生氨（臭）味，这是正常情况。但如果有明显臊味，可能是饮水过少导致的，家长可以适当增加宝宝的饮水量或奶量。

新生儿尿布的选择

常见的新生儿尿布有两种，一种是布尿布，一种是纸尿裤，两者各具优点，也会有些不足，家长可以根据宝宝和自己的实际情况来决定使用哪一种。

布尿布

不管是购买的婴幼儿专用布尿布，还是用家中旧棉布做的布尿布，都具柔软、透气、吸水性强等优点，对宝宝的小屁股伤害比较小，而且可以重复利用，经济实用。布尿布需要折叠成长方形或三角形后使用，折叠尿布比较麻烦，而且清洗起来也比较费时、费力。

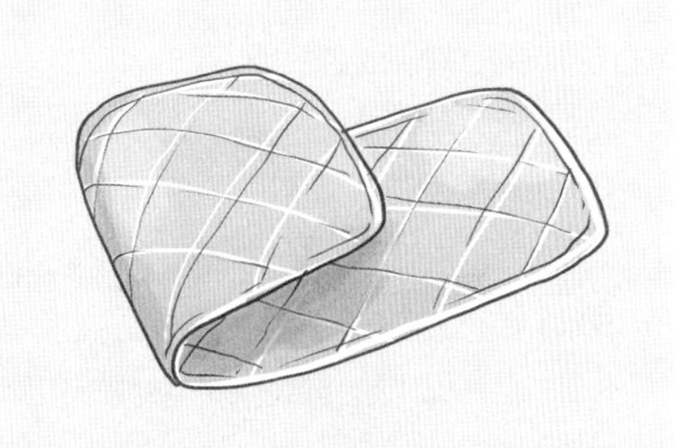

纸尿裤

相比较布尿布，纸尿裤省去了清洗、晾晒这一环节，使用起来非常方便，且随着加工技术的不断提高，纸尿裤的柔软性、吸水性也在不断提高，成为很多家长的选择。但其缺点就是，透气性没有布尿布好，如果没有及时更换，会导致“红屁股”，而且一次性使用，其成本也会比较高。

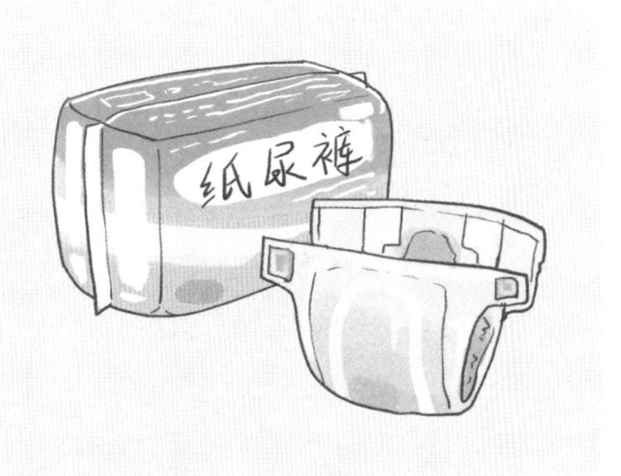

通过阅读以上内容，相信家长对布尿布和纸尿裤各自的优缺点已经一目了然了，家长可以根据需求进行选择。但无论用哪一种，家长都要保证产品质量合格，给宝宝用起来舒适，并注意勤更换，以免出现尿布疹。

学会给宝宝换尿布

不管是布尿布还是纸尿裤，一旦被弄脏就要及时更换，两者的更换方法大致相同，以纸尿裤为例，介绍一下具体方法，希望对还不能熟练帮宝宝换尿布的新手爸妈有所帮助。

步骤1：将宝宝平放在床上，并在其身下垫上一块干净的毛巾或小毯子。

步骤2：将纸尿裤打开，一手取纸尿裤上较为干净的部分，一手握住宝宝的脚部，擦去宝宝臀部大面积的粪便或者尿液。

步骤3：用湿纸巾从前往后依次将宝宝的大腿根部、生殖器以及肝门等部位擦干净，擦拭时可以将宝宝的双脚抬起。

步骤4：用棉柔巾蘸温水，清洗宝宝的生殖器，再用一片干净的棉柔巾蘸水，由前至后清洗宝宝的臀部，之后用干纱巾擦干宝宝生殖器、臀部以及大腿根部褶皱处的水分。

步骤5：为了防止尿布疹，家长可以为宝宝涂上护臀膏，之后将干净的纸尿裤放在宝宝的臀部下面。

步骤6：将尿布兜过肛门、生殖器后覆于腹部，然后将纸尿裤两端粘牢，再整理一下宝宝大腿根部、腹部的纸尿裤，以免过于紧绷。

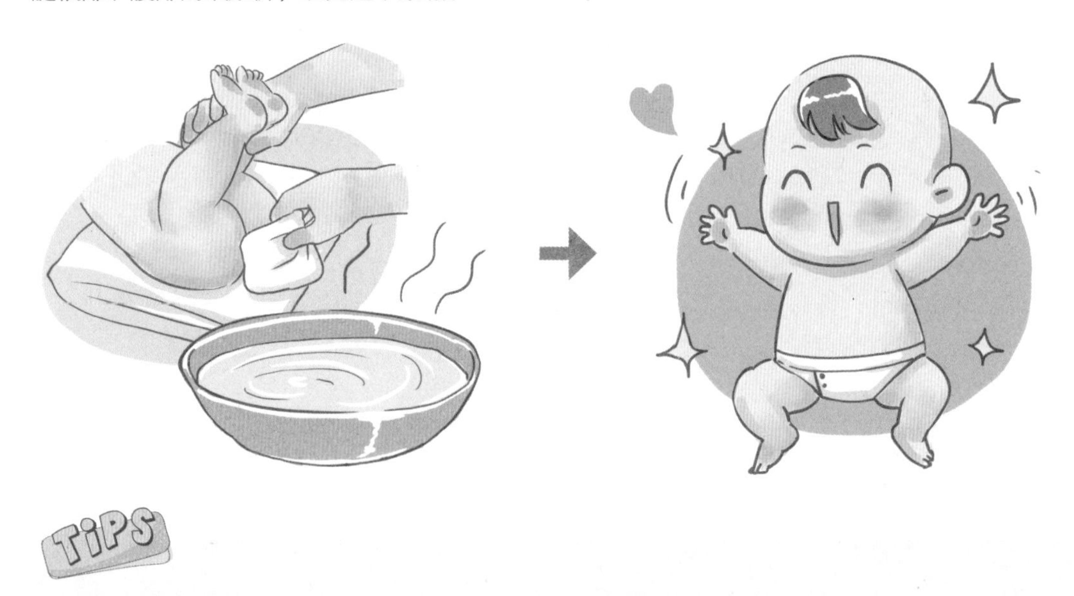

TIPS

有时宝宝在换尿布时会动来动去，家长可以试着将玩具吊在宝宝头部上方，吸引宝宝的注意力，这样换尿布时就会顺利一些。但要注意玩具固定的距离，以免误伤到宝宝。

新生儿洗澡须知

宝宝的皮肤很娇嫩，但有时又出汗较多，如果没有爸爸妈妈帮忙洗澡，很容易出现皮肤问题，而且黏糊糊的感觉也会让宝宝很不舒服，只要家长掌握一些诀窍和方法，给宝宝洗澡就会变得轻松许多。

洗澡前，做好准备工作

为了让宝宝能舒舒服服地洗个澡，需要提前做好一些准备工作。例如：将宝宝要用到的洗澡用品、更换的衣服、纸尿裤、包被等物品准备好；将室温、水温调节到位，一般室温以26℃左右为宜，水温以37 ~ 42℃为宜；此外，洗澡的时间要在哺乳1 ~ 2小时后，否则容易发生呕吐。

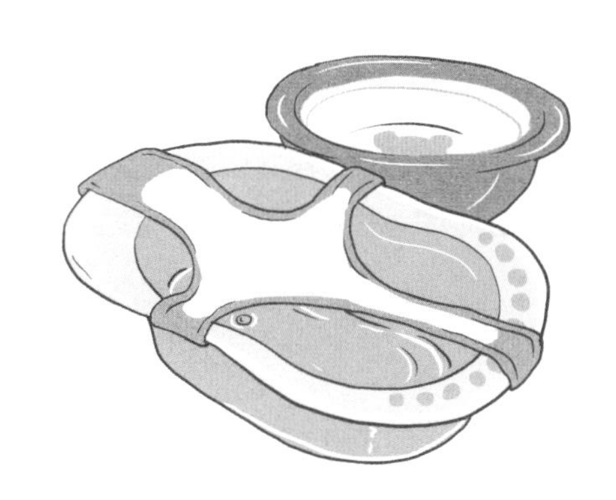

擦浴或盆浴，自行选择

足月出生且身体情况良好的宝宝可以在出生后第二天就洗澡，但如果是早产宝宝，或者身体情况有异常的宝宝，则要谨遵医嘱。有些妈妈担心宝宝的脐带还没脱落，所以不敢为其洗澡，其实此段时间可以进行擦浴，待脐部愈合之后再选择盆浴。

擦浴

正确的擦浴方法是，家长先用干净的浴巾将宝宝包裹住，然后用一只手托住宝宝并将其头部略微向后仰，再用拇指和中指按住宝宝的耳孔，以免水流进去。接下来先为宝宝洗头，再用毛巾蘸水，为宝宝清洁面部以及全身，尤其是皮肤褶皱处，最后擦干水分，涂上润肤油，穿好尿布、衣物即可。

盆浴

脱去宝宝的衣物，并用纱巾盖住宝宝的身体，这样宝宝会更有安全感，家长一手托住宝宝的头部，一手托着臀部，先用手肘试探水温，再慢慢将宝宝放进水中，然后同擦浴类似，清洁宝宝的身体，洗完后擦干，穿好纸尿裤和衣服。

给宝宝洗澡有顺序

在给宝宝洗澡时，家长要掌握一定的顺序，这样洗起来才能有条不紊，否则不小心让宝宝呛水，或者造成其他不适，宝宝很可能会因此拒绝洗澡，清洁工作的难度也会就此增加。接下来我们就一一介绍宝宝洗澡时的顺序和步骤。

测试水深和水温

浴盆中的水量过多会造成呛水，过少又很难将皮肤浸湿，一般以宝宝坐在水中，水位高度在胸部位置较为适宜。将宝宝放进浴盆之前，要用手感受水温，以免过烫或过凉。

放进浴盆

家长可以用手先向宝宝身上撩些水，给宝宝一个适应的过程，之后再将宝宝慢慢放进浴盆中，并用托住宝宝身体的那只手的手指按住宝宝的耳孔。

擦脸

家长一只手稳定住宝宝的背部和头部，以免宝宝乱动，然后用另一只手将毛巾蘸湿，依次擦洗宝宝的五官和两颊。在清洁宝宝的眼睛时，擦完一只眼睛后要将毛巾换边，或者清洗干净后再擦洗另一只。

洗头

接下来是洗头，家长依然要用一只手稳定住宝宝，再用另一手将宝宝的头发淋湿，用指腹轻轻揉搓宝宝的头皮，洗完后用干毛巾擦干宝宝头部的水分。注意，新生儿的头部皮肤较为娇嫩，用清水洗头即可，满月以后可酌情使用婴幼儿洗发用品。

擦洗胸腹部

让宝宝靠在浴盆的边缘坐下，家长以手掌画圈的手法，擦洗宝宝的胸部、腹部及皮肤褶皱处，力道要轻柔，动作要舒缓。

擦洗四肢

轻轻抓住宝宝的手臂，由上往下进行擦洗。腿部的清洁手法与之相同。

洗背部和臀部

家长将宝宝翻转过来，呈趴姿，从后背开始，采取手掌画圈的手法，擦洗脖子后方和背部，再将宝宝回正，清洗宝宝的生殖器官和臀部。

洗完后，用毛巾将宝宝擦干，再涂上润肤乳，给宝宝穿好纸尿裤和衣服就可以了。

清洗胎垢有诀窍

有的宝宝出生后，头顶上会出一层薄厚不均、油腻且带有黄色的结痂，这就是胎垢。胎垢是由皮脂分泌物、头皮屑、灰尘等脏污堆积而成的。有些家长担心会对囟门造成影响，所以不敢清洗宝宝的头部，但如果胎垢长期不去除，既不卫生，也会影响宝宝头发的生长。

胎垢是要定期清洗的，正确的做法是家长用润肤油或植物油涂抹在胎垢处皮肤上，待其软化后用梳子轻轻梳去，再用温水将宝宝的头皮清洗干净即可。千万不要粗暴去除，也不建议使用洗涤剂清洁，否则容易刺激宝宝的头皮，引发感染。

新生儿洗澡的注意事项

很多新手父母由于没有经验，在给宝宝洗澡时总会特别紧张，害怕出现什么意外。在此特别将新生儿洗澡的一些注意事项归纳总结如下，以供新手父母参考。

○ 为了避免烫伤宝宝，家长不仅要控制好水温，兑水时也要注意，先加冷水再加热水，如果不放心，可以用水温计来测量水温。

○ 在宝宝的脐带未脱落之前，尽量不要进行盆浴，如果擦浴时有水滴滑落，一定要用毛巾立即擦干，并在洗完澡之后进行脐部护理。

○ 在给宝宝清洁眼睛时，要由内向外擦拭，同时要避免水流进眼、口、鼻等器官，造成不适甚至是呛水。

○ 新生儿洗澡的频率要随季节变换而定，一般情况下夏季每天至少洗一次澡，如果是冬天可以一周洗 2 ~ 3 次，如果室温条件不允许，就要做到擦身、勤换衣物。

○ 宝宝洗澡的时间不宜太长，最好控制在 5 ~ 10 分钟，不然宝宝容易感到疲倦，着凉感冒的风险也会增加。

○ 洗完澡后，一定要将宝宝的皮肤彻底擦干，尤其是褶皱处，皮肤潮湿很容易引起发炎、红肿。

○ 如果宝宝刚刚接种完疫苗，24 小时内不宜洗澡；如果宝宝皮肤有损伤，或者频繁呕吐、腹泻，也可以暂时不洗澡。

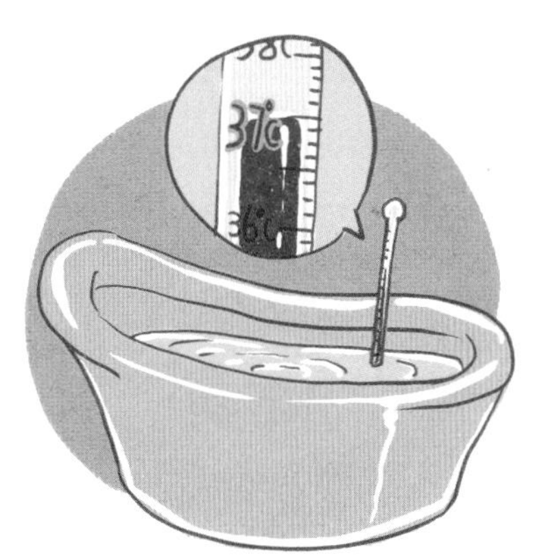

宝宝的抚触按摩

对于刚离开妈妈肚子的新生儿来说，外面的世界是陌生的，他们需要来自爸爸妈妈的爱，来获得安全感。其中抚触按摩就是一项传递爱意的方法。家长只要花上少许时间，就能给宝宝带来一段温馨的时光，同时还对宝宝的身体发育有好处。

抚触，给宝宝温柔的爱

在人类感觉器官中，发展较早的就是触觉，抚触就是通过触摸宝宝的皮肤和身体，以达到刺激感觉器官发育，促进生理成长和神经系统反应的一种科学育婴方法。抚触按摩不仅对宝宝的身体有好处，还是增进亲子感情的有效方式。

○ 新生儿期，宝宝的大脑在迅速发育，此时对其进行抚触按摩，可以帮助宝宝的大脑发育逐渐趋于完善，为日后的潜能开发打下坚实的基础，同时还能让宝宝因为对外界陌生而紧绷的神经得到放松。

○ 抚触按摩尤其是腹部按摩，可以增强宝宝肠激素的分泌，促进胃肠蠕动，对新生儿的消化吸收和排泄有帮助，对腹胀、便秘有预防作用，同时还能增加宝宝的胃口，吃奶量增加，身体就能长得更壮。

○ 在家长的抚触下，宝宝体内的血液循环会变得更顺畅，皮肤的新陈代谢也会加强，可以起到增强皮肤抗病力，维持皮肤健康的作用。

○ 抚触按摩可以使宝宝的身体肌肉得到舒展，四肢的灵活性和柔韧性也会得到促进。

○ 家长坚持每天帮宝宝做抚触，在增强其体质的同时，还能让宝宝感受到父母的爱，对增进亲子感情很有帮助。

即使是早产儿，抚触按摩也能起到改善生理功能的作用，有助于增加早产儿的体重和进食量，更有效地促进其生长发育。

做抚触前的准备工作

为了让抚触达到更好的效果，也为了避免误伤到宝宝，家长在给宝宝做抚触前需要做好以下准备工作：

○ 抚触的时间一般选择在宝宝进食 1 小时以后，或者是洗完澡以后进行。

○ 家长要将自己的双手清洗干净，指甲剪短并修整平滑，摘下手部所戴的饰物，以免误伤宝宝。

○ 选择在环境舒适的房间内对宝宝进行抚触，室温不要偏高或偏低，同时家长还要注意把握抚触时间，以 20 分钟左右为宜。

抚触按摩的方法与步骤

准备工作完成，接下来就是具体的抚触动作。此处将新生儿正确的抚触方法和步骤归纳如下，仅供家长参考，与宝宝共享亲密时光。

脸部抚触

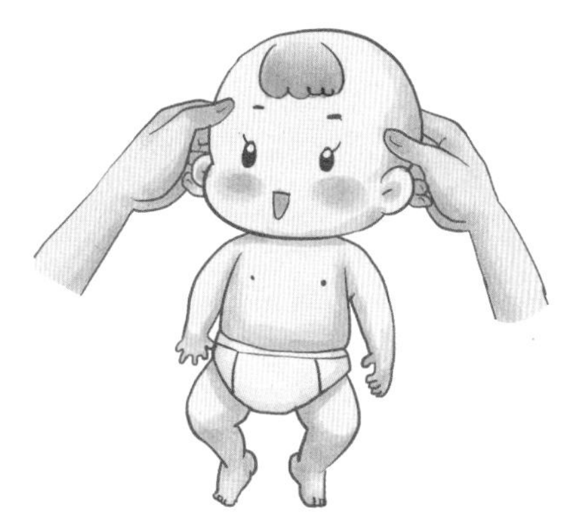

宝宝采取仰卧位，家长取适量润肤乳或婴儿油在手部涂匀，双手大拇指指腹由宝宝前额中心处开始，对称性地向外轻推至太阳穴处；再用拇指指腹，由宝宝的下巴、下颌处向外、向上滑动，划出微笑状。

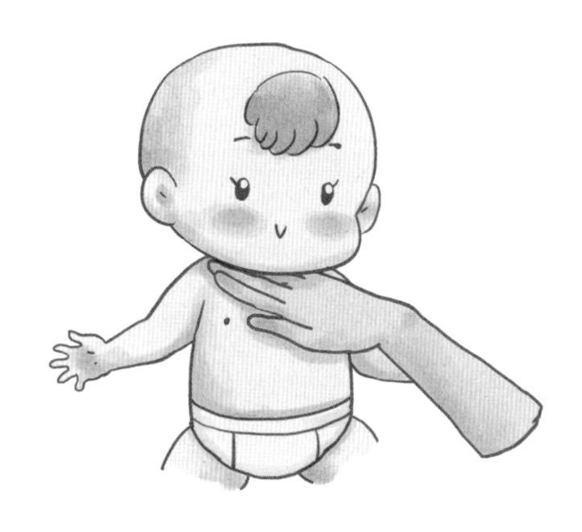

胸部抚触

家长右手四指并拢，拇指与其余四指分开，将整个手掌放在宝宝左侧肋缘，掌心接触宝宝的胸部，轻轻向上滑至右肩肩峰，避开宝宝的乳头，再返回左侧肋缘。左手以同样手法做对侧抚触，就好像在宝宝的胸部画一个大叉。

四肢抚触

家长一手将宝宝的一侧上肢轻轻抬起，另一手握住宝宝的胳膊根部，自胳膊根部经手肘至手腕，轻轻捏握。同样的方法进行对侧上肢和下肢的抚触。

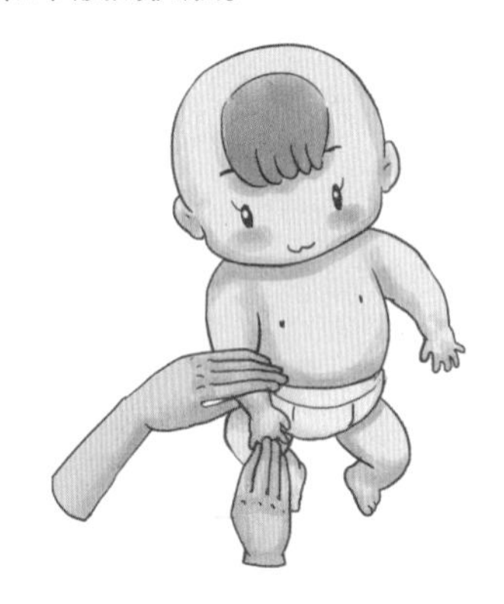

腹部抚触

家长双手五指并拢，按顺时针方向按摩宝宝的腹部，要注意避开宝宝的脐部。也可以做“I Love U”式抚触，即宝宝左腹画英文字母“I”，右腹画倒写的“L”，最后再整腹画倒写的“U”，家长可以边抚触边跟宝宝说“我爱你”，表达自己对他的爱意。

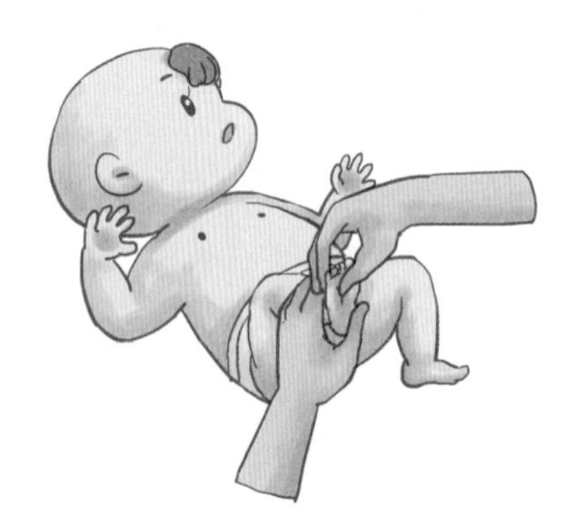

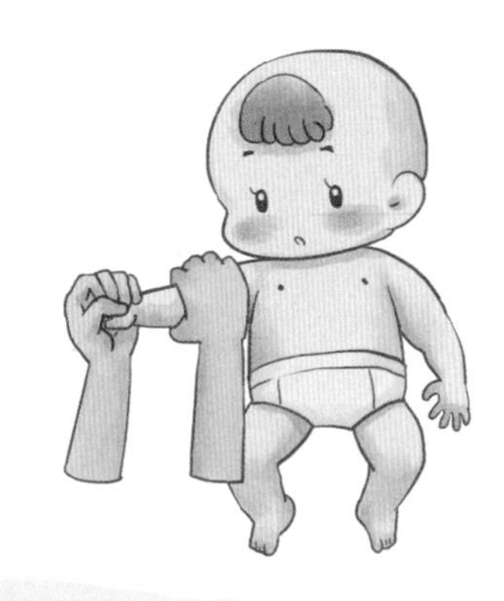

手部抚触

家长用拇指指腹交替自宝宝的手掌根部抚触至手掌心、手指末端，其余四指交替抚摸宝宝的手掌背面；然后家长用拇指、食指和中指捏住宝宝小手指的根部，揉捏至指尖。同样方法按摩其余四指，之后再按摩宝宝的另一只手的手掌和手指。

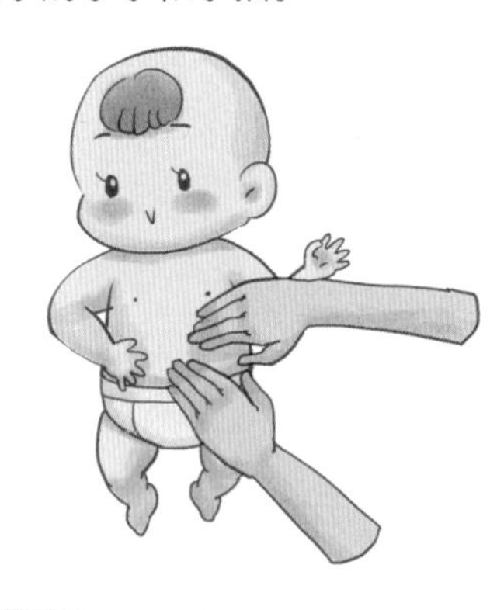

脚部抚触

宝宝的脚部抚触与手部抚触方向相似，先是由双手拇指指腹交替按压宝宝的脚跟、脚心、脚趾；之后再用拇指、食指和中指，捏住宝宝的小脚趾根部，揉捏至脚趾末端，再以同样手法按摩其余脚趾和另一只脚。

背部抚触

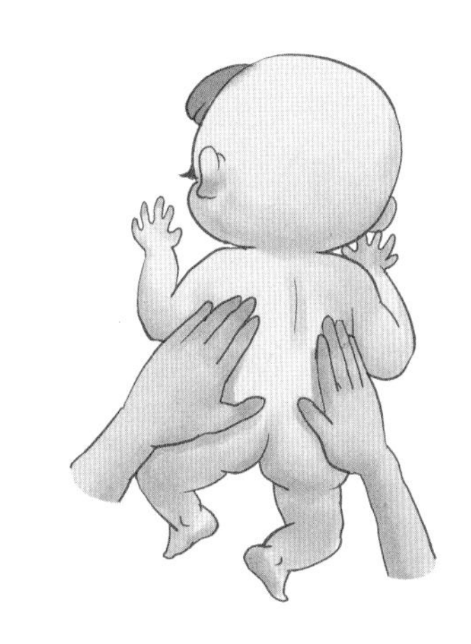

此时需要将宝宝的身体翻转过来，采取俯卧的姿势，家长将双手手指并拢，放在宝宝的背上，以脊柱为中线，双手与其平行，自宝宝的颈部开始，慢慢向下抚触背部两侧肌肉，直至臀部。

给宝宝做抚触的注意事项

对于那些还没有太多带娃经验的新手爸妈来说，帮宝宝进行抚触不仅是一件需要讲究技法的事情，还需要特别留心一些注意事项，这样妈妈会感觉轻松，宝宝也会很享受。

○ 首先，家长需要调整好自己的情绪和心情，尽量保持轻松、愉悦，这样宝宝才能感受到来自爸爸妈妈的爱，抚触的效果才能得到保证。

○ 其次，也要考虑到宝宝的情绪，如果宝宝哭闹或者不愿配合，家长则不必强求。而且宝宝的注意力还不能集中太长时间，所以家长抚触的动作次数不宜太多，否则抚触时间太长，宝宝会感到疲惫。

○ 家长还要将抚触可能要用到的衣物、毛巾、按摩油等物品提前准备好，或者跟宝宝温柔地说说话，营造一种放松的抚触氛围，之后再开始进行抚触。

○ 抚触时家长要注意动作力度，不要过于用力，尤其是在捏握宝宝的手腕、手肘等部位时，皮肤微微发红，表示力度正好，如果宝宝哭闹或者皱眉，说明力度太强；如果宝宝的脐带还未脱落，在抚触时要小心，尽量不要触碰。

○ 至于抚触的动作和顺序，不一定非要遵循从头到脚的顺序，有的宝宝喜欢被抚摸小肚子，有的则喜欢动动小手，家长可以根据宝宝的喜好来调整动作，顺序也可以打乱。

○ 另外，如果宝宝疲劳、饥饿、刚刚吃完奶或者皮肤瘙痒、感染等情况，都不宜进行抚触。如果是借助抚触、按摩来减轻病症，一定要经过医生许可，家长不能擅自进行。

其他生活细节照护

宝宝的降生为整个家庭都带来了喜悦，但与此同时爸爸妈妈要照顾好宝宝起居生活的方方面面，难免会有一些“甜蜜的负担”，会让人感觉有些烦琐。其实，只要掌握好以下照护细节，新手爸妈也能轻松带娃。

掌握抱起和放下宝宝的方法

相比较其他照护细节，爸爸妈妈首先需要学会的是如何从医护人员的手中，将宝宝接抱过来，正确的抱起和放下宝宝的方法，成了考验家长的第一道“难题”。

抱起宝宝

新生儿的颈部肌肉还没有发育完全，且新生儿的头部约占全身的 1/4，如果竖着抱宝宝，宝宝头部的重量会全部压在颈椎上，会对宝宝的颈椎造成损伤，所以建议横抱，其中又分为手托法和腕抱法。

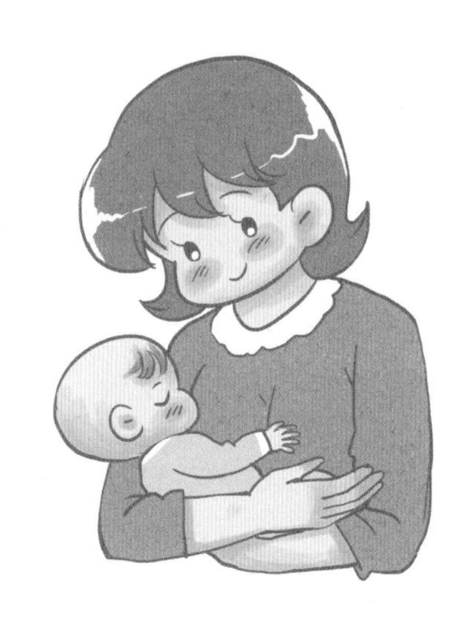

如果将宝宝从床上抱起或者放下，建议家长采取手托法，即右手托住宝宝的背、脖子和头，左手托住他的屁股和腰。

腕抱法是指将宝宝的头放在家长的左臂弯里，手肘护着宝宝的头部，左腕和左手顺势护住宝宝的腰背部，右小臂从宝宝身上伸过去，护着宝宝的腿部，右手托着宝宝的屁股和腰。腕抱法是较为常用的抱宝宝姿势。

放下宝宝

总的来说，放下宝宝分为两步，一是将其放到床上，二是将家长的手抽出。具有的做法为：家长一只手放在宝宝的脖颈下方，另一只手托住宝宝的臀部，然后弯腰将宝宝轻轻放下，脚先着床，之后是腿、背、颈和头，动作尽量轻柔、平稳；之后家长从宝宝的臀部下方将手臂抽出，另外一只手将宝宝的头部稍微抬高，头部距床能抽出另一只手的距离就好，轻轻将宝宝的头部放下，家长抽离手臂时动作不能过快，也不要将宝宝的头向后掉，否则会吓到宝宝。

给宝宝正确洗脸和洗手

细心的家长会发现，宝宝的皮肤角质层很薄，尤其是脸部，甚至能看见毛细血管，如果护理不当很可能引起感染性皮肤病。同时，宝宝的小手经常呈握拳状，手心里总是潮乎乎的，如果不及时清洗，也容易滋生细菌。那正确给宝宝洗脸、洗手的方法是什么呢？

首先，家长需要先将自己的双手清洗干净；然后一手稳定住宝宝的头部，一手把浸湿的小毛巾挤干水分，依次擦洗宝宝的五官；将毛巾重新清洗干净后，再擦洗宝宝的脸颊、下颌以及脖颈；最后将宝宝的手掌打开，用毛巾擦洗宝宝的手掌、手指和指缝，并用干毛巾擦干就可以了。

经常给新生儿修剪指甲

有的宝宝刚出生，指甲就已经有些长度了，为了避免细菌堆积，也防止宝宝将自己抓伤，家长要定期帮宝宝修剪指甲。很多妈妈担心在剪指甲的过程中误伤到宝宝，其实只要掌握好方法，是可以将误伤避免的。

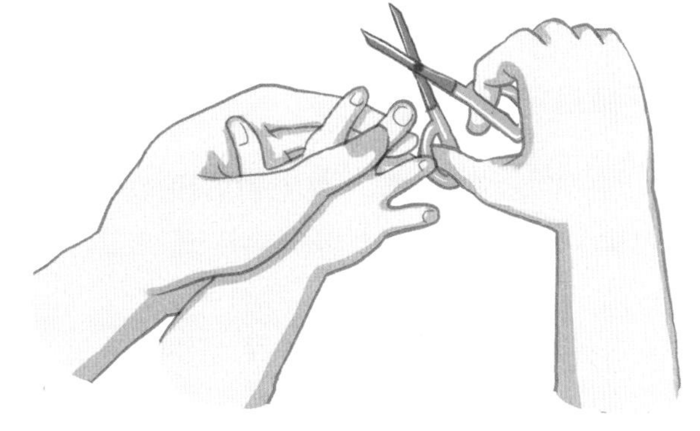

步骤 1：为了确保动作尽量稳定，家长可以让宝宝平躺在床上，自己跪坐在一边，将胳膊支撑在大腿上；也可以让宝宝的背靠在自己的胸腹部，抱着宝宝剪指甲。

步骤 2：家长一只手持婴幼儿专用指甲剪，一只手握住宝宝的小手，并将其手指分开，沿着手指的自然线条，将多余的指甲剪掉。

步骤 3：指甲要剪成圆弧状，家长可以用自己的指腹摸一摸宝宝的指甲，以检查是否有不光滑的部分。

步骤 4：如果宝宝的指甲缝中残存着污垢，要用清水洗净后将手擦干，不可以用锉刀或其他物品清理。

如果家长担心在剪指甲的过程中宝宝乱动，可以在喂奶或者等宝宝熟睡之后，再帮他剪指甲。

给宝宝拍照的注意事项

相比较传统的“百天照”，现在很多的家长都不会真正等到宝宝出生几个月之后才拍照留念，有些家长甚至会在宝宝出生后几天，就会为其拍照，记录下宝宝的可爱模样和点滴变化，这种做法谈不上错，但有些注意事项还需要家长多注意。

尽量选择自然光

新生儿的各项器官、组织发育还不完全，尤其是眼部视网膜上的视觉细胞功能还不稳定，如果拍照时频繁使用闪光灯，会对宝宝的视觉细胞产生冲击和损伤，甚至影响视觉能力，而且照相机距离宝宝越近，损伤也就越大。所以给宝宝拍照时尽量选择自然光。

注意室内温度

在给宝宝拍照时，为了达到一定的艺术效果，宝宝穿着的衣服通常会比较少或者会比较频繁地换衣服，但新生儿时期的宝宝抵抗力较弱，稍有不慎就会着凉感冒。所以拍摄室内的温度要适中，宝宝换衣服的房间温度可以适当调高一些。

严禁给宝宝化妆

宝宝的皮肤不比成人，很容易出现过敏或感染，所以在拍照时一定不要给宝宝使用化妆品。如果化妆品较为劣质，其中所含有的有害化学物质较多，宝宝吸收后，严重的会危害其肝肾器官。

控制拍摄时间

对于新生儿来说，他们并不知道耐心是什么，在拍照时也常常乱动，不以配合，如果长时间拍摄还会引起宝宝烦躁、哭闹等现象，此时可以稍作休息，等宝宝情绪平复之后再进行拍摄。

保证宝宝的睡眠

在给宝宝拍照前，家长一定要让宝宝睡眠充足，这样他可能才会配合拍摄，并保持一个良好的状态。当然，也可以在宝宝睡着的状态下拍摄，记录下宝宝真实状态的同时，他也不会乱动，拍摄会顺利很多。

宝宝眼睛进异物的处理

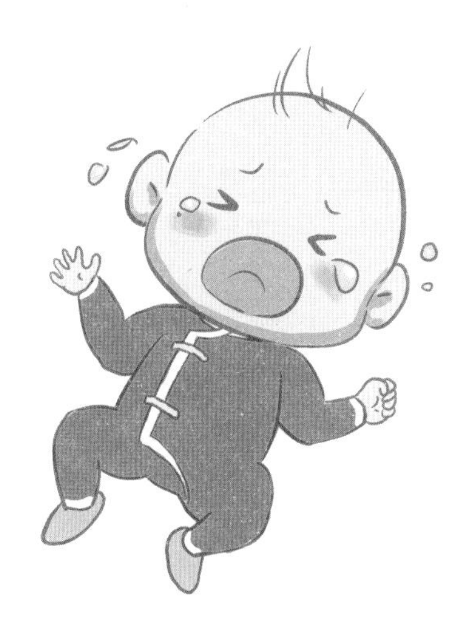

当一些沙尘甚至是小飞虫进入宝宝的眼睛，家长应该如何处理呢?

一般来说，眼睛进异物会出现不适感，这种不适感会让宝宝揉眼睛，此时家长要制止宝宝的此种行为。因为揉眼睛并不能将异物揉出，反而会擦破角膜上皮，使异物深嵌其中，疼痛会加重，甚至引起细菌感染，导致角膜炎的发生。正确的做法是，家长将双手清洗干净，轻轻按压宝宝的眼睑，反复几次，让异物随眼泪一起流出来。或者轻轻翻动宝宝的眼皮，检查是否有肉眼可见的异物，如果有可以用消毒棉签，或者干净的手帕将异物拭出；如果是液体进入宝宝的眼睛，家长应该用流动的清水冲洗；如果是异物扎进眼睛，则需要及时就医，家长不要擅自动手取出异物。

科学护理新生儿的头发

宝宝的头发护理也是日常护理中一个非常重要的内容。

首先，爸爸妈妈要勤为宝宝洗头发，因为宝宝的生长发育速度极快，新陈代谢旺盛，经常洗头能保持宝宝头发的清洁，使头皮得到良性刺激，从而促进头发的生长。给宝宝洗头时应选用纯正、温和、无刺激的婴儿洗发液。

其次，要常为宝宝梳头发。经常梳理头发能够刺激宝宝的头皮，促进局部的血液循环，有助于头发的生长。一般建议选用橡胶梳子，因为它既有弹性又很柔软，不容易损伤宝宝稚嫩的头皮。注意，在为宝宝梳头时，一定要顺着宝宝头发自然生长的方向梳理，动作和用力要保持一致。

最后，要让宝宝适当晒晒太阳。适当的阳光照射对宝宝头发的生长非常有益，因为紫外线的照射不仅有利于杀菌，而且还可以促进头皮的血液循环。不过，切忌让宝宝的头部暴露在较强的阳光下，以免头皮被晒伤。

此外，还要保证宝宝拥有充足的优质睡眠，宝宝的大脑尚未发育成熟，很容易疲劳，如果睡眠不足，就容易导致食欲不佳、经常哭闹及生病等，会间接影响头发的生长。

宝宝哭闹的安抚方法

对于新生儿来说，只要宝宝吃饱了，身体没有异常情况，心情愉悦，大部分情况下是不会大哭大闹的。但只要宝宝的需求没被满足，或者有不适的感觉，他就会用哭闹的方式来告诉爸爸妈妈，家长则要及时接收到宝宝发出的信号并正确安抚。

○ 如果宝宝的哭声响亮并且有节奏感，持续时间不长，对宝宝的进食、睡眠和精神状态都没有影响，家长只要轻轻抚摸或者对宝宝笑，他就会安静下来。

○ 如果宝宝一边哭，一边将自己的小脑袋转向妈妈的胸部，做寻找乳头或吃奶的动作，就说明宝宝饿了，妈妈要及时给宝宝喂奶，当他吃饱之后自然就不再哭闹。

○ 当宝宝的哭声中透露着烦躁，而且时不时地用舌头舔嘴唇，且嘴唇发干，说明宝宝口渴想要喝水，家长只要给宝宝喂些水喝，就能让宝宝安静下来。

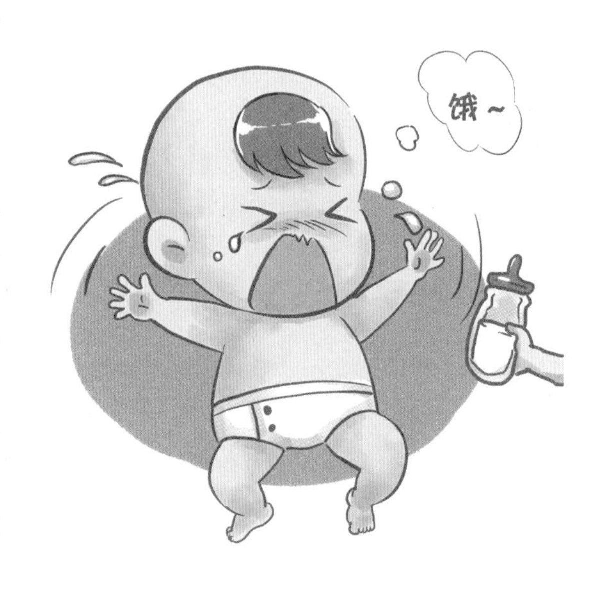

○ 如果宝宝时而睁眼时而闭眼，并且哭声断断续续的，可能是因为周围的环境影响他入睡，家长可以将宝宝抱到一个安静的卧室，安抚一下宝宝，他便能安然熟睡。

○ 如果宝宝的哭声比平时尖锐或者凌厉，烦躁不安，频繁蹬腿，又比较难安抚，有时身体还会伴随一些生病迹象，此时家长要带宝宝及时就诊。

宝宝脱皮的处理方法

宝宝脱皮是新陈代谢的表现，属于正常情况。因为宝宝皮肤的角质层发育还不完全，本就容易脱落，再加上连接表皮和真皮的基底膜不发达，两者连接不够紧密，表皮脱落的机会就会增多。宝宝全身的皮肤都会出现这种现象，其中以四肢和耳后最为明显。正确的处理方法是：家长不要用手撕，以免弄伤宝宝的皮肤，造成感染；给宝宝洗澡时，要注意清理力度，可以适当涂抹婴儿润肤乳。脱皮跟缺乏维生素没有关系，不用盲目补充。

夏季防蚊虫有妙招

夏季蚊虫较多，一旦被蚊虫叮咬到，对宝宝的身体健康极为不利。要想打赢这场防蚊虫“战役”，家长不妨试试以下妙招。

蚊虫的幼卵会在静置的水中快速孵化成虫，因此家长要将易滋生和繁殖蚊虫的地方打扫干净，例如堵塞的水槽、长时间不换水的花瓶等。

婴幼儿用品专卖店里有物理驱蚊器销售，家长可以自行购买，以达到驱赶蚊虫的效果。为宝宝换上浅色的衣服，也可以降低被叮咬的概率。

蚊帐不仅能将蚊子隔绝，同时还具有防风、防尘的功效，很适合宝宝使用；纱窗则可以让清新的空气进入室内，对小飞虫、灰尘等有阻隔效果。

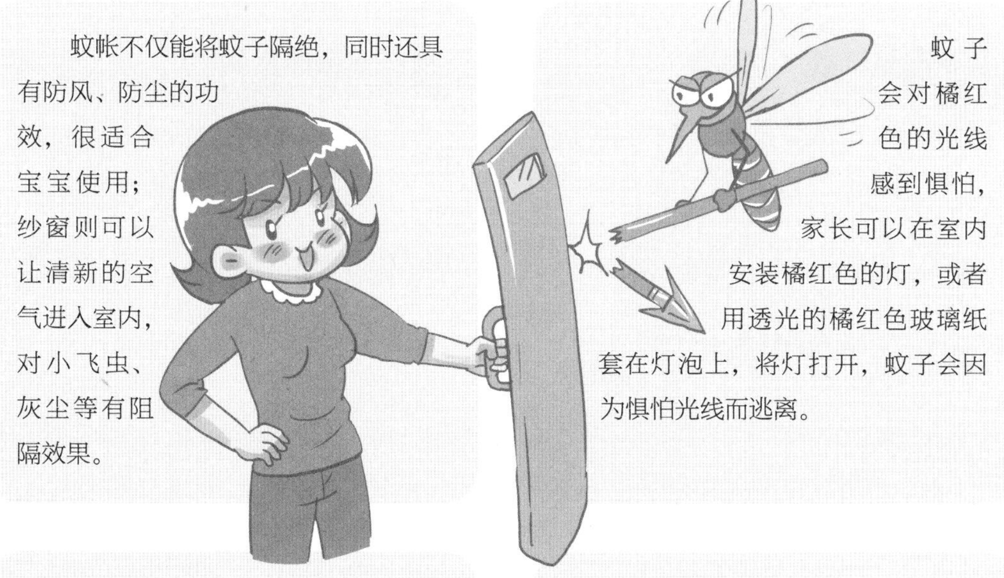

蚊子会对橘红色的光线感到惧怕，家长可以在室内安装橘红色的灯，或者用透光的橘红色玻璃纸套在灯泡上，将灯打开，蚊子会因为惧怕光线而逃离。

有些植物所散发出的气味，会让蚊虫难以忍受，例如驱虫草；有些植物会将蚊虫作为食物，将其捕捉并消化，例如猪笼草。家长可以在家中摆放几盆。

蚊子喜欢甜酒的味道，家长可以往酒瓶中倒入一些甜水，并将其放在阴暗的地方，蚊子闻到味道后就会钻进瓶子，被糖水或者啤酒粘住。

不要给宝宝佩戴饰物

宝宝还没出生，有些家长尤其是老辈人就已经准备好了一些金银饰物，宝宝带着可爱，或者认为能给宝宝带来好运。通过饰物表达对宝宝的喜爱是可以理解的，但这种做法并不提倡。

宝宝可能会误食

宝宝喜欢用嘴来认识这个世界，所以喜欢吃手、吃一些近在嘴边的东西，如果佩戴饰物宝宝自然也会啃咬，一旦饰物破损、掉落，就会引发意外，甚至是窒息。

饰物含有重金属

宝宝佩戴的饰物大多是金银制品，其中会含有铅、汞等重金属成分，被误食后会对宝宝的身体健康产生不利影响。

引发皮肤过敏

如果饰物纯度不足，其中含有的某些成分会对宝宝的皮肤产生刺激，尤其是过敏体质的宝宝，很容易出现过敏症状，增加过敏性皮炎、湿疹等疾病的发生概率。

损伤宝宝的皮肤

宝宝的皮肤娇嫩，如果饰物质地过硬，或者做工比较粗糙，很容易损伤宝宝的皮肤，刮伤、破皮后病菌侵入，可能造成继发感染，甚至引起全身性疾病。

不要给宝宝使用电热毯

在天气寒冷的冬天，为宝宝保暖成了家长的“头等大事”，于是电热毯就成了取暖必备工具。但很多家长不知道，婴幼儿尤其是新生儿是不可以使用电热毯的。

这是因为，宝宝体内的体液含量较大，新陈代谢所需要的水分也比较多。如果给宝宝使用电热毯，又没将温度控制好，高温会让宝宝大量出汗，水分丢失，再加上宝宝的肾脏器官功能不成熟，调节机制也比较差，无法回收尿液中的水分，就会出现脱水现象。脱水会让呼吸道黏膜变得干燥，抵抗疾病的能力减弱，就会引发疾病，甚至是危及生命。而且，有些电热毯质量比较差，如果宝宝尿湿后很容易导致电热毯短路，出现意外情况，所以家长不要给宝宝使用电热毯。

不要随意摇晃宝宝

抱着宝宝摇一摇、晃一晃，是很多家长安抚宝宝的一种方式，小幅度、有规律的摇晃会让宝宝感觉舒适,还有帮助入睡的作用,但长时间摇晃或者过度摇晃,都有可能对宝宝的健康带来威胁。

首先，新生儿的头部比较大，重量也比较重，但是其颈部肌肉力量比较弱，韧带弹性也比较差，没有缓冲的作用，如果大幅度的摇晃，很容易造成宝宝颈部受伤。

其次，宝宝的脑部发育欠佳，尤其是具有保护作用的髓脂也没有发育完全，颅底及内面比较平滑，脑组织不固定，如果不停地摇晃宝宝，很容易使脑组织随摇晃而与较硬的头颅相撞击，从而引起脑损伤，甚至是脑出血。出血后颅内压上升，宝宝会出现很多症状，包括食欲不振、嗜睡、呕吐、意识昏迷等，医生将此种情况称为“婴儿摇晃症候群”。

除了过度摇晃会对宝宝的健康产生威胁外，将宝宝抛起后接住、抱着宝宝旋转等，都是带有危险性的动作，家长要注意避免。

不要随意摸新生宝宝的头

看着宝宝的可爱模样，不管是前来祝贺的亲朋，还是爸爸妈妈自己，都会忍不住想要摸摸宝宝的小脸，摸摸宝宝的头。但新生儿的头可不是随便乱摸的，家长要控制自己，如果是其他人，则要及时制止。

相比较成人的头部，新生儿的头部不管是在大小，还是结构都与之不同。宝宝的颅骨发育还没有完全结束，骨头与骨头之间存在着缝隙，而且在其头顶部位和枕后的前后囟门处，是没有骨头覆盖的。前囟门具有凹陷、柔软的特点，轻轻触碰还能感觉到轻微的拨动，是头颅上最大的骨缝交点；后囟门是枕骨和两块顶骨之间的骨缝交点，尺寸比较小，有时摸不到。如此“脆弱”的地方，如果随意抚摸、按压，很有可能对大脑造成损伤，为了宝宝的健康，应“明令禁止”随意摸头的行为。

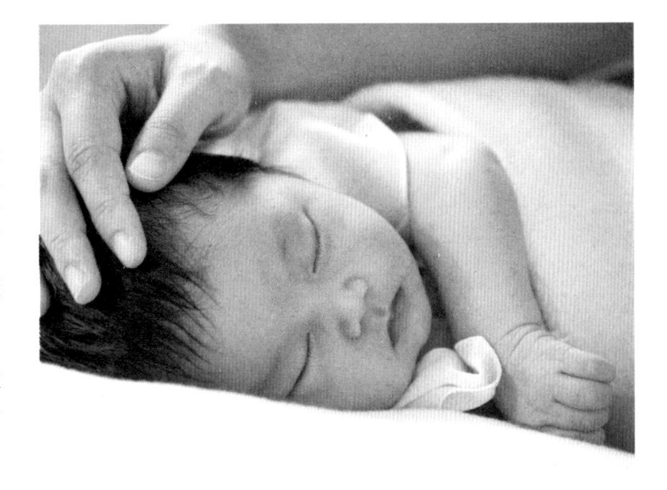

特殊宝宝的生活照护

相比较足月顺产出生的宝宝，还有些宝宝生来就带有“特殊”身份，例如剖宫产宝宝、早产宝宝以及双胞胎或多胞胎宝宝，对于他们的生活照护，需要家长多花些心思和精力。

剖宫产宝宝

剖宫产，是医生根据准妈妈和宝宝的具体情况，给出的合理建议。由于宝宝没有经过产道的正常“挤压”就降临到这个世界，其平衡能力会比顺产的宝宝稍稍差一些，而且出生后患呼吸系统疾病的风险也会高一些。所以在照顾剖宫产宝宝时，家长要尤为注意。

○ 剖宫产宝宝平衡能力的初步锻炼，可以在家长的怀抱中进行，具体的做法是：爸爸妈妈抱着宝宝轻轻摇晃，尤其是宝宝出生后的前 3 个月，但要注意摇晃力度，力度太大会对宝宝的大脑产生伤害。

○ 家长可以帮助宝宝练习翻身，或者利用宝宝天生的反射训练宝宝的反应能力、抓握能力以及平衡能力等。

○ 为了避免宝宝感染疾病，家长可以在天气晴好的时候，带宝宝到户外走一走，感受大自然的同时，也有助于提高宝宝的免疫力，降低患病风险。

○ 只要宝宝的身体状况允许，家长还可以帮其进行抚触按摩。用干净柔软的毛巾包裹住宝宝，然后轻轻地揉搓其皮肤，或者家长将自己的手掌搓热，轻轻挤压宝宝的全身。宝宝会感觉很舒服，体内血液循环也会得到促进。

早产宝宝

早产宝宝是指胎龄不足 37 周就出生的早产儿或者未成熟儿。由于提前降生，大部分早产宝宝的器官、各项系统都还发育不成熟，对外界的适应能力也比较差，需要被精心照顾，家长掌握一些护理方法是很有必要的。

○ 早产儿的皮下脂肪比较小，且体温调节机制不成熟，适宜的温度成了照顾早产宝宝首先需要保障的条件。宝宝穿多少衣物合适，以其手脚温暖，不出汗为宜；室温以 22 ~ 26℃为宜；洗澡的水温要比室温高一些，一般在 26 ~ 28℃。

○ 预防感染是护理早产宝宝的关键，尤其是宝宝皮肤、脐部、臀部的清洁。家长在喂奶、喂药、换尿布前后要清洗自己的双手，除了必要的人员外，不要让太多人待在宝宝的房间，以免引起交叉感染。

○ 妈妈可以每天给早产宝宝 4 小时以上的袋鼠式护理，即用婴儿背巾或薄毯把包着尿布的宝宝放在自己的胸前或双乳之间，与宝宝肌肤相亲，这种独特的育儿方式，可以让宝宝获得更多的安全感，有助于健康成长。

双胞胎或多胞胎

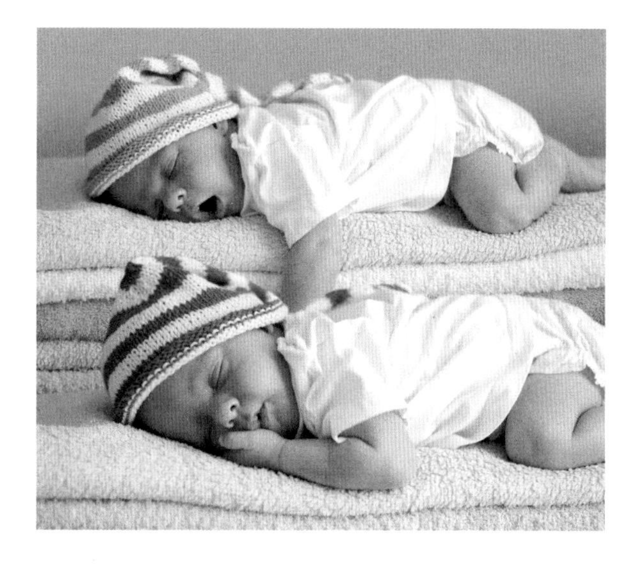

双胞胎甚至是多胞胎，会带给爸爸妈妈更多的幸福感，但对宝宝们的照顾也需要多付出成倍的精力，而且多数双胞胎宝宝或者多胞胎宝宝的身体素质都要比一般的宝宝差一些，也更容易出现某些疾病，家长一定要用心呵护。

首先，为了让宝宝健康发育，并尽快赶上正常宝宝的生长速度，妈妈最好能坚持母乳喂养。妈妈可以根据实际情况，适当多吃一些催奶食物，以保证充足的乳汁。一旦出现乳汁不足，或者不能满足宝宝的生长发育，要及时添加配方乳。

其次，双胞胎宝宝或者多胞胎宝宝与早产儿一样，体内器官发育不完全，免疫力也比较弱，容易患病，所以家长在护理时要格外注意卫生，包括饮食卫生、居室卫生、身体卫生等。例如：宝宝吃奶用到的奶嘴、奶瓶要及时清洗、消毒；居室内环境清新，定时打扫；给宝宝清洁皮肤，做好脐部护理等，以减少生病的次数。

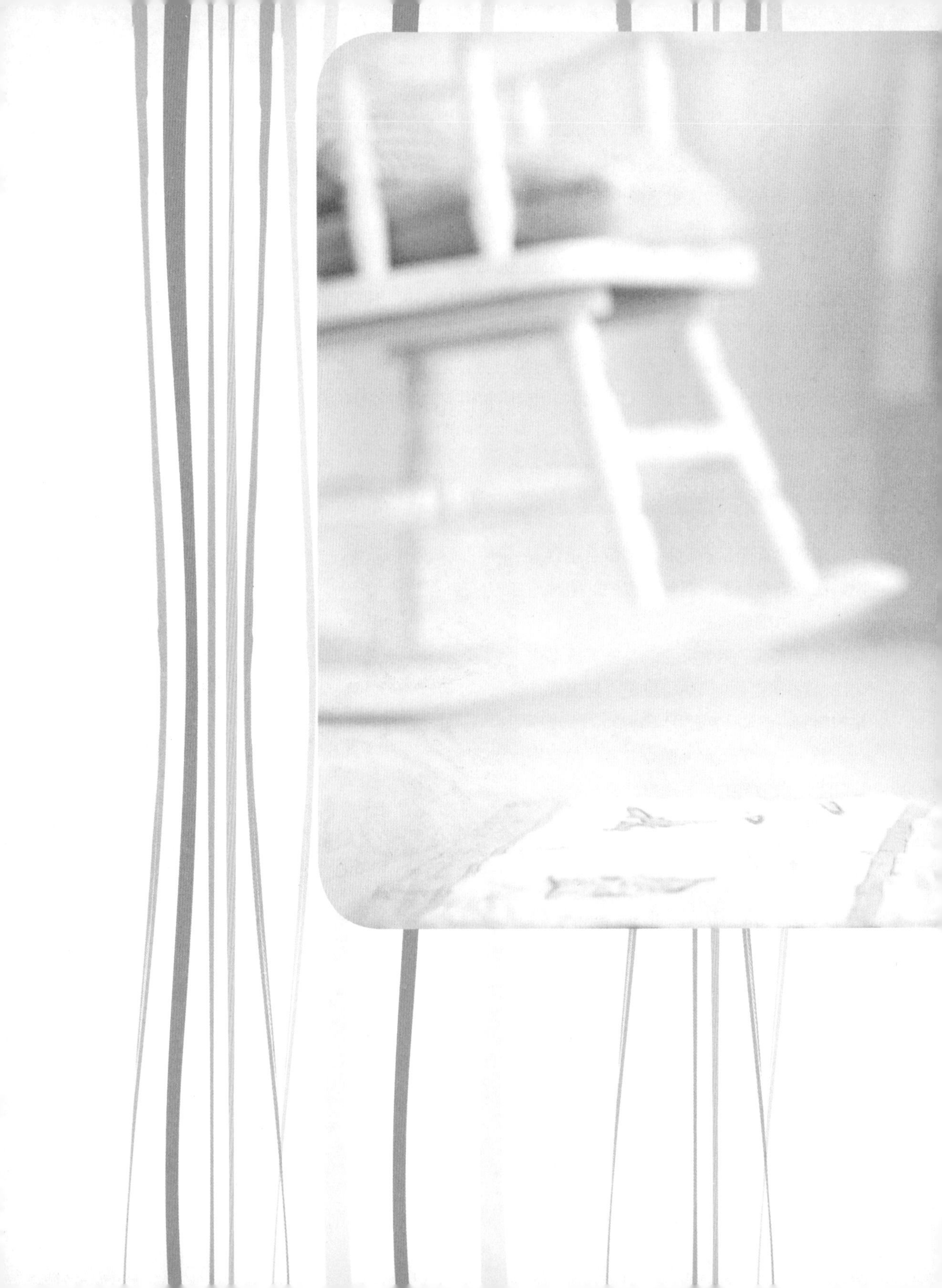

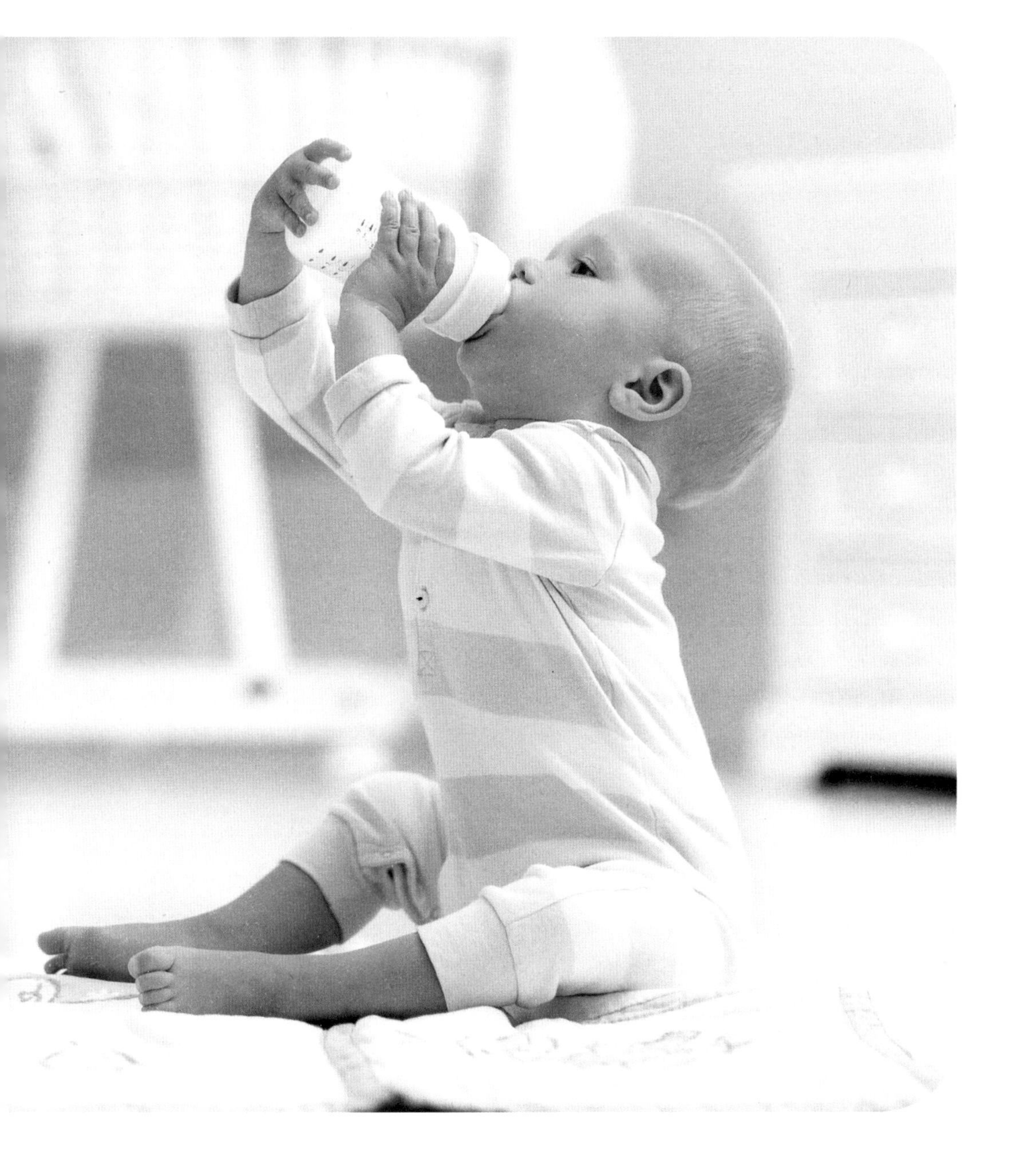

Chapter 3
饮食喂养篇

新生儿的营养需求

对于刚出生的宝宝来说，母乳或配方乳就可以满足全部的营养需求了，不需要再额外补充营养。许多爸爸妈妈可能很好奇，宝宝刚出生的第一个月，会有怎样的营养需求呢？让我们一起来了解一下吧！

糖类

糖类是宝宝不可或缺的成长能源，它的主要作用是给宝宝提供生长发育所需的能量。糖类还具有维持正常血糖水平、保持体温、促进新陈代谢、驱动肢体运动的作用，对于维持宝宝的生理功能十分重要。

脂肪

脂肪的主要作用是为宝宝提供能量，母乳中的脂肪含量很高，可以保证高密度能量的供应。此外，脂肪不易传热，可维持体温恒定。脂肪还能提供身体必需的脂肪酸，有些脂类对宝宝的脑部发育起着重要作用，如被誉为“脑黄金”的DHA，可以让大脑细胞膜保持健康的卵磷脂等。

蛋白质

宝宝的生长发育离不开蛋白质，它能为宝宝的成长提供原料，促进骨骼、肌肉、内脏等组织和器官的发育，增强宝宝的体质，提高免疫力；蛋白质还是构成脑和神经系统的重要物质，是宝宝大脑运作的基础。

钙

钙是构成机体、维持正常生长发育及生命活动必需的矿物元素，它是骨骼的重要组成部分，有助于维持神经和肌肉的兴奋性，降低毛细血管和细胞膜的通透性，还有镇静、安神的作用，如果宝宝缺钙，就可能睡眠不安，易惊醒、哭闹。

磷

磷是人体内含量仅次于钙的矿物元素，同样对维持宝宝正常的生长发育起着不可或缺的作用。磷不仅是骨骼的重要组成部分，它还能与蛋白质、脂类结合，构成多种维持细胞结构完整及生命活动必需的大分子化合物。一旦宝宝缺磷，他的生长发育就会减慢。

铁

铁是造血的主要原料，对防治宝宝缺铁性贫血有显著作用，能促进宝宝的生长发育，提高其抗病能力。此外，铁还可使宝宝面色红润，保持健康肤色。新生儿对铁的需求量是很大的，哺乳妈妈要注意铁的补充，以免造成乳汁含铁量少从而影响宝宝。

维生素 A

维生素A能增强宝宝的抵抗力，维持神经系统的正常生理功能，促进牙齿和骨骼的正常生长，修复受损组织，使皮肤表面光滑柔软；维生素A还可用于防治夜盲症。

维生素 E

维生素 E 能改善血液循环、修复组织、保护视力、提高免疫力。

锌

锌是人体生长发育、免疫、内分泌等重要生理过程中必不可少的物质，对免疫功能有调节的作用，可以增强宝宝的免疫力。

维生素 D

维生素D可以促进机体对钙、磷的吸收，促进骨骼生长和钙化。宝宝出生后生长迅速，如果缺乏维生素D，易患佝偻病。宝宝除了从母乳或配方乳中获得维生素D以外，还可通过晒太阳促进体内维生素D的合成。

叶酸

叶酸对于人体细胞分裂和组织生长具有极其重要的作用，如果宝宝体内缺乏叶酸，不仅会影响其生长和智力发育，还容易出现巨幼红细胞性贫血。

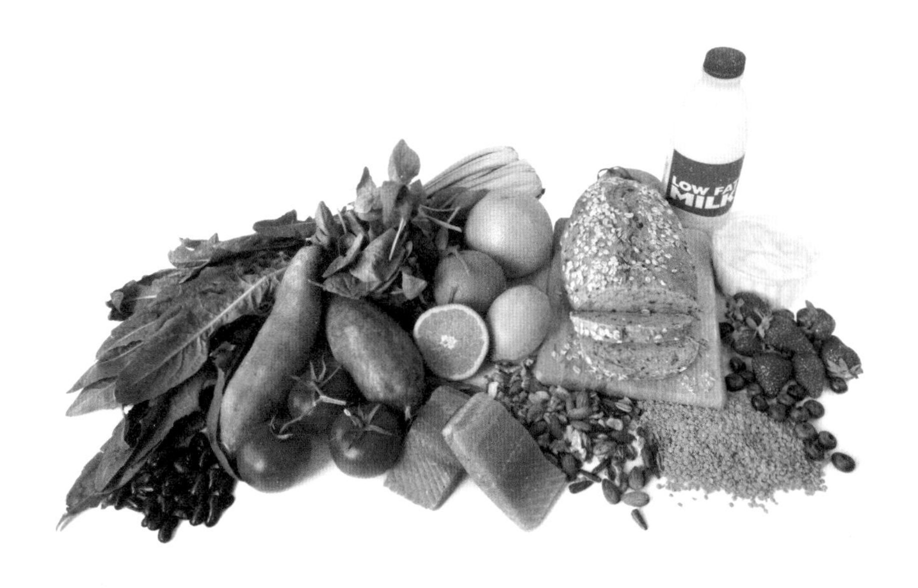

尽量选择母乳喂养

哺乳是上天赐予每一位母亲的本能，母乳是妈妈送给宝宝的第一份珍贵礼物，它营养均衡、黄金配比、天然安全，能够全方位满足新生儿的生长发育需求，是宝宝绝佳的食物选择，每一位妈妈都应该尽量选择母乳喂养。

母乳喂养，对妈妈和宝宝都好

母乳营养价值很高，是新生儿的理想食物，世界卫生组织建议，宝宝出生后应至少坚持纯母乳喂养6个月。

- 母乳可以满足宝宝出生后6个月内生长发育的全部液体、能量和营养素需求，而且便于宝宝消化和吸收。
- 母乳中含有丰富的抗体、免疫活性物质等，可以增强宝宝抵抗力，降低宝宝患病和过敏风险。
- 母乳是一种纯天然食物，母乳喂养既安全又经济，而且十分方便。
- 母乳温度、吸乳速度合适，能满足宝宝“口欲期”口腔的敏感需求。
- 母乳喂养有利于增进母婴之间的亲密感情，给宝宝安全感，对宝宝心理、行为和情感的发展都很有助益。

母乳不仅能为初生的宝宝带来近乎完美的营养，进行母乳喂养也能给新妈妈带来多重益处，对妈妈的身心健康都有帮助。

- 哺乳可以产生催产素，减少产后出血，促进子宫收缩，加快恶露的排出，帮助新妈妈子宫恢复。
- 哺乳可以帮助新妈妈消耗能量，加速身体新陈代谢，有利于新妈妈身材的恢复。
- 坚持母乳喂养可有效降低新妈妈患乳腺癌、卵巢癌、子宫癌等妇科疾病及心血管疾病的概率。
- 哺乳可以使新妈妈精神愉快，散发母性光辉，对生活充满信心，有利于新妈妈的健康，增加新妈妈的魅力。

产后 60 分钟内开奶，别忽视初乳

为了让宝宝尽快喝到母乳，并促进乳腺管畅通，新妈妈应该在产后 60 分钟内开奶，此时足月的顺产宝宝已经可以吸吮乳头，剖宫产宝宝由于妈妈身体的缘故可适当推迟开奶时间，但也应秉持越早越好的原则。

宝宝早吸吮、勤吸吮是妈妈顺利开奶的关键。宝宝的吮吸可以刺激妈妈体内产生更多的催乳素，促进乳汁分泌，有研究证明，早接触、早吸吮的妈妈奶量更加充足，坚持母乳喂养的时间也更长。宝宝的吸吮还能加强子宫收缩，减少产后出血量，有利于新妈妈产后恢复。

勤吸吮也可以让宝宝吃到初乳。初乳是新妈妈产后5天内所分泌的乳汁，呈淡黄色，质地黏稠，量比较少，有些妈妈认为初乳“脏”，所以挤掉不给宝宝喝。其实，与成熟乳相比，初乳含有的蛋白质、脂肪及乳糖比例更适合新生儿；初乳还含有比成熟乳更丰富的抗体，能够显著增强宝宝的抗病能力。此外，初乳还具有倾泻作用，可使新生儿的胎粪尽早排出，减少宝宝患高胆红素血症的概率。因此，对于初生宝宝来说，初乳是重要、有效且没副作用的“预防针”，实在不应该浪费。

按需哺乳，宝宝饿了就要喂

新生儿胃容量较小，每次喝奶量并不是很多，但由于生长发育速度较快，对营养的需求量又较大，所以妈妈应该及时哺喂，不需要严格限定宝宝必须每隔几小时才能喂一次，只要宝宝饿了就要喂。如果硬性规定喂奶的时间，容易使宝宝得不到满足，从而影响生长发育；而按需哺乳能让宝宝在饥饿时及时得到所需的母乳，而且这样的授乳方式一般都是少量多餐，实际上能增加宝宝的乳汁摄入量，从而促进乳汁的分泌，并延长母乳分泌的时间。事实上，按需哺乳对妈妈也有好处，这样有利于排空乳房，防止多余的乳汁淤积在乳房，从而减少患乳腺炎等疾病的概率。

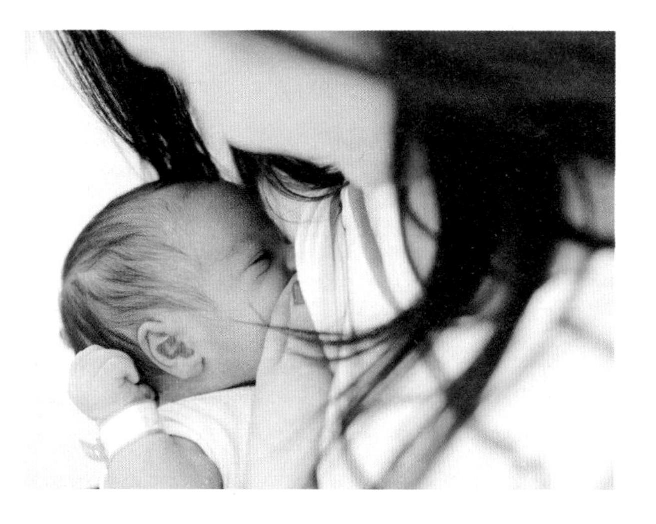

哺乳姿势大盘点

许多新妈妈刚开始哺乳时都有些手足无措，面对软绵绵的小家伙，感觉完全无从下手，不知怎么抱着他才好。其实哺乳的姿势没有固定标准，只要宝宝能顺利吃到奶，妈妈和宝宝都感觉舒服，就是合适的姿势。下面就为新妈妈们推荐几种常用的哺乳姿势。

摇篮式

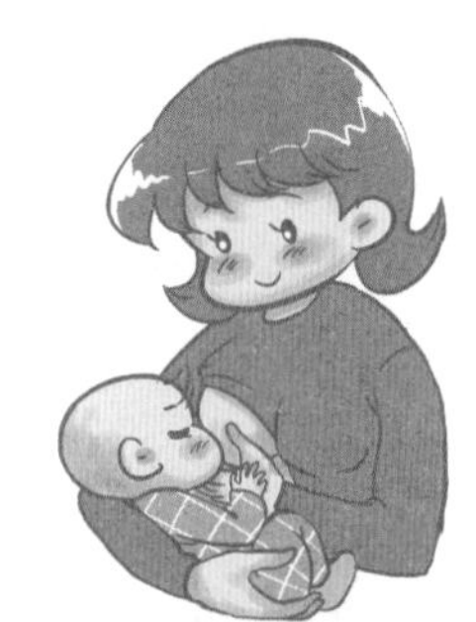

经典的哺乳姿势，妈妈坐在椅子上或床上，用一只手臂的肘关节内侧和手支撑住宝宝的头和身体，手指搂住宝宝的腰部、臀部或大腿上部；另一只手托着乳房，将乳头和大部分乳晕送到宝宝口中。

交叉摇篮式

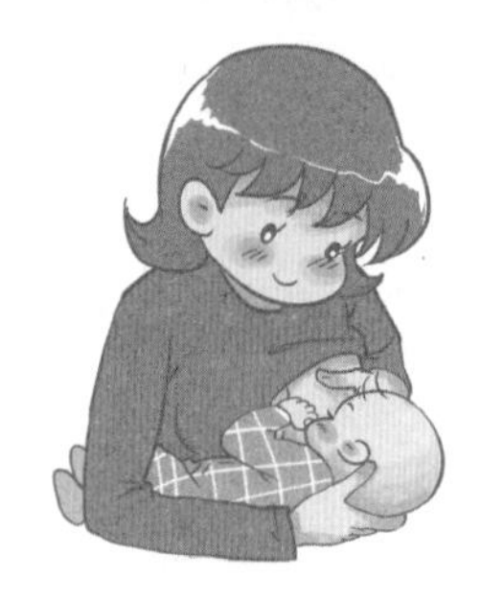

当宝宝吮吸左侧乳房时，妈妈用右手扶住宝宝的头颈处，托住宝宝，左手可以自由活动，帮助宝宝更好地吮吸。右侧采取同样的方法。这种姿势能够让妈妈更清楚地看到宝宝吃奶的情况，适用于早产或吃奶有困难的宝宝。

橄榄球式

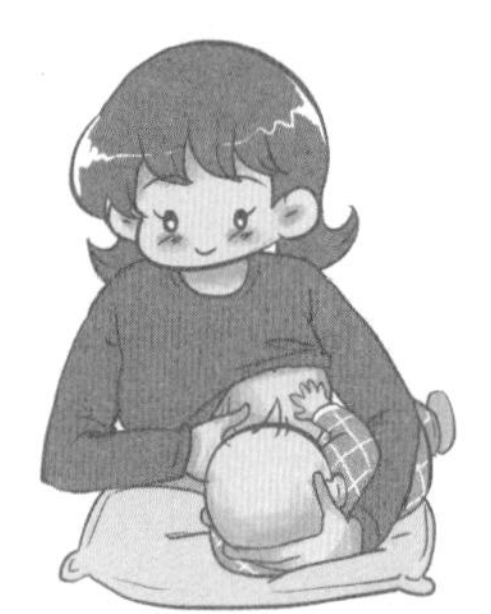

像在腋下夹持一个橄榄球那样，把宝宝置于手臂下，让宝宝的头部靠近乳房，妈妈用前臂支撑宝宝的背，让宝宝的颈部和头枕在妈妈的手上。然后在宝宝头部下面垫上一个枕头，让宝宝的嘴能接触到乳头。这种姿势适合剖宫产和侧切的新妈妈。

侧卧式

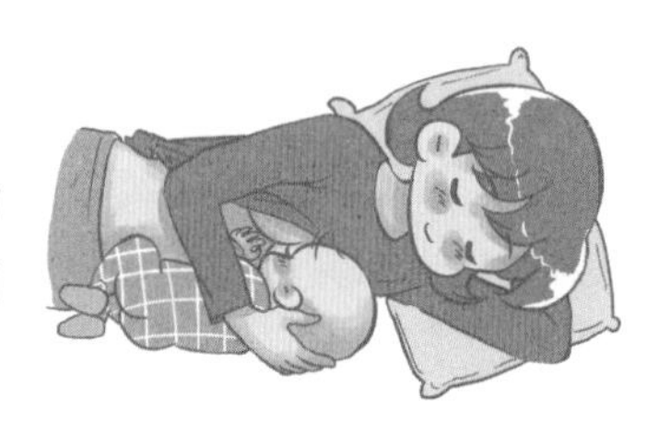

妈妈和宝宝面对面躺着，身体相贴。如果宝宝在妈妈的左边，那么妈妈就用自己左边的胳膊支撑起身体面向宝宝，另一只手辅助宝宝吃奶。反之亦然。侧卧式可以让新妈妈得到更多的休息，适用于胸部较为丰满的妈妈。

让宝宝正确含乳的方法

新妈妈在哺乳前，先要了解正确的含乳姿势是怎样的。正确的含乳姿势是保持妈妈的乳头及大部分乳晕充满宝宝的整个嘴巴，宝宝的下唇向后翻卷，下颌紧贴妈妈乳房，舌呈勺状环绕乳头，嘴巴周围的肌肉也有节律地收缩，吮吸乳汁时脸蛋会鼓起。那么怎样能让宝宝正确含乳呢？

用手指或乳头轻触宝宝的嘴唇，他会本能地张大嘴巴，寻找乳头，这时，新妈妈可用拇指顶住乳晕上方，用其他手指和手掌在乳晕下方托住乳房，直接把乳头和乳晕送进宝宝的嘴巴。一旦确认宝宝含住乳晕，就抱紧宝宝并温柔地注视他，鼓励他吃奶；如果宝宝没有含住乳晕，可轻轻向下压宝宝的下巴帮助他把嘴张大，再把乳晕送进去。

哺乳前后的乳房护理

哺乳不是简单地将宝宝抱起喂饱就可以了，哺乳前后还需做好乳房的护理，这对于保证妈妈的乳房健康和乳汁的充足十分重要。

保持乳房清洁和干爽

母乳喂养要保持乳房的清洁和干爽，这对宝宝和妈妈的健康都有利。新妈妈在每次哺乳之前要洗净双手，用温热的湿毛巾将乳头、乳晕及其周围擦拭干净。每次哺乳结束后，同样要用毛巾蘸上温热的清水擦拭干净乳房，可以挤出几滴乳汁涂抹乳头及乳晕，以保护皮肤。

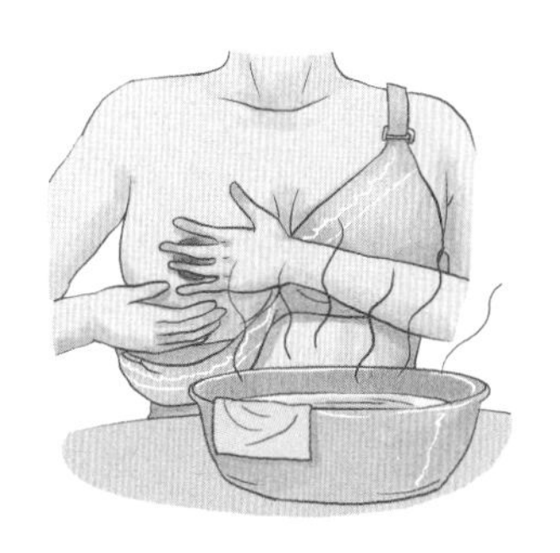

清洁乳房时不要使用香皂或消毒湿巾，否则容易造成乳头干裂，而且也不利于宝宝建立健康的肠道菌群，这会增加宝宝以后发生食物过敏的可能。

热敷、按摩促进乳腺扩张

为了让乳汁分泌更顺畅，新妈妈平时可以对乳房进行热敷和按摩，促使乳腺充分扩张。每次宝宝吃完奶后，也可以轻轻按摩乳房，每次 5 ~ 10 分钟，既能促进乳房的血液循环，又可以增强乳房韧带的弹性。新妈妈可以参考以下热敷和按摩的手法。

○ 热敷：将湿热的长毛巾拧干，横向对折成“一”字形，敷在乳房上，围成圈，中间露出乳头。毛巾冷却后，重复上述操作，持续热敷 5 ~ 10 分钟。

○ 按摩乳头：一只手托住乳房，另一只手的拇指、食指和中指稍微用力按压乳头的根部；然后用三根手指夹起乳头，慢慢地向上、下、左、右 4 个方向轻轻牵拉；接着继续用三根手指夹住乳头，一边轻轻挤压，一边像搓绳一样向左右均匀按摩乳头。

○ 按摩乳房：一只手托住乳房，另一只手用拇指以外的四根手指指腹沿着乳房外围，按照顺时针方向，一边画圈一边轻推，呈螺旋形按摩，渐渐推至乳晕区；然后换另一侧，每侧按摩 3 ~ 5 分钟。

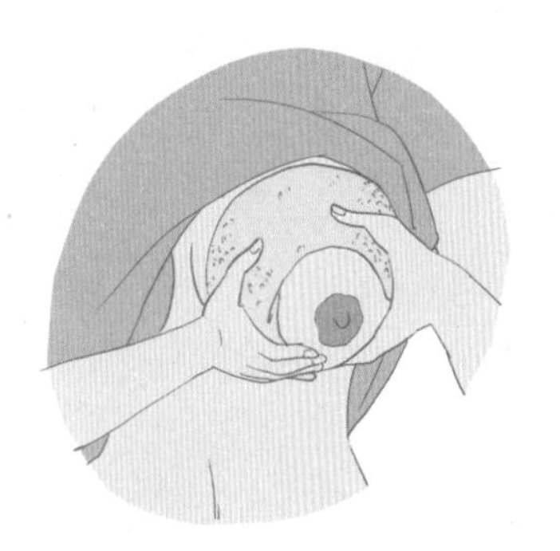

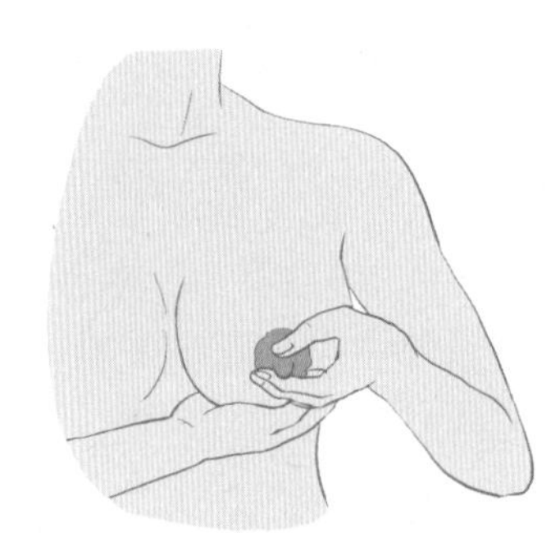

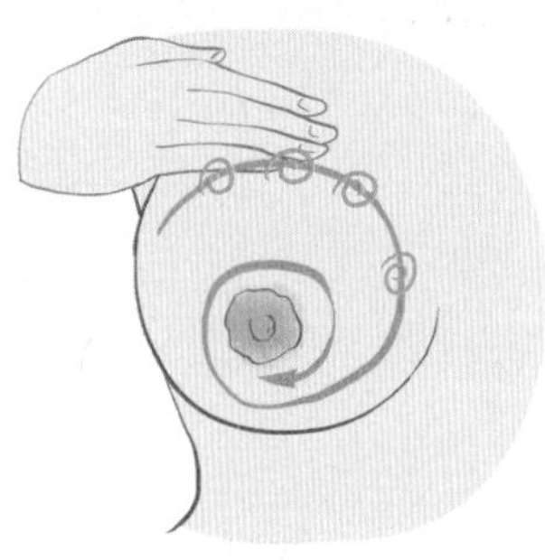

哺乳后清空乳房

每次喂完奶后，妈妈要及时清空乳房内宝宝没有吸完的乳汁。乳房被清空之后，在下次哺乳时能产生更多的乳汁；而且这样可以防止乳汁淤积过多，导致乳房发胀、出现硬块，甚至引发乳腺炎。妈妈可以用手将剩余的乳汁挤出来，也可以用吸奶器吸出来。

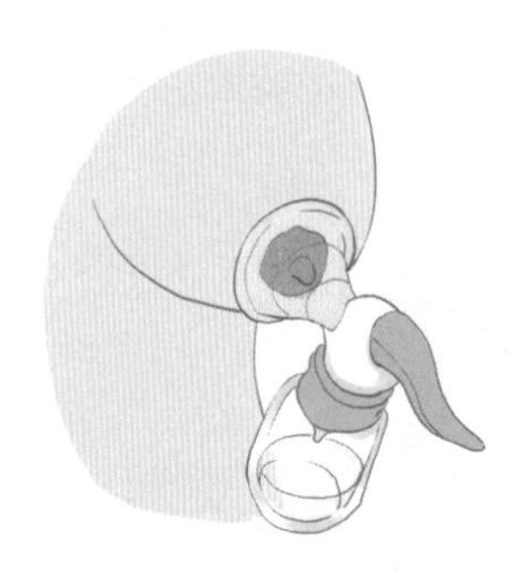

学会判断乳汁是否够宝宝吃

坚持母乳喂养，是每个妈妈心中一个坚定的信念，但许多新妈妈常常感到自己的奶水不多，总担心自己的乳汁不能喂饱小宝宝。要想知道自己的乳汁是否够宝宝吃，可以通过以下几个方面来判断。

○ 一般在产后 2 周左右，乳汁充足的妈妈会感到乳房胀满，而且在喂奶时，另一侧乳房会同时有乳汁不自觉溢出；如果乳房总是显得干瘪，喂奶前也没有发胀的表现，宝宝吸吮时没有乳汁“喷出”的感觉，那说明缺乏乳汁。

○ 当乳汁充足时，宝宝吃奶会发出“咕嘟、咕嘟”连续的咽奶声，如果没有咽奶声或咽奶声很小，或者宝宝总是吃吃停停、常常突然松开乳头啼哭，那就可能是乳汁不足。

○ 宝宝出生后第 1 周会有体重减轻的正常生理现象，到第 2 周，如果母乳充足，体重会逐渐回升。如果宝宝日常行为良好，每周增长 125 克以上，说明乳汁充足；反之，如果宝宝体重增长缓慢或停滞，那就可能是乳汁不够宝宝吃。

○ 如果宝宝吃饱喝足，每日小便应在 6 次以上，尿液颜色浅；吃饱的情况下，大便每日两三次，且色黄质软。如果大小便次数过少，或颜色、质地有不正常的地方，那就要考虑可能是母乳不足。

○ 如果喂完奶后，宝宝不到 1 小时就哭着要吃奶，每次吃奶超过 30 分钟，而且吃到最后都不肯放开乳头，那多半是母乳不足。

了解宝宝是否吃饱

一般来说，配方乳喂养的宝宝每一顿、每一天吃多少奶，新妈妈在喂养一段时间后就能掌握得比较好，宝宝有没有吃饱根据他的吃奶量基本就能判断。但是对于母乳喂养的宝宝，要判断他一顿吃了多少奶就没那么容易了。母乳喂养的新生儿要按需哺乳，只要宝宝饿了就要喂，但是宝宝吃了多少妈妈也看不见，怎么判断他有没有吃饱呢？许多新妈妈是按宝宝吃奶的时间来判断，但这并不适用于所有宝宝，因为有的宝宝吃饱后还是含着乳头不肯放松，时不时吸吮两下。判断宝宝是否吃饱，从以下几方面判断更为可靠：

妈妈的乳房感觉

通常情况下，妈妈在哺喂前，乳房饱满，感觉发胀，用手按时乳汁很容易挤出。如果哺喂后乳房变软，说明奶水大部分被宝宝吸走了；如果哺喂后乳房还是有发胀的感觉，那说明宝宝没有有效吮吸，很可能没有吃饱。

宝宝的吸吮状况

宝宝没吃饱时，会有节律地吸吮，妈妈可以感觉到宝宝的吮吸缓慢而有力，可以看到宝宝的吞咽动作，并听到"咕嘟咕嘟"的咽奶声。一般奶量足够的话，宝宝吸吮 20 分钟左右就能吃饱。当然，我们不能仅凭时间来判断，达到这个时间后，如果出现以下情况，一般说明宝宝吃饱了。

- 由缓慢有力地吮吸变成漫不经心地吸吮，力度慢慢变弱，甚至自己松开乳头。
- 每吸吮两三口吞咽 1 次，这种情况持续时间超过 10 分钟。
- 边吃边玩，比如用小舌头把妈妈的乳头顶出来，再放进去，再顶出来。
- 有一点儿动静就停止吸吮，甚至放开乳头，转头寻找声源。

宝宝的精神状况

宝宝吃饱后会有一种满足感，一般会自动吐出乳头，在下一次喂奶的间隔期内，通常可以安静、踏实地睡上两三个小时，醒来后还能玩耍一会儿。如果宝宝长时间含着乳头不放，妈妈抽出乳头后哭闹不安、吸吮手指等，每次睡不了多长时间就醒来，或每天虽然喂养超过 8 次，宝宝仍总哭闹，这一般说明宝宝没有吃饱，应适当增加奶量。

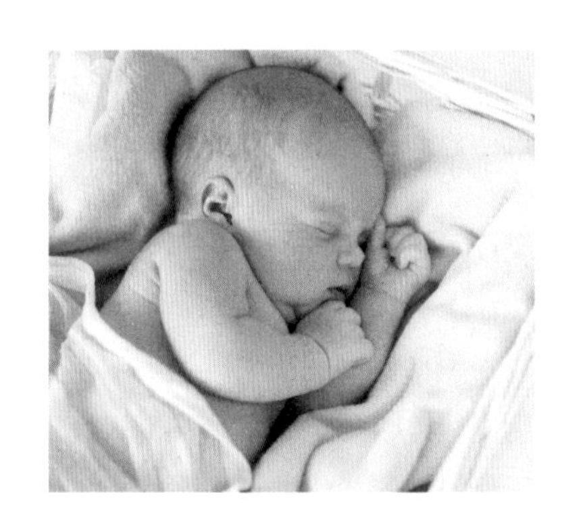

宝宝的生理状况

主要看体重和大小便情况。如果宝宝出生5天后，每天体重至少增长15克，就说明喂养充足；如果体重有一段时间没有增加，就可能是经常吃不饱导致的。另外，从大小便来看，如果宝宝每天大便2～3次，呈稠粥样，小便6次以上，说明宝宝吃了足量的奶水；如果大小便次数少，甚至便秘，或者宝宝出生3天后，仍然排出黑色、绿色或棕色大便，则说明没吃饱。

科学催乳，让新妈妈奶水充足

现在许多新妈妈都存在不同程度的奶水不足，让新妈妈十分焦急。其实，奶水充足并不是多么难实现的事，一般只要做到以下几点，就会自然而然地拥有充足且优质的奶水。

坚定信心

一般情况下，每一个健康的新妈妈都具备母乳喂养的身体条件，这无关乳房的大小、新妈妈是顺产还是剖宫产。新妈妈要放松心情、坚定信心，相信自己能成为称职“奶牛”，给宝宝充足的母乳。如果新妈妈总是忧虑重重、“压力山大”，会影响泌乳素的分泌，从而直接影响乳汁的产生和排出。新爸爸平时也要多多鼓励和照顾新妈妈，让她从心里感觉到温暖，并在身体上得到放松。

吃好睡好

新妈妈可以多吃营养丰富、易消化，而且能增加产奶量的食物，如肉类、蛋类、豆制品类、鱼类。但不能刚生产完就食补催乳，这样反而容易造成乳腺管堵塞，影响乳汁分泌，一般建议在产后3~4周吃下奶的食物。同时，新妈妈要注意不要让自己过于劳累，要确保每天的睡眠时间在8小时以上，吃好睡好，奶水自然又多又好。

坚持催乳按摩

除了我们之前介绍的通过按摩促进乳腺扩张，增加乳汁分泌之外，新妈妈还可以采用以下手法进行催乳按摩。

○ 用手掌根部按顺时针方向轻轻按摩乳房，乳房的每个部位都要按摩到，尤其是有硬结的地方更要重点按摩。

○ 用拇指和食指在乳晕边缘轻轻挤压，以无疼痛感为宜。挤压时注意手要经常换方向，保证每个方向都挤到。

○ 用一手托起乳房，一手持烤热的木梳梳背沿着乳房边缘向乳晕梳理。在梳乳的同时配合轻揪乳头数次。

吸奶器的挑选和使用

吸奶器是哺乳妈妈的重要装备，它可以吸出积蓄在乳腺里的乳汁，宝宝吃饱后没吸完的乳汁也可用吸奶器吸出，从而促进乳汁的再生，让妈妈的奶水源源不断，且对乳房保养、预防乳腺炎有积极作用。

吸奶器的挑选

市面上售卖的吸奶器主要分手动和电动两种，它们各有利弊：手动吸奶器轻巧灵便，且基本静音，价格相对便宜，但是挤奶的效率可能会低一些，妈妈也比较辛苦；电动吸奶器操作方便，效率更高，但是组件比较多，携带不便，价格也比较贵。

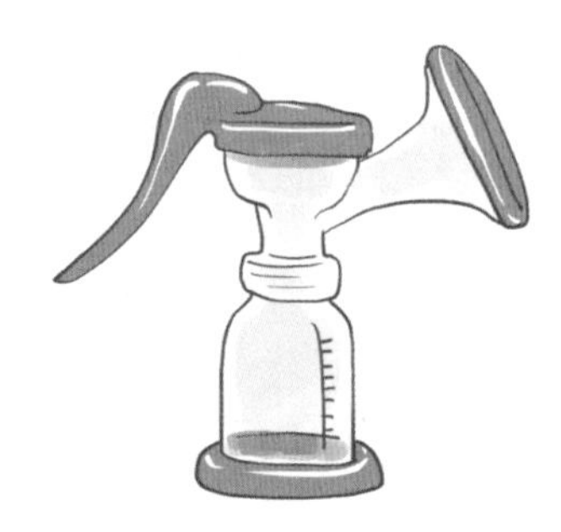

选择哪一种吸奶器主要取决于使用的频率。如果新妈妈只是偶尔需要吸出一些乳汁，买一个手动吸奶器即可；如果新妈妈需要经常使用吸奶器，那还是建议选择电动吸奶器，省时省力。除了选择适合类型的吸奶器外，妈妈在选购时还应注意以下几点。

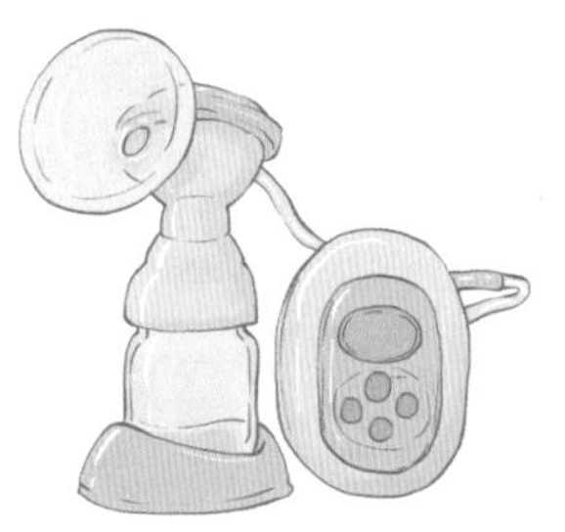

- 不要选带橡胶球的吸奶器，因其吸力过大，容易对妈妈乳头造成伤害。
- 吸奶器的大小应适合新手妈妈乳房的大小。
- 吸奶器应具备适当的吸力，吸奶时，以使乳头没有疼痛感为宜。

吸奶器的使用

1. 吸奶前，将吸奶器清洗消毒。
2. 将吸奶器喇叭口的中心位置对准乳头，同时将按摩硅胶紧贴乳房，防止空气进入导致吸力不足。
3. 调节好吸力，以自己感到舒适为宜。
4. 将吸奶时间控制在 20 ~ 30 分钟，当乳房或乳头发生疼痛时应停止吸奶。
5. 吸完奶后，及时清洗和消毒吸奶器。

夜间母乳喂养的方法

新生儿采用按需哺乳，基本每隔两三个小时就要喝一次奶，夜间哺乳很常见。夜间给宝宝喂奶时，妈妈往往困意很浓，建议坐起来在清醒状态下抱着宝宝喂奶，待宝宝睡着后妈妈再去睡，以防宝宝发生呛奶、窒息等意外。此外，妈妈还应注意自己和宝宝的保暖，以免受凉感冒；夜间喂奶还可以准备一个小夜灯，哺乳更方便。

新妈妈哺乳期间的注意事项

为了让宝宝吮吸到更为充足的母乳，让整个哺乳过程更轻松，了解哺乳的注意事项是每位哺乳妈妈都要做的功课。

○ 哺乳时要注意观察宝宝的吸吮状态，如果发现乳房阻挡了宝宝的鼻孔，可以试着轻轻按下乳房，协助宝宝呼吸。

○ 哺乳采取一侧乳房先排空法，尽量让宝宝先吸空一侧乳房，这样前奶和后奶都能吃到。如果宝宝吃完一侧乳房就饱了，妈妈要将另一侧的奶挤出，或下次喂奶时先让宝宝吃另一侧乳房。

○ 喂完奶后要给宝宝拍嗝，以防止溢奶或吐奶。可以让宝宝趴在自己的肩头，头稍微探出肩部，一手拖住宝宝的屁股，一手轻轻拍打宝宝的后背，直到宝宝打嗝为止。也可以让宝宝坐在妈妈腿上，妈妈托住宝宝的上半身，撑住其身体，进行拍嗝。

○ 注意避开下面这些不宜哺乳的时机：当有生气、郁闷或其他不良情绪产生时，会使体内产生毒素，这些毒素可以通过乳汁传递给宝宝；运动或洗澡后，妈妈的身体处于热气较盛的状态，宝宝食用乳汁后容易精神紧张、烦躁不安，甚至还会引发消化功能紊乱；妈妈服药后，应尽可能推迟下次哺乳的时间，使药物完成更多的代谢，减少宝宝通过乳汁吸收的药量。

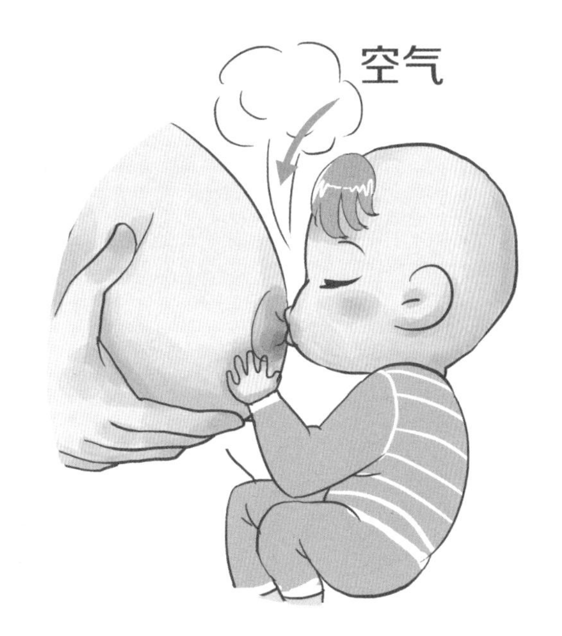

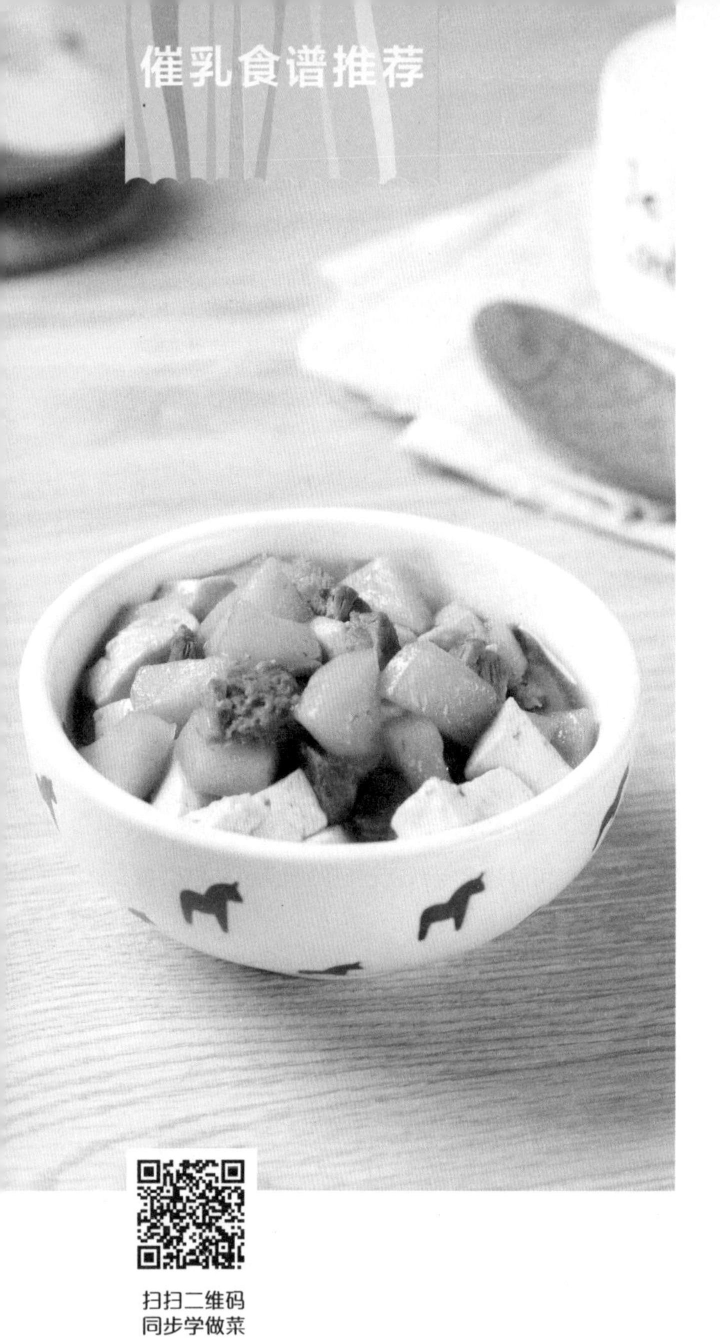

扫扫二维码
同步学做菜

蒸豆腐苹果

原料

苹果80克，牛肉70克，
豆腐75克

做法

1 将豆腐横刀切开，切成条，再切成小块；苹果去皮、去核，切丁。
2 把处理好的牛肉切厚片，切条，切粒。
3 炒锅烧热，倒入牛肉，翻炒转色，倒入豆腐、苹果，搅拌均匀，注入适量的清水，稍稍搅拌。
4 盖上盖，大火煮至沸腾收汁；揭开盖，将煮好的食材盛出，装入碗中，待用。
5 电蒸锅注水烧开，放入食材，调转旋钮定时10分钟，取出即可。

香菇炒茭白

原料

茭白200克，鲜香菇20克，葱、胡萝卜片各少许

调料

盐、鸡粉、芝麻油、水淀粉、食用油各适量

做法

1 将已去皮洗净的茭白切片。
2 洗好的鲜香菇切成片。
3 洗好的葱切成段。
4 热锅注油，倒入茭白、香菇和胡萝卜片，翻炒约1分钟。
5 加入少许盐、鸡粉，炒至熟透。
6 加入少许水淀粉炒匀，淋入芝麻油，拌匀，撒入葱段，拌炒匀。
7 将炒好的香菇茭白盛入盘内即成。

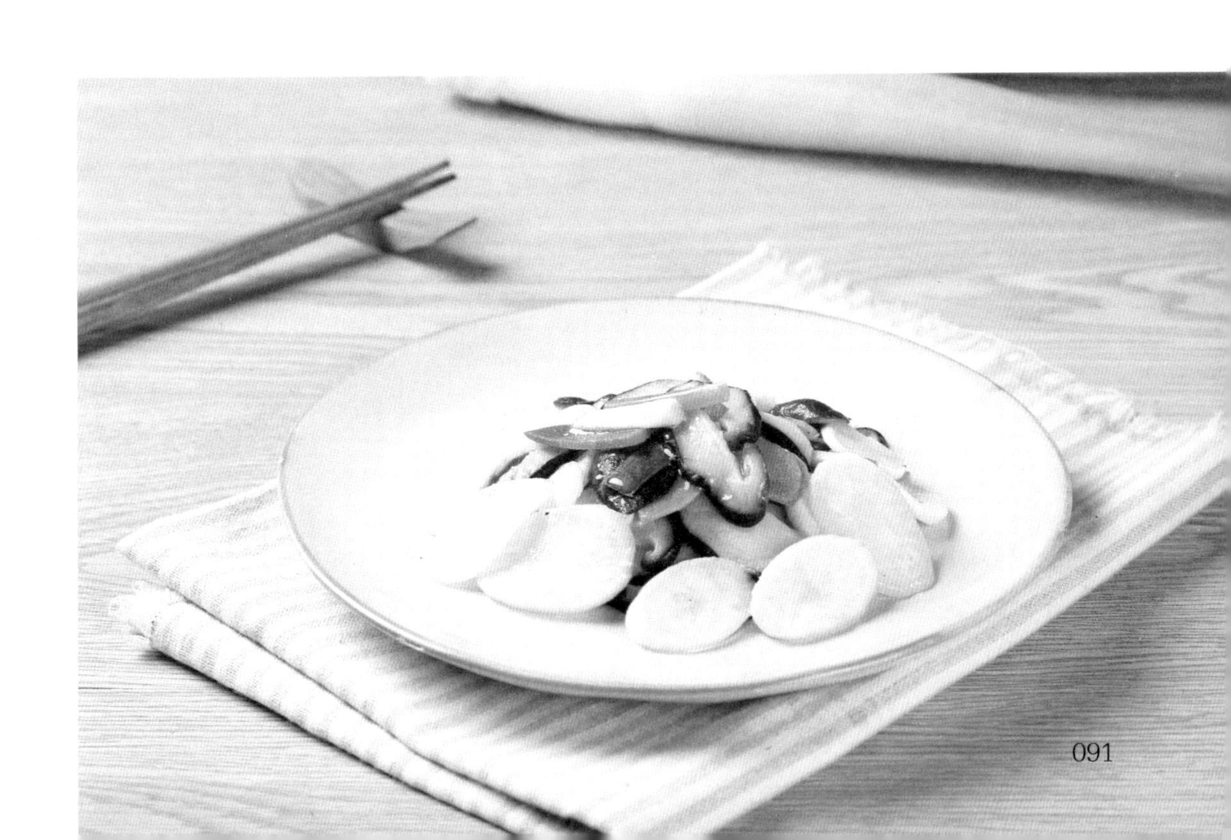

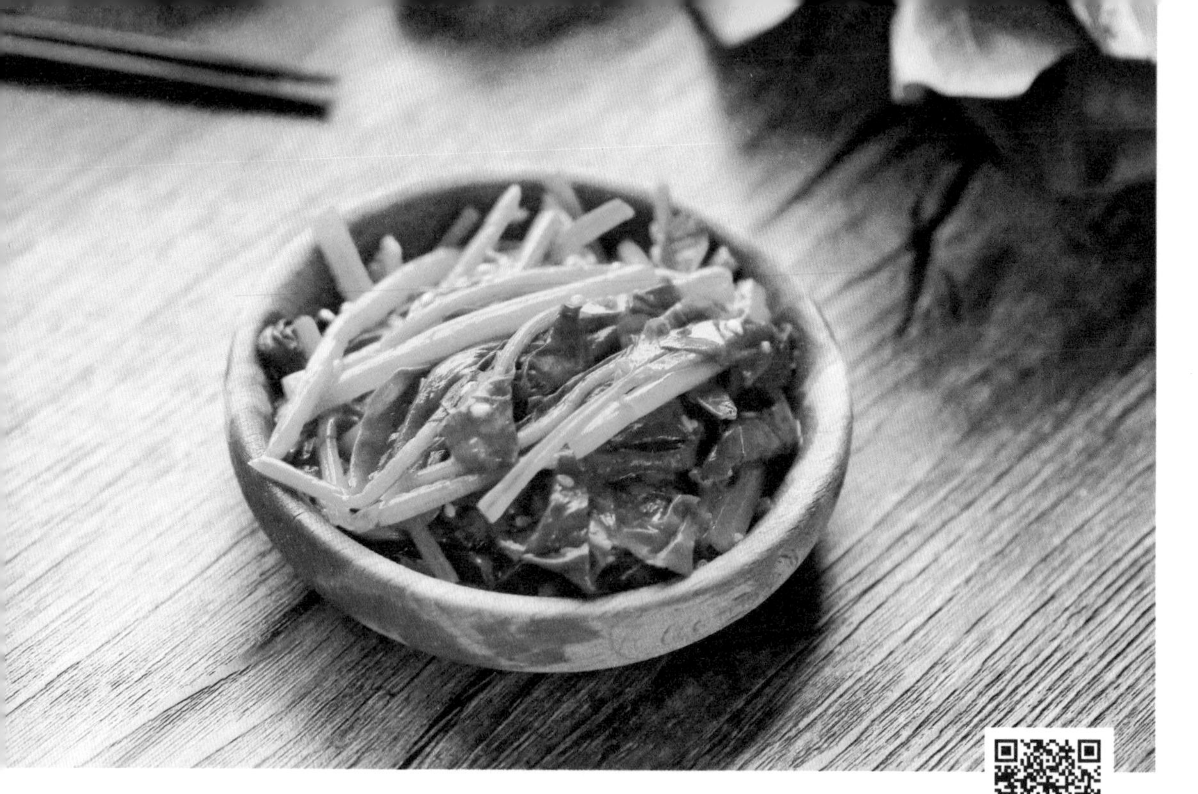

扫扫二维码
同步学做菜

芝麻菠菜

原料

菠菜100克，黑芝麻、白芝麻各适量

调料

盐、芝麻油各适量

做法

1 将洗好的菠菜切成长段。
2 锅中注入适量的清水，加入适量盐，倒入菠菜段，搅匀，淋入少许芝麻油，汆烫一会儿。
3 捞出菠菜段，沥干待用。
4 热锅放入备好的黑芝麻和白芝麻。
5 开小火，晃动炒锅，至食材散发出香味，盛出，待用。
6 菠菜中加入适量盐、芝麻油，拌匀调味，盛入盘中，撒上炒好的芝麻即可。

红枣蒸百合

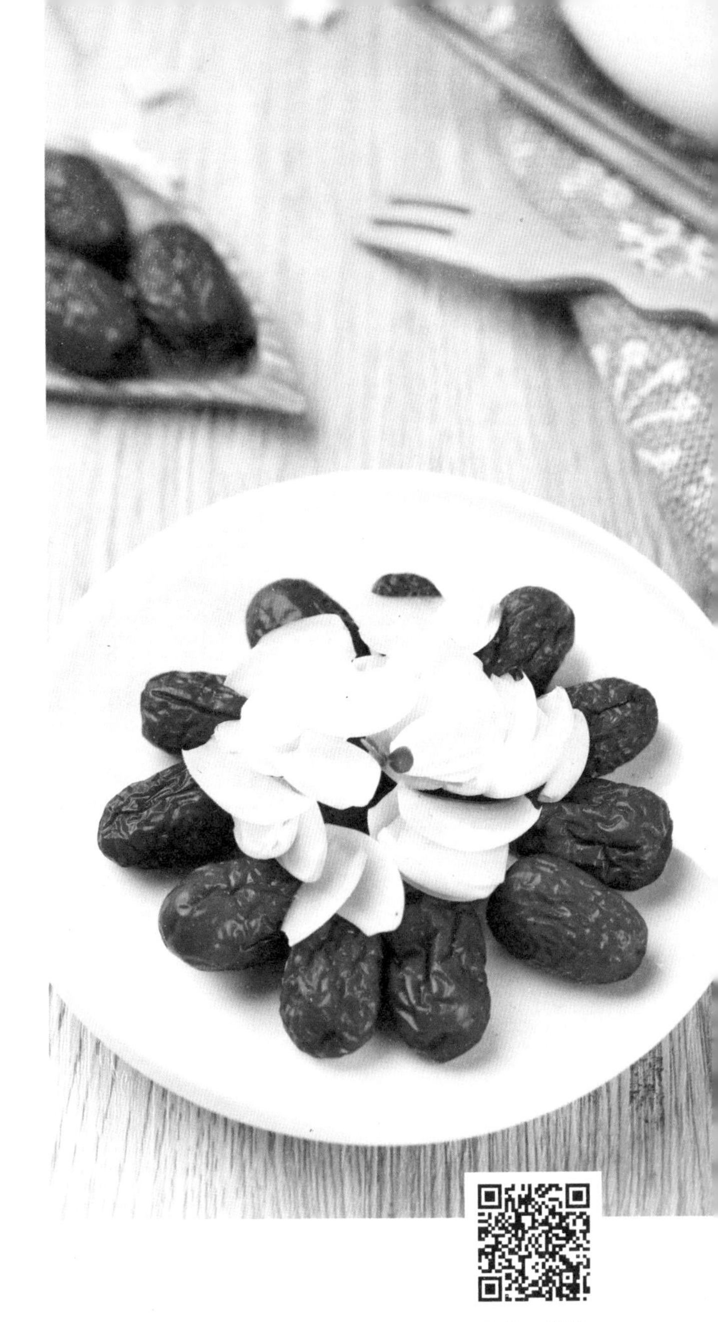

原料

鲜百合50克，红枣80克

调料

冰糖20克

做法

1 电蒸锅注水烧开上气，放入洗净的红枣。
2 盖上锅盖，调转旋钮定时蒸20分钟。
3 待20分钟后，掀开锅盖，将红枣取出。
4 将备好的鲜百合、冰糖摆放到红枣上。
5 再次放入烧开的电蒸锅。
6 盖上锅盖，调转旋钮定时再蒸5分钟。
7 待时间到，掀开锅盖，取出即可。

扫扫二维码
同步学做菜

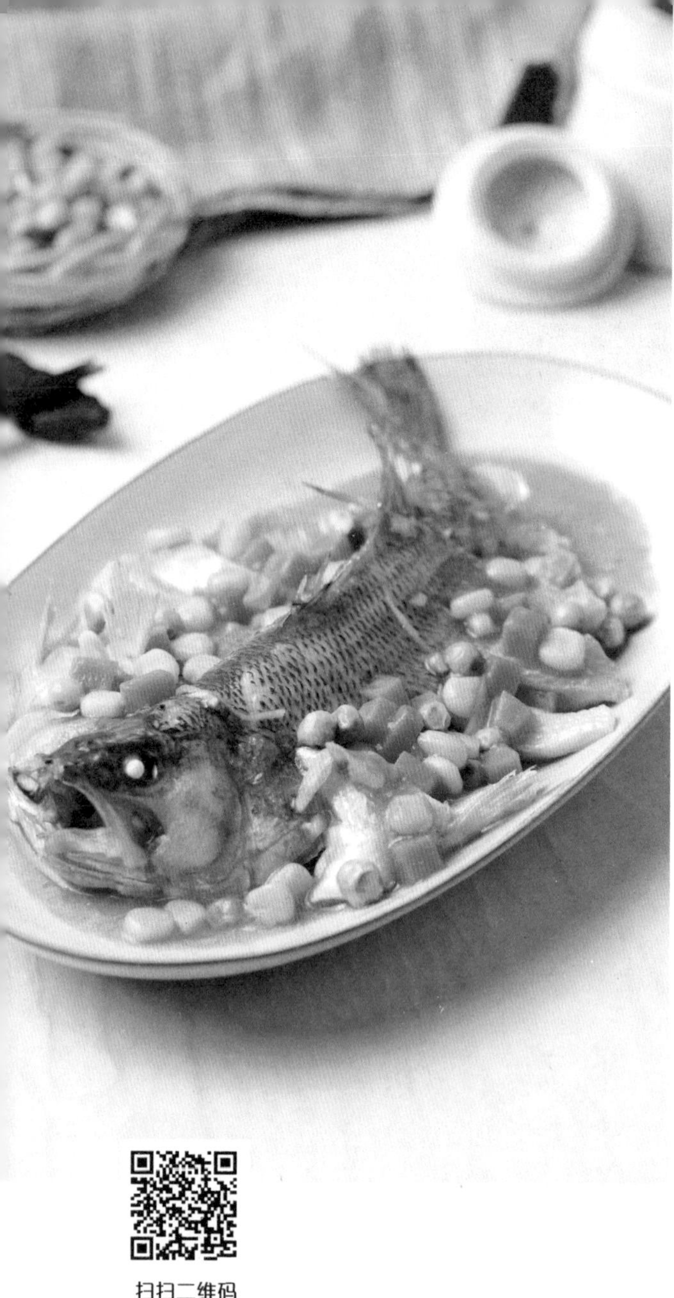

浇汁鲈鱼

原料

鲈鱼270克，豌豆90克，胡萝卜60克，玉米粒45克，姜丝、葱段、蒜末各少许

调料

盐2克，番茄酱、水淀粉各适量，食用油少许

做法

1 将洗净的鲈鱼装碗，加盐、姜丝、葱段，拌匀，腌15分钟。
2 将鲈鱼切开，去除鱼骨，把鱼肉两侧切条，放入蒸盘中，待用。
3 将胡萝卜洗净，去皮切片，切条，改切丁。
4 锅中注适量清水烧开，倒入胡萝卜、豌豆、玉米粒，煮约2分钟至食材断生，捞出焯好的食材，沥干水分，待用。
5 蒸锅上火烧开，放入蒸盘，盖上盖，用中火蒸约15分钟；揭开盖，取出蒸盘，放凉待用。
6 用油起锅，倒入蒜末，爆香，倒入焯过水的食材，炒匀，放入番茄酱、适量清水，拌匀，用大火煮沸。倒入适量水淀粉，拌匀，调成菜汁。
7 关火，将菜汁浇在鱼身上即可。

扫扫二维码
同步学做菜

火丁豌豆

原料

豌豆200克，火腿50克，春笋适量

调料

盐2克，水淀粉少许，食用油适量

做法

1. 洗净的春笋先切成片，再切成丁；火腿切条，改切成丁，装盘备用。
2. 取一碗，放入适量温水，加入盐，制成调味水。
3. 麦饭石奶锅中注水烧开，倒入春笋丁，汆片刻后捞出，倒入装有冰块的冷水碗中。
4. 倒入豌豆，汆一会儿，捞出后倒入装有冷水的碗中。
5. 炒锅注油，倒入春笋丁和火腿丁炒匀，再倒入豌豆、调味水，翻炒均匀。
6. 倒入水淀粉勾芡，继续翻炒至食材熟透，关火盛出即可。

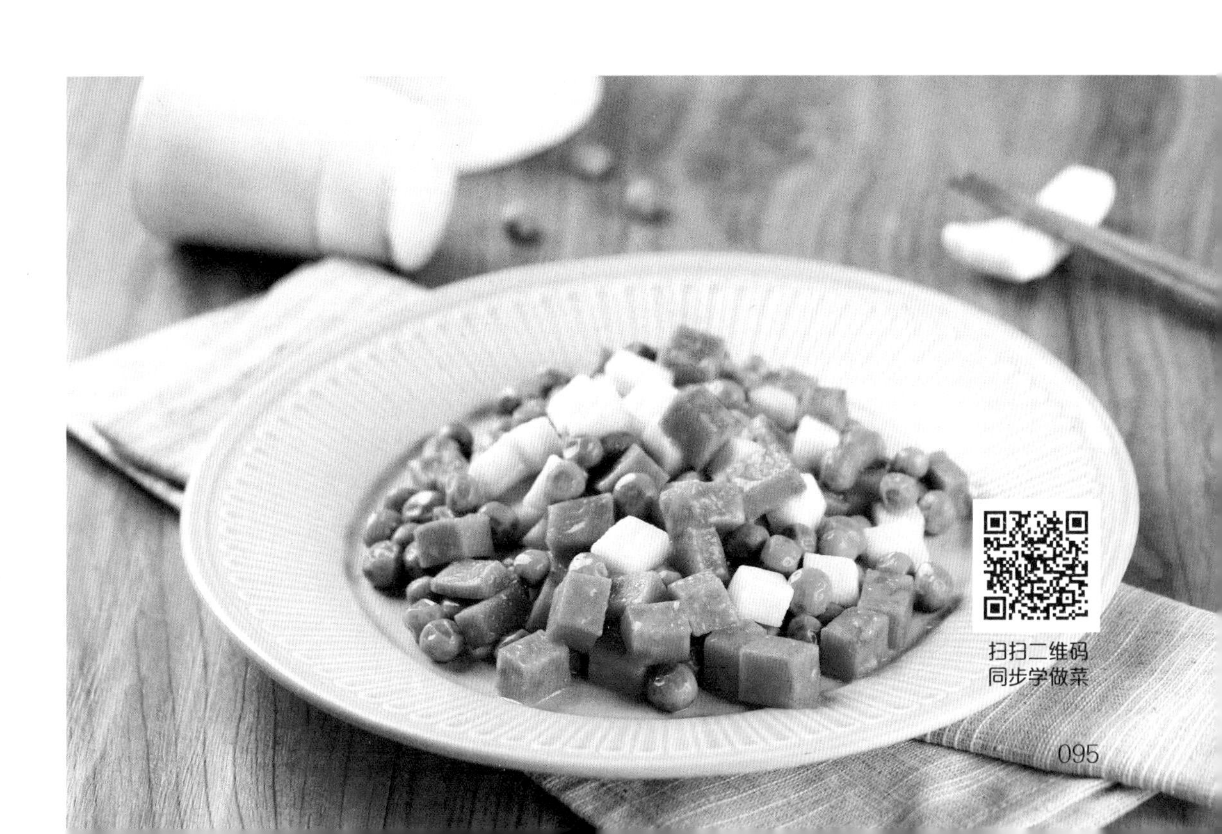

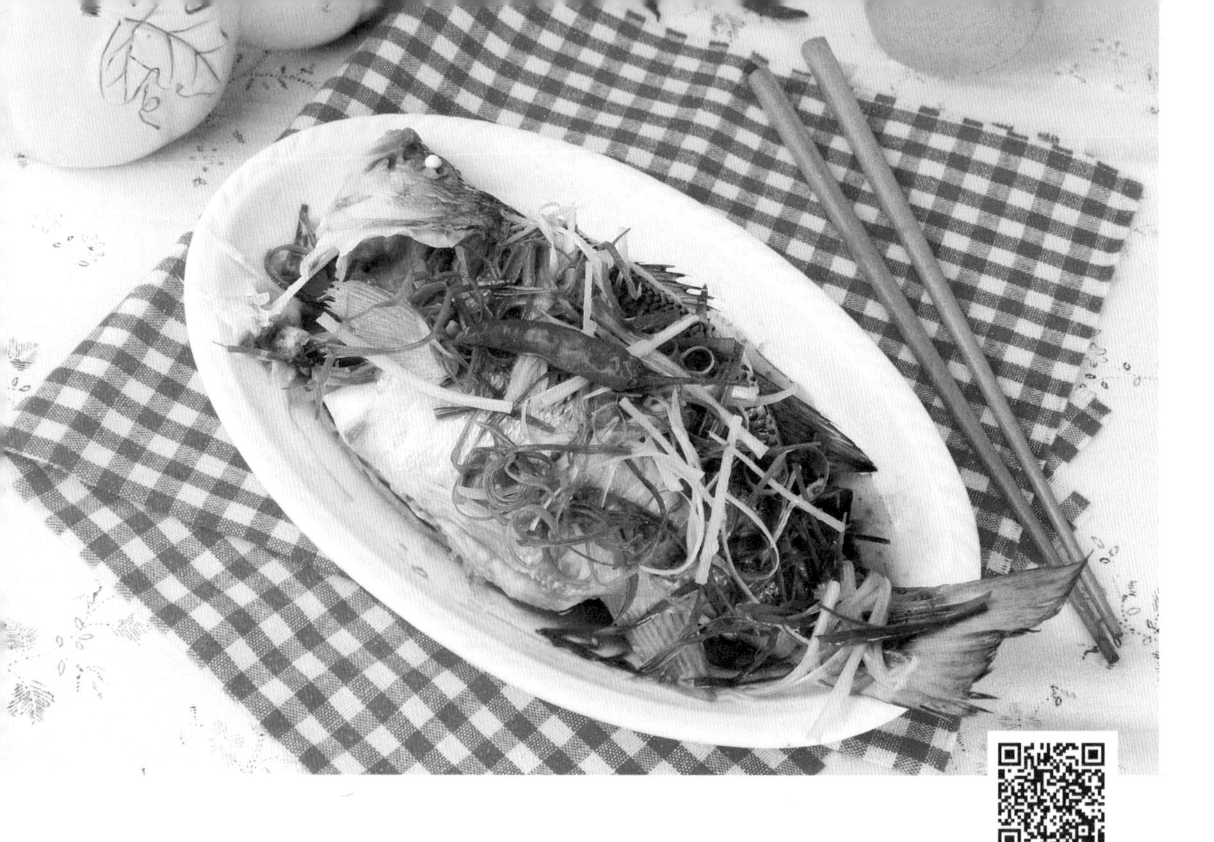

扫扫二维码
同步学做菜

清蒸鲈鱼

原料

鲈鱼300克，葱丝、姜丝、姜片各少许

调料

蒸鱼豉油5毫升，食用油适量

做法

1 将洗净的鲈鱼两面鱼背上各切一刀，鱼肚中放入姜片。
2 取空盘，交叉放上筷子，筷子上放入处理好的鲈鱼。
3 电蒸锅注水烧开，放入鲈鱼，盖上盖，蒸8分钟至熟。
4 揭开盖，取出蒸好的鲈鱼，取出筷子，在鲈鱼上放好姜丝和葱丝，待用。
5 锅中注入适量的食用油，烧至八成热。
6 关火后将热油淋在鲈鱼上，最后淋上蒸鱼豉油即可。

菌菇蛋羹

原料

香菇40克，鸡蛋液100克

调料

盐、鸡粉各2克，食用油适量

做法

1. 洗净的香菇去蒂切条，再切成丁。
2. 热锅注油烧热，倒入香菇，炒香。
3. 加入盐、鸡粉，翻炒片刻至入味，关火后盛出，待用。
4. 鸡蛋液搅散，倒入香菇，混匀，待用。
5. 将电蒸笼接通电源，注入适量清水，至20标示线处。
6. 放入笼屉，放入食材。
7. 盖上锅盖，调整旋钮调至 15 分钟时间刻度。
8. 待蒸好后，调整旋钮切断电源，揭盖，将蒸蛋取出即可。

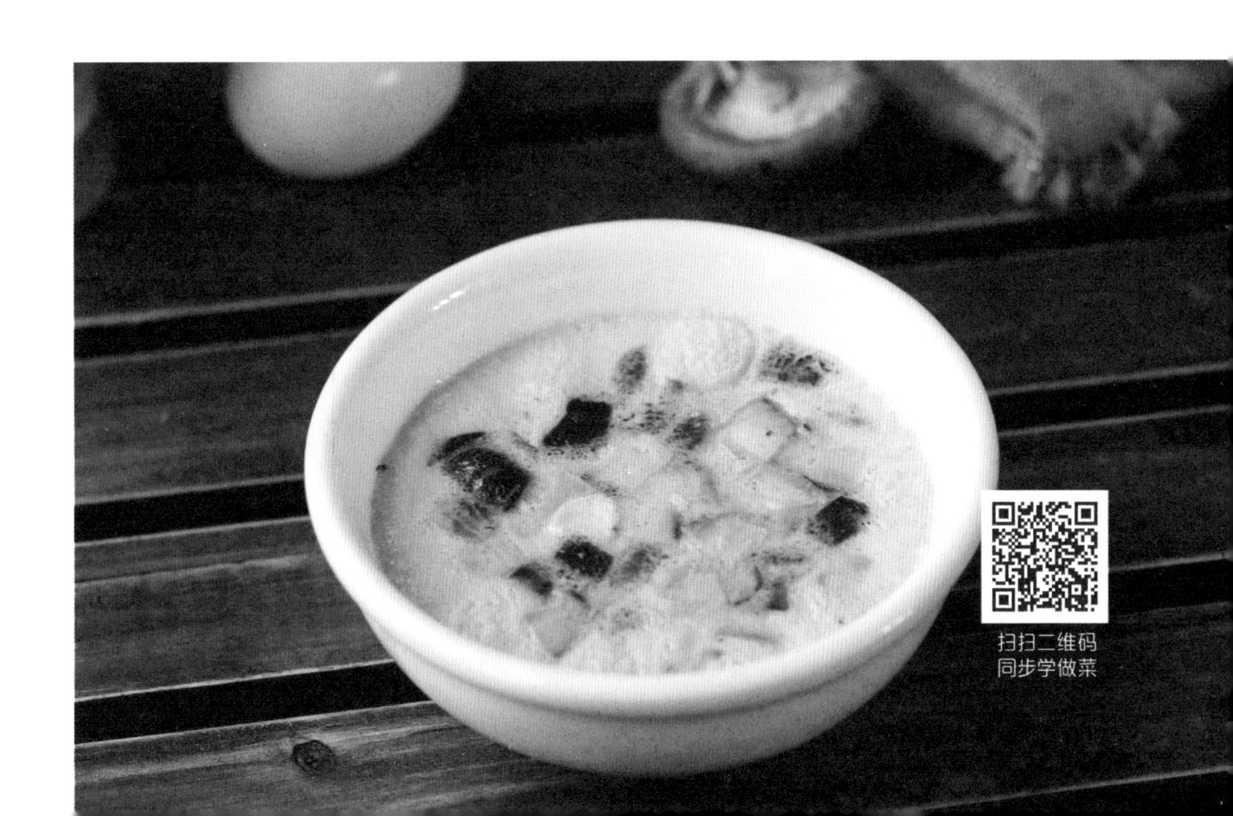

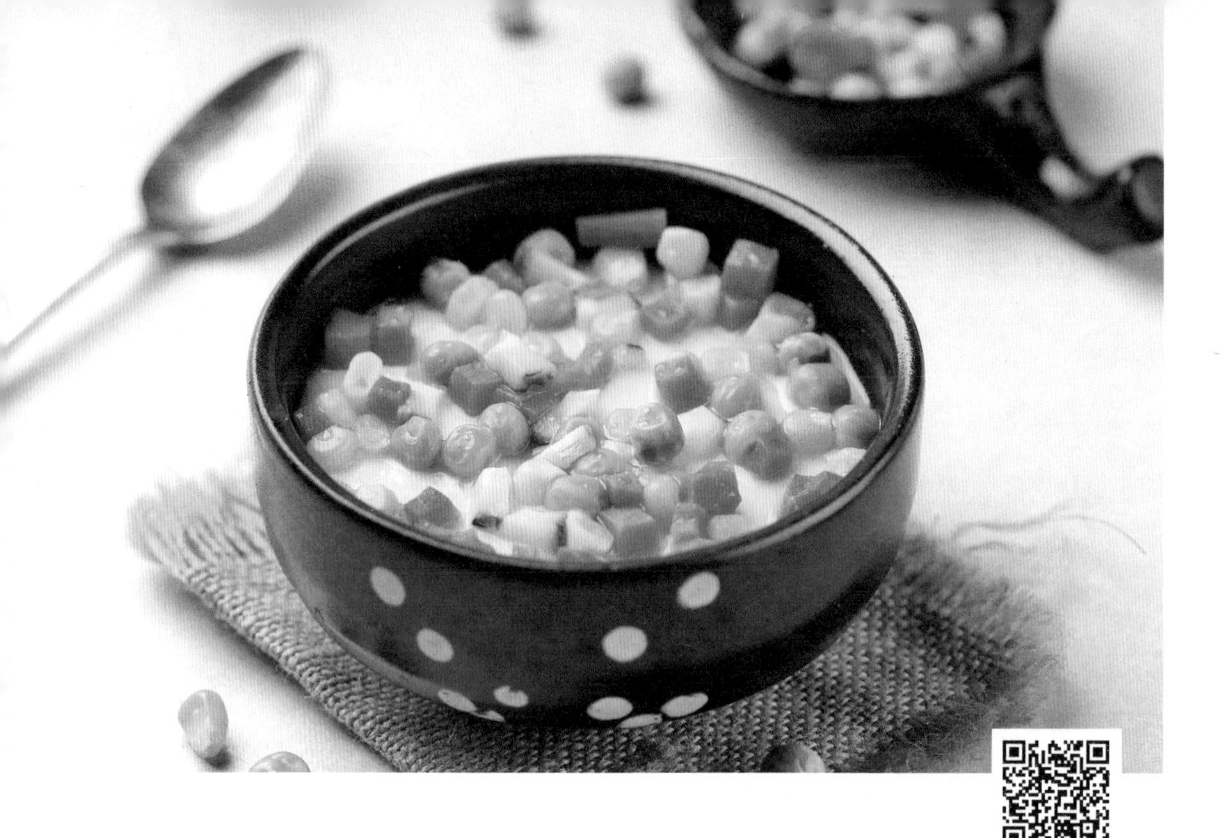

扫扫二维码
同步学做菜

彩蔬蒸蛋

原料

鸡蛋 2 个，玉米粒 45 克，豌豆 25 克，胡萝卜 30 克，香菇 15 克

调料

盐、鸡粉各3克，食用油少许

做法

1. 洗净的香菇、胡萝卜切丁。
2. 锅中注水烧开，加入盐、食用油，倒入胡萝卜、香菇，煮约半分钟；放入玉米粒、豌豆，煮至断生，捞出。
3. 鸡蛋打入大碗中，加少许盐、鸡粉，边搅边倒入清水，搅匀后倒入蒸盘待用。
4. 将焯过水的材料装入碗中，加盐、鸡粉、食用油，拌匀待用。
5. 蒸锅上火烧开，放入蒸盘，盖上盖，用中火蒸约5分钟；揭开盖，将拌好的材料放在蛋液上，摊开铺匀。
6. 盖上盖，用中火再蒸约3分钟至食材熟透；揭盖，取出蒸好的食材即可。

通草奶

原料

通草15克，鲜奶500毫升

调料

白糖5克

做法

1 将锅置于火上，倒入鲜奶，加入通草，拌匀。
2 大火煮约3分钟，至沸腾。
3 加入白糖，稍稍搅拌至入味。
4 关火后将煮好的通草奶装入杯中即可。

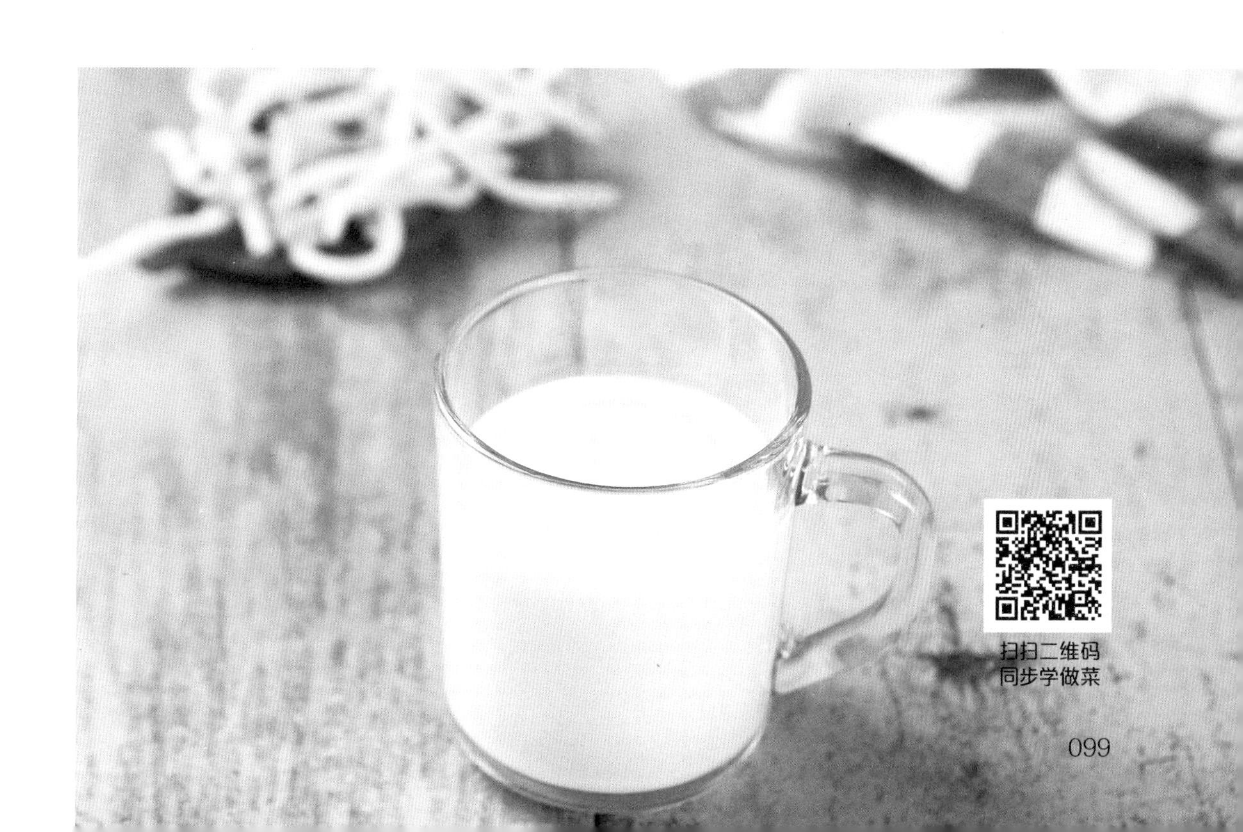

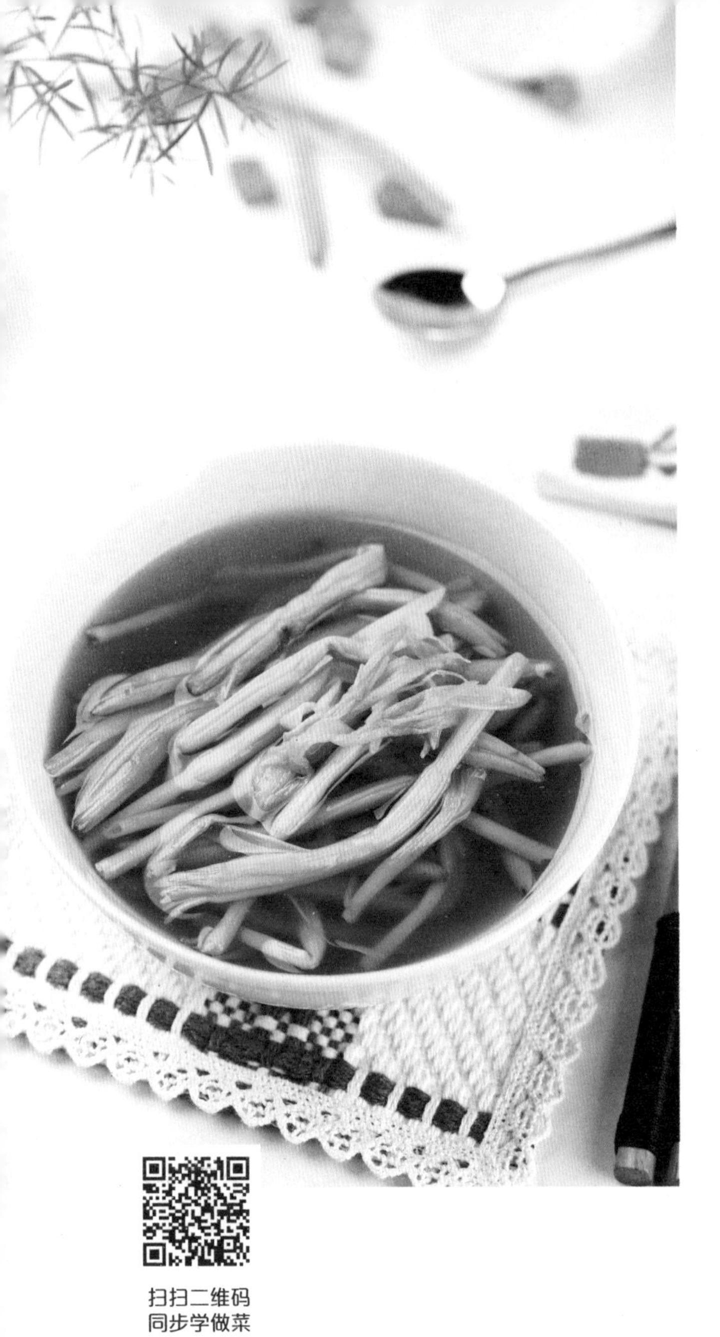

扫扫二维码
同步学做菜

金针汤

原料

水发黄花菜150克

调料

红糖20克

做法

1 锅中注入适量清水烧热，放入洗净的黄花菜，搅散。
2 盖上盖，烧开后转小火煮约20分钟，至食材熟透。
3 揭盖，搅拌几下。
4 关火后盛出，装在碗中，饮用时加入红糖拌匀即可。

花生汤

原料

牛奶218毫升，枸杞7克，
水发花生186克

调料

冰糖46克

做法

1 将花生剥壳，留花生肉。
2 热锅注水煮沸，放入花生肉，搅拌一会儿。
3 盖上锅盖，转小火焖煮30分钟。
4 待花生焖干水分，倒入牛奶、冰糖，搅拌均匀。
5 加入枸杞煮沸，烹制好后，关火，将食材捞起。
6 放入备好的碗中即可。

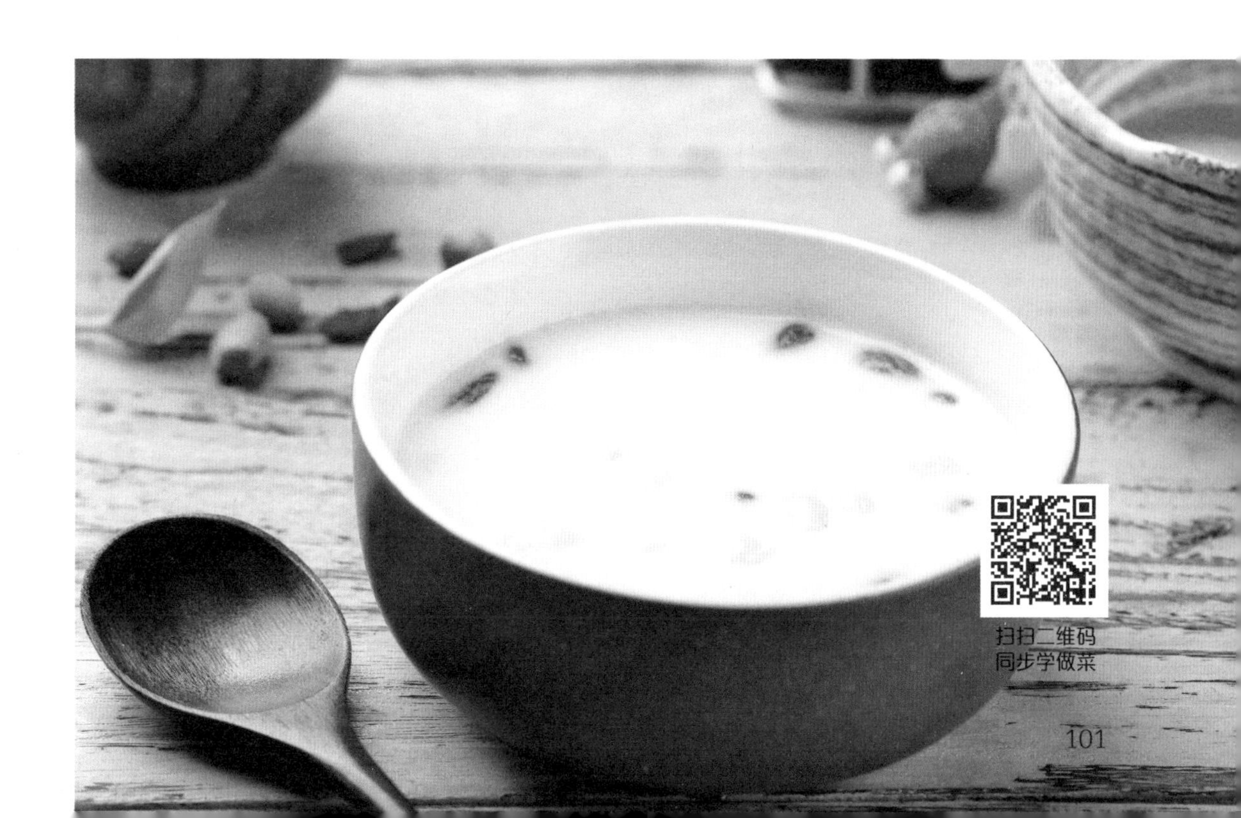

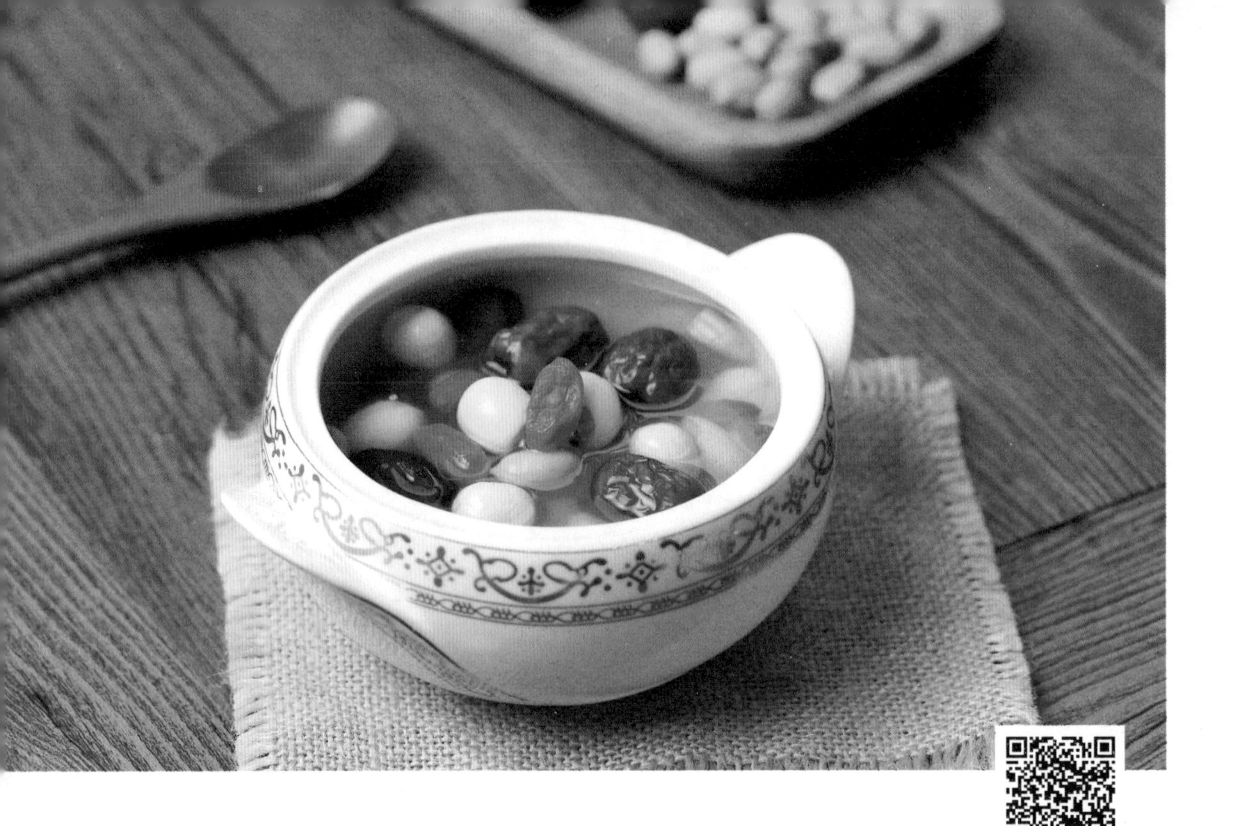

扫扫二维码
同步学做菜

莲子枸杞花生红枣汤

原料

水发花生40克，水发莲子20克，红枣30克，枸杞少许

调料

白糖适量

做法

1 锅中注入适量清水，大火烧开，将花生、莲子、红枣倒入锅中，搅拌均匀。
2 盖上盖子，用小火煮20分钟至食材熟透。
3 揭开盖子，加入枸杞、白糖，搅拌片刻，使其完全溶化。
4 将煮好的甜汤盛出，装入碗中即可。

木瓜鲤鱼汤

原料

鲤鱼800克，木瓜200克，红枣8克，香菜少许

调料

盐、鸡粉各1克，食用油适量

做法

1 洗净的木瓜削皮，去籽，切条，改切成块；洗好的香菜切大段。

2 热锅注油，放入处理干净的鲤鱼，稍煎2分钟至表皮微黄，盛出待用。

3 砂锅注水，放入煎好的鲤鱼、切好的木瓜、红枣，拌匀，加盖，用大火煮30分钟至汤汁变白。

4 揭盖，倒入切好的香菜，加入盐、鸡粉，稍稍搅拌至入味，关火后盛出即可。

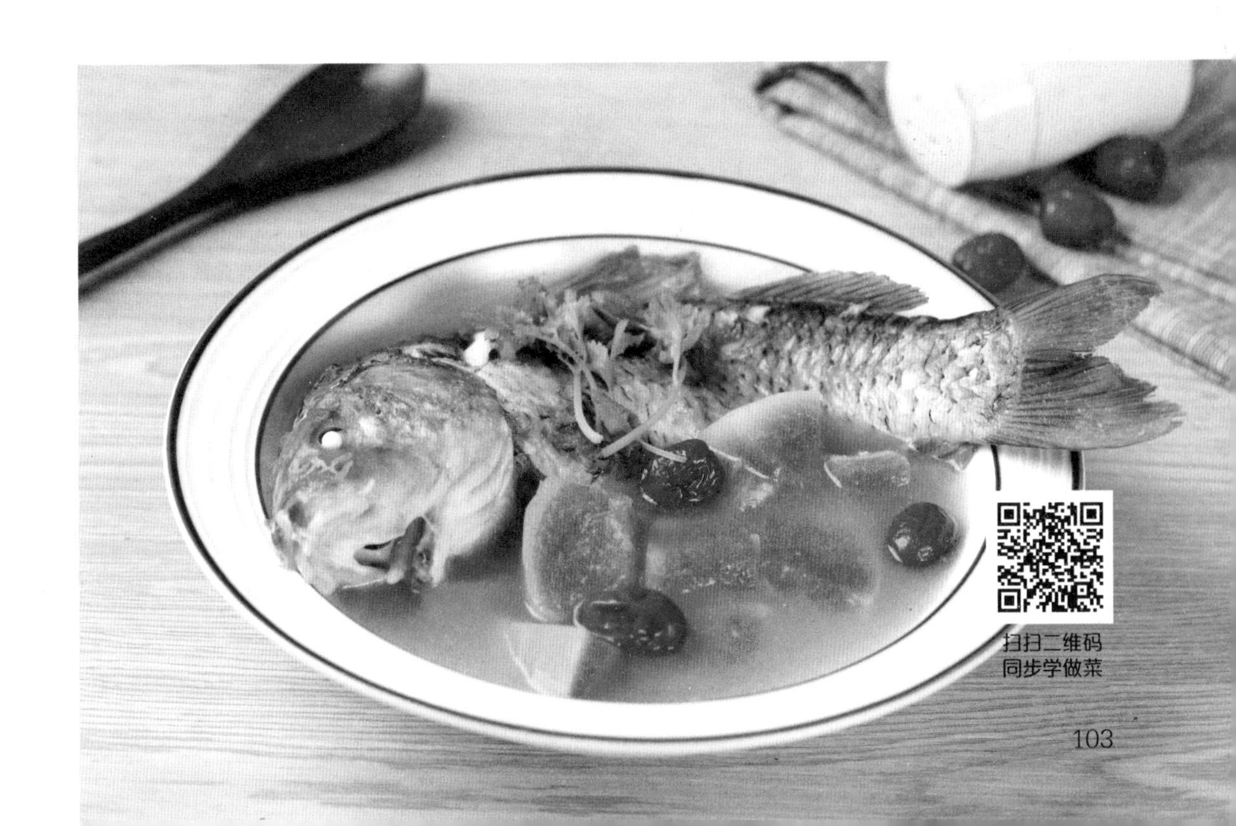

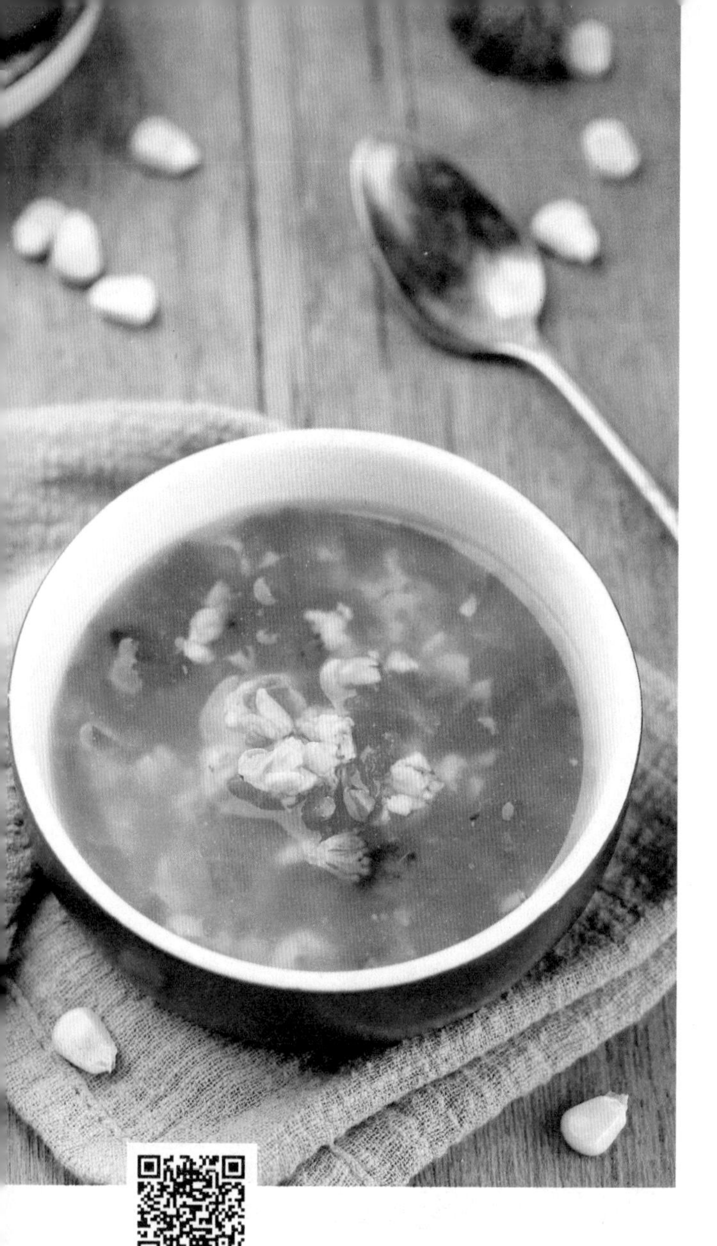

扫扫二维码
同步学做菜

玉米虾仁汤

原料

西红柿70克，西蓝花65克，虾仁60克，鲜玉米粒50克，高汤200毫升

调料

盐2克

做法

1. 将洗净的西红柿、鲜玉米粒、西蓝花分别剁成末；虾仁挑去虾线，剁成末。
2. 锅中注水烧开，倒入高汤，搅拌一下，倒入西红柿、玉米碎拌匀。
3. 盖上盖子，煮沸后用小火煮约3分钟，再下入西蓝花。
4. 转大火煮沸，加入少许盐，拌匀调味，下入虾仁末。
5. 用中小火续煮至全部食材熟透。
6. 关火后盛出煮好的虾仁汤，放在汤碗中即成。

鲜奶猪蹄汤

原料

猪蹄200克，红枣10克，
牛奶80毫升，高汤适量

调料

料酒 5 毫升

做法

1 锅中注水烧开，放入处理好的猪蹄、料酒，汆去血水，捞出过冷水。
2 砂锅注入高汤烧开，放入猪蹄和红枣，拌匀。
3 加盖，大火煮约 15 分钟后转小火煮约 1 小时，至食材软烂。
4 打开锅盖，倒入牛奶，稍煮片刻，至汤水沸腾，盛出即可。

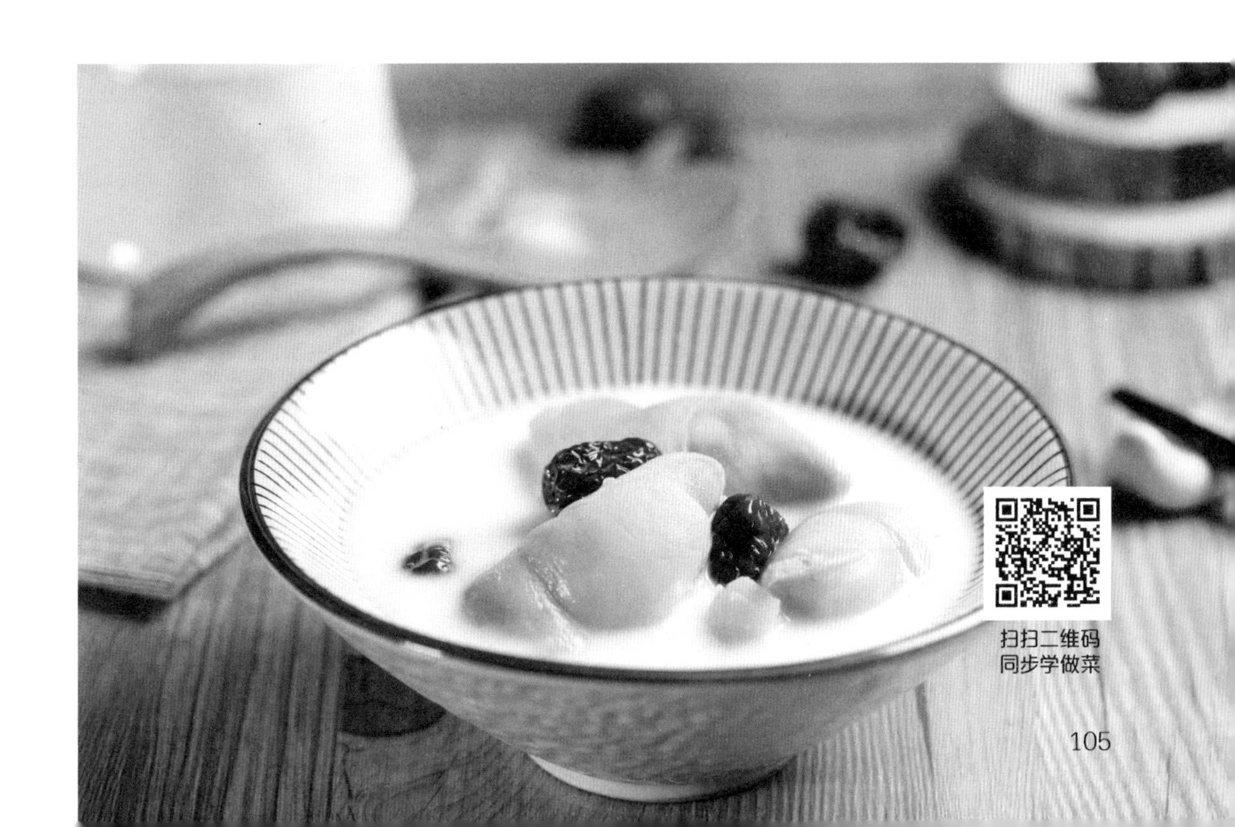

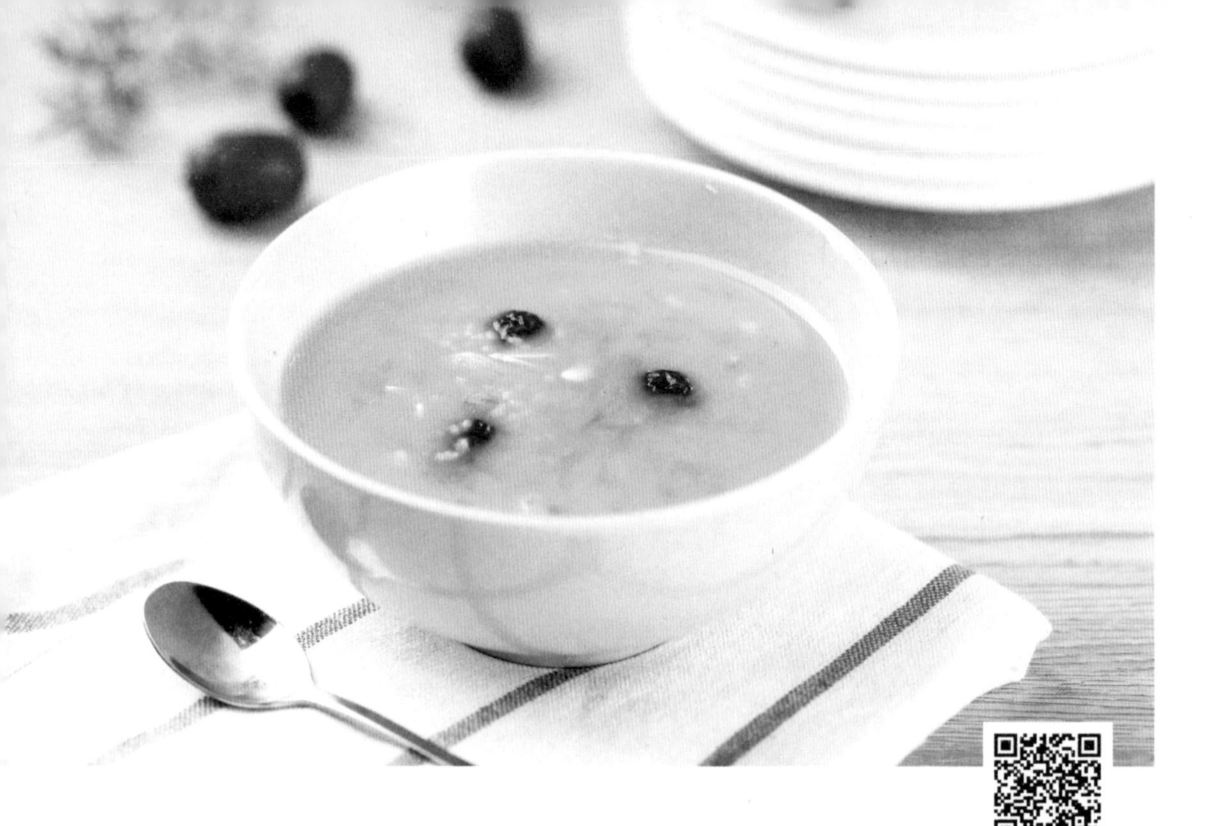

扫扫二维码
同步学做菜

红糖小米粥

原料

小米400克，红枣8克，
花生10克，瓜子仁15克

调料

红糖15克

做法

1 砂锅中注入适量的清水，大火烧开。
2 倒入备好的小米、花生、瓜子仁，拌匀。
3 盖上锅盖，大火煮开后转小火煮 20 分钟。
4 揭盖，倒入红枣，搅匀，续煮5分钟。
5 加入少许红糖，持续搅拌片刻。
6 将煮好的粥盛入碗中即可。

丝瓜瘦肉粥

原料

丝瓜45克，瘦肉60克，水发大米100克

调料

盐2克

做法

1. 将去皮洗净的丝瓜切成粒，洗好的瘦肉剁成末。
2. 锅中注水烧热，倒入水发大米，拌匀。
3. 盖上盖，用小火煮至大米熟烂，揭盖，倒入瘦肉末，拌匀。
4. 放入切好的丝瓜，拌匀煮沸。
5. 加入适量盐，拌匀调味，煮沸。
6. 将煮好的粥盛出，装入碗中即可。

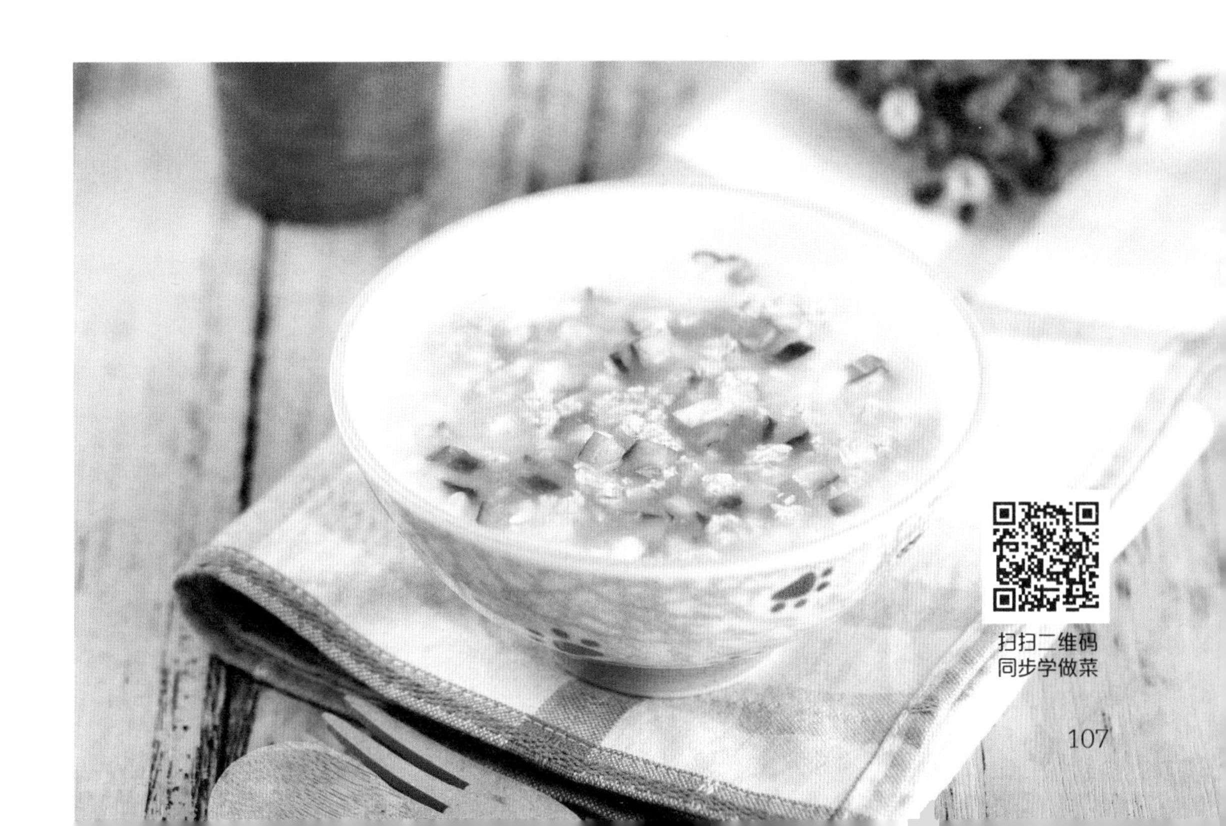

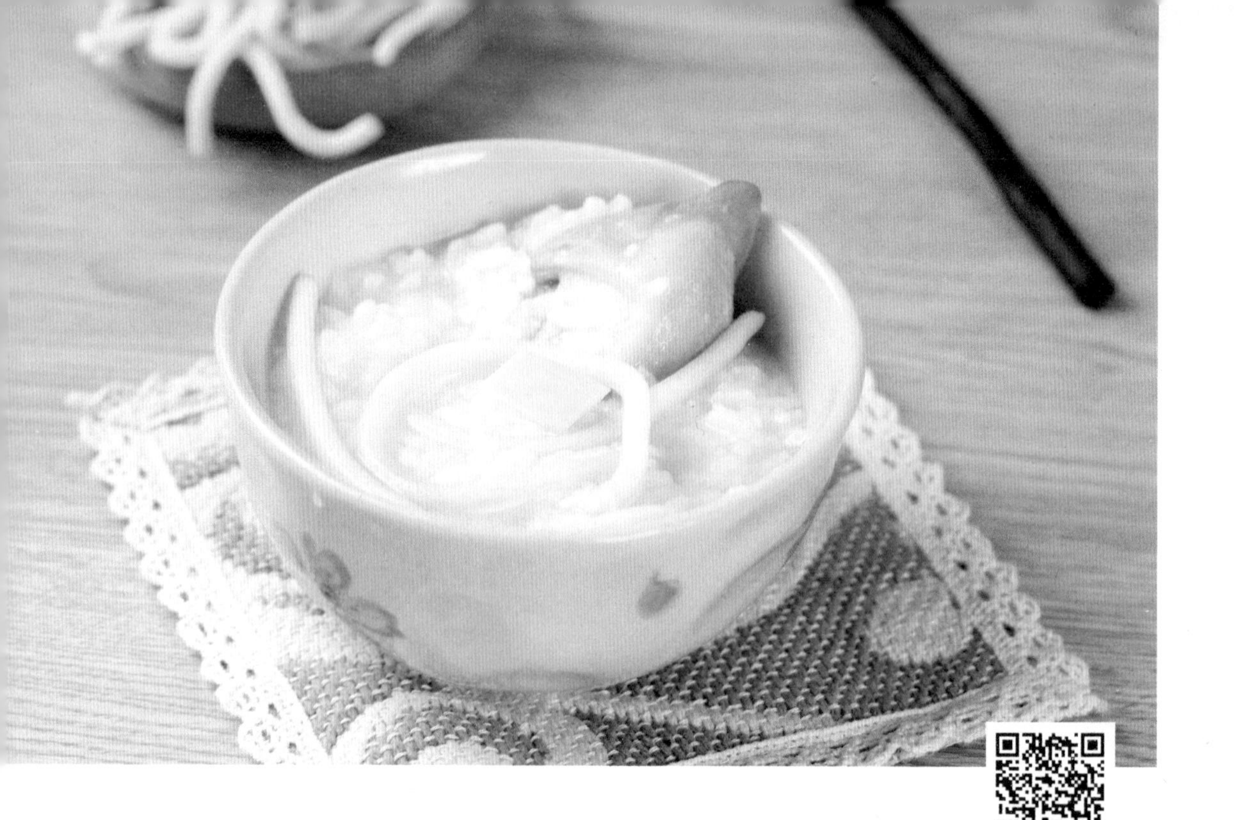

扫扫二维码
同步学做菜

猪蹄通草粥

原料

猪蹄350克，水发大米180克，通草2克，姜片少许

调料

盐、鸡粉各2克，白醋4毫升

做法

1 砂锅中注入适量清水烧开，倒入洗净的猪蹄，加入适量白醋，大火煮沸后氽去血水，捞出备用。
2 砂锅中注入适量清水，用大火烧开，倒入猪蹄，放入姜片、洗净的通草、泡发好的大米，搅拌匀。
3 盖上盖，烧开后用小火炖煮30分钟至大米熟烂。
4 揭盖，加入适量盐、鸡粉，拌匀调味。
5 关火后把粥盛出，装入碗中即可。

鸡蛋玉米羹

原料

玉米粉100克，黄油30克，鸡蛋液50克

调料

水淀粉适量

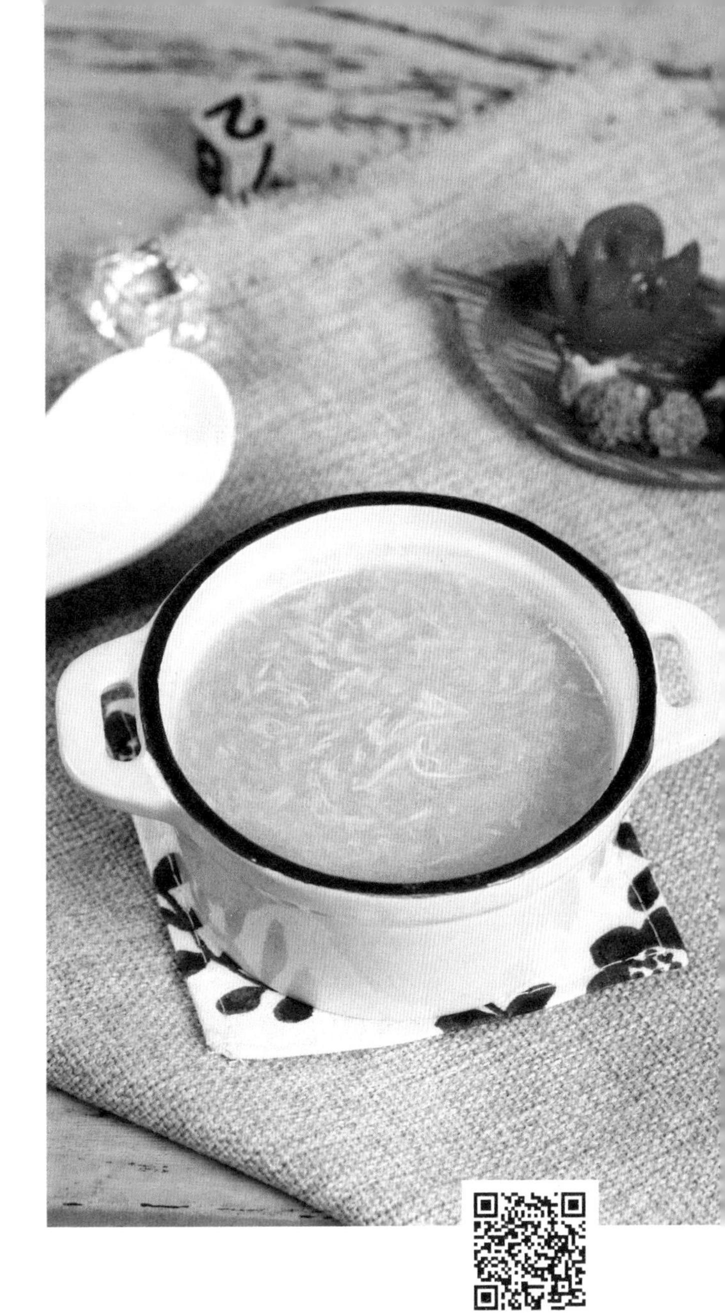

做法

1. 砂锅中注入适量清水烧开，倒入黄油，拌匀，煮至溶化。
2. 放入玉米粉，拌匀。
3. 盖上盖，烧开后用小火煮约15分钟至食材熟软。
4. 揭开盖，加入适量水淀粉勾芡。
5. 倒入备好的鸡蛋液，拌匀，煮至蛋花成形。
6. 关火后盛出煮好的玉米羹即可。

扫扫二维码
同步学做菜

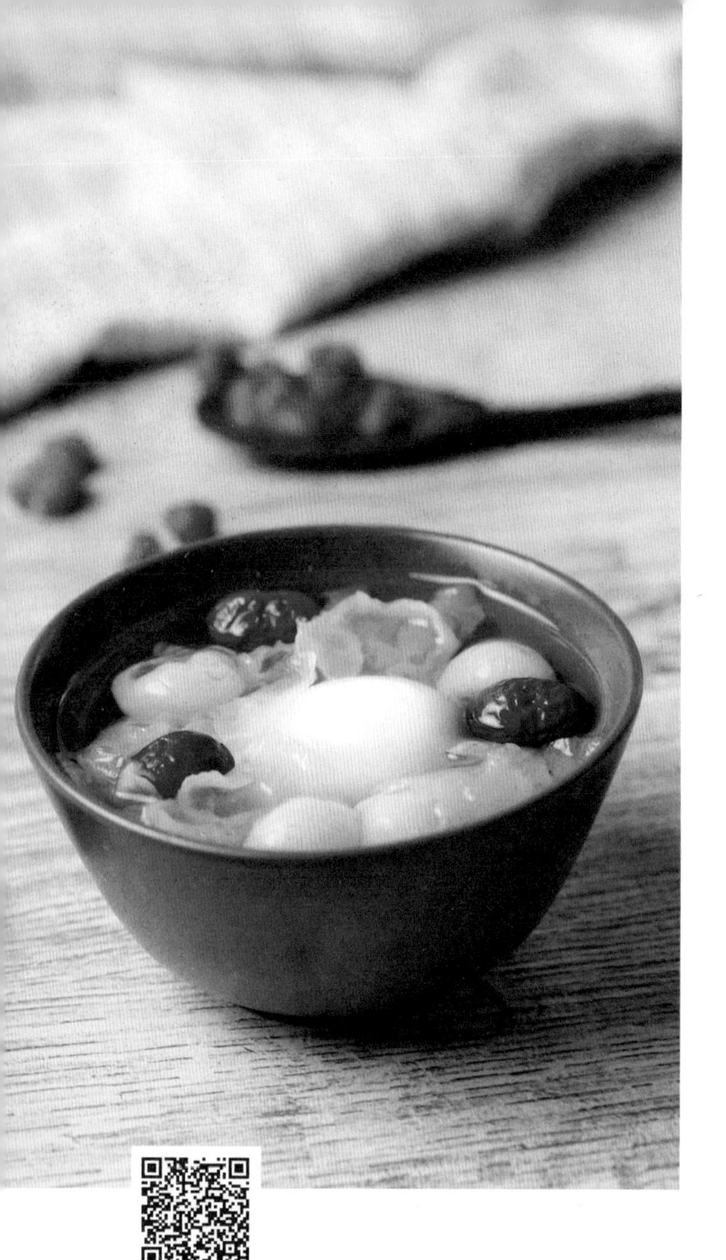

扫扫二维码
同步学做菜

桂圆红枣银耳炖鸡蛋

原料

水发银耳50克，桂圆肉20克，红枣301克，熟鸡蛋2个

调料

冰糖适量

做法

1. 锅中注入适量清水烧开，放入熟鸡蛋，再加入洗好的银耳、桂圆肉、红枣，搅拌片刻。
2. 盖上锅盖，烧开后用大火煮20分钟至食材熟透。
3. 揭开锅盖，加入备好的冰糖，搅拌片刻，至冰糖完全溶化。
4. 将煮好的甜汤盛出，装入备好的碗中即可。

黑芝麻花生豆浆

原料

黄豆50克，花生米、黑芝麻各30克

调料

冰糖适量

做法

1 将已浸泡8小时的黄豆倒入碗中，放入花生米，用水搓洗干净，滤干水分。

2 把洗好的黄豆和花生米倒入豆浆机中，放入备好的黑芝麻、冰糖，注入适量清水。

3 盖上豆浆机机头，启动豆浆机，待豆浆机运转约15分钟，即成豆浆。

4 将豆浆机断电，取下机头，把煮好的豆浆倒入滤网中，滤取豆浆。

5 将滤好的豆浆倒入杯中，用汤匙捞去浮沫即可。

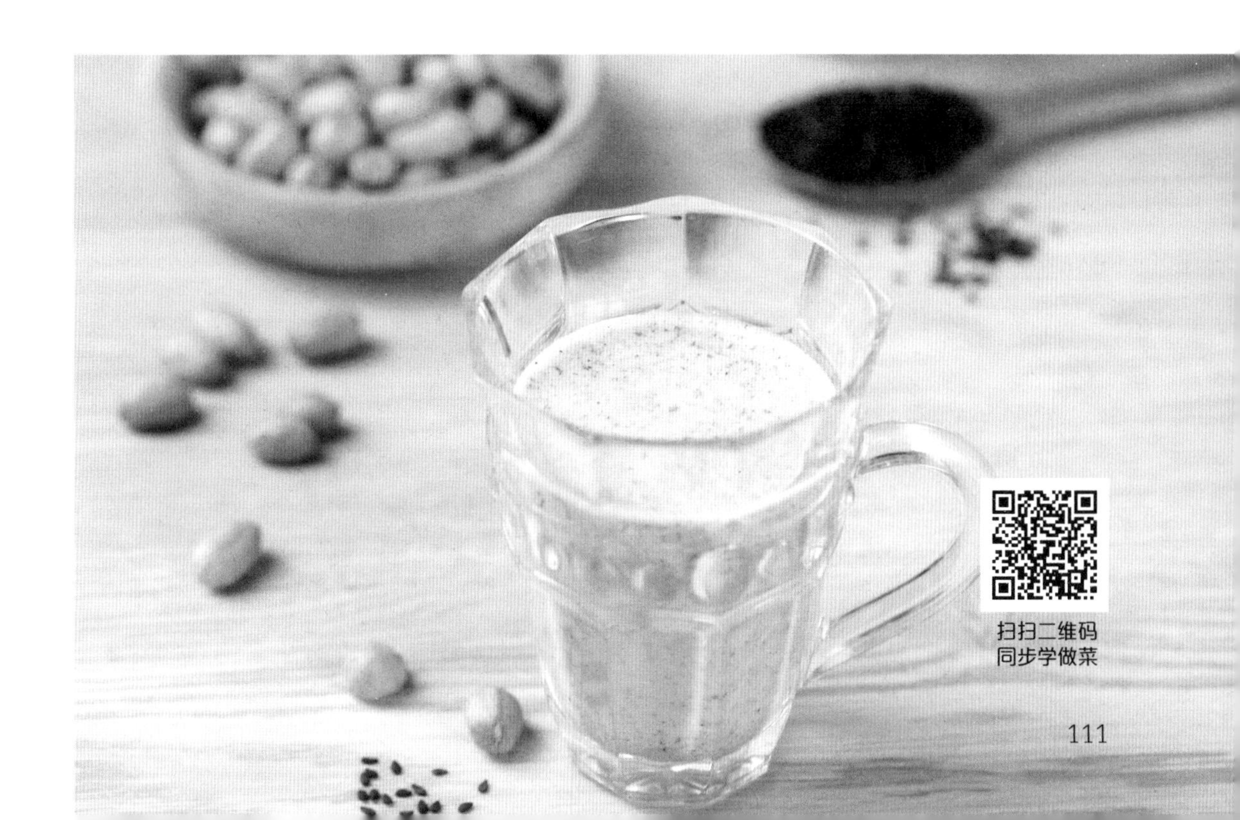

扫扫二维码
同步学做菜

配方乳喂养也是爱

配方乳是以乳牛或其他动物乳汁、动植物提炼成分为基本组成，根据宝宝不同时期营养需求，在普通奶粉基础上加以调配的奶制品。尽管不能吃到母乳，但配方乳喂养的宝宝一样能感受到妈妈浓浓的爱。

宜进行配方乳喂养的情况

虽然每个妈妈都想用自己的乳汁哺育宝宝的成长，但在某些特殊情况下，哺乳会危及宝宝和妈妈的健康。通常，当出现以下某种情况时，应放弃母乳喂养，进行配方乳喂养。

- 妈妈处于各种传染病的急性传染期，如活动性肺结核、传染性肝炎等。
- 妈妈有代谢疾病，如甲状腺功能亢进、甲状腺功能减退、糖尿病等，需要药物治疗。
- 妈妈患有严重的心脏病、肾脏病、重症贫血、恶性肿瘤时。
- 妈妈是艾滋病或梅毒感染者。
- 妈妈患有精神病或癫痫病，不能保证宝宝的健康和安全时。
- 宝宝患有先天性代谢疾病，如苯丙酮尿症、枫糖血症和半乳糖血症。

给宝宝选购合适的配方乳

喝配方乳的宝宝一样可以健康地成长，但前提是选对配方乳。市场上的配方乳琳琅满目，这让许多新妈妈犯了选择困难症，通常选购配方乳主要考虑以下四个方面：

宝宝的月龄

配方乳一般根据婴幼儿年龄的不同分为Ⅰ段、Ⅱ段和Ⅲ段3类，分别适合0～6个月、6～12个月和1岁以上的幼儿，每个阶段的配方乳，其营养成分都会根据宝宝生长发育的需要做出相应的调整。喂养新生儿应选择Ⅰ段配方乳。

宝宝的身体情况

乳糖不耐的宝宝可以选择无乳糖配方乳；如果宝宝对牛奶蛋白过敏，则可选择奶粉包装上标明了“低过敏”或“深度水解蛋白质”的奶粉；早产宝宝可选择早产配方乳；经医生诊断为缺铁的宝宝可选择强化铁配方乳。

留意奶粉质量

选购配方乳时，妈妈应留意奶粉的质量。优质奶粉有一点微黄，且质地疏松、没有结块，冲调后液体为乳白色，奶香味浓。次品奶粉冲调性差，有结块，有的甚至呈糨糊状，还有香精味。

查看产品包装

正规厂家生产的产品应该包装完整无损、印刷质量高，还应标有商标、生产日期、生产厂名、生产批号、营养成分表、执行标准、保存期限和调配方法等。妈妈们要特别关注这些信息。

宝宝奶瓶和奶嘴的选择

在婴幼儿阶段，奶瓶和奶嘴可以说是哺育宝宝必不可少的工具。为了让喂奶的工作进行得更顺利，选择一款适合宝宝的奶瓶和奶嘴就变得尤为重要。下面就为不知道如何挑选奶瓶和奶嘴的新妈妈提供一些参考。

奶瓶的选择

宝宝的奶瓶宜在大商场、超市或者品牌专卖店购买，质量有保障，购买时，主要考虑材质、容量、外观 3 个方面的因素。

材质：目前市面上的婴儿奶瓶材质主要有塑料、玻璃、硅胶三大类。塑料奶瓶质轻强度高，不易破碎，但时间长久后瓶身刻度可能模糊，有的经开水消毒还会变形；玻璃奶瓶透明度高，易于清洁，多次高温消毒不变质，但奶瓶重，而且易碎；硅胶奶瓶质地柔软、弹性好，可用开水消毒。一般喂养新生儿都是大人握着奶瓶，建议选择玻璃奶瓶或硅胶奶瓶。

容量：市售的奶瓶容量不等，妈妈可以根据宝宝的实际情况选购。新生儿的胃容量较小，每次哺乳的量较少，120 ~ 200ml 容量的奶瓶比较合适。

外观：给宝宝挑选的奶瓶应当透明度高、瓶身上的刻度清晰准确。透明度高妈妈才能看清奶的容量和状态，便于判断奶的质量和宝宝吃奶的状态；奶瓶刻度则是妈妈冲调奶粉和掌握宝宝进食量的重要依据，如果奶瓶刻度不清晰，冲调奶粉时就不能很好地把握奶的浓度，妈妈也不知道宝宝吃得多还是少，长此以往，对宝宝的健康成长不利。

奶嘴的选择

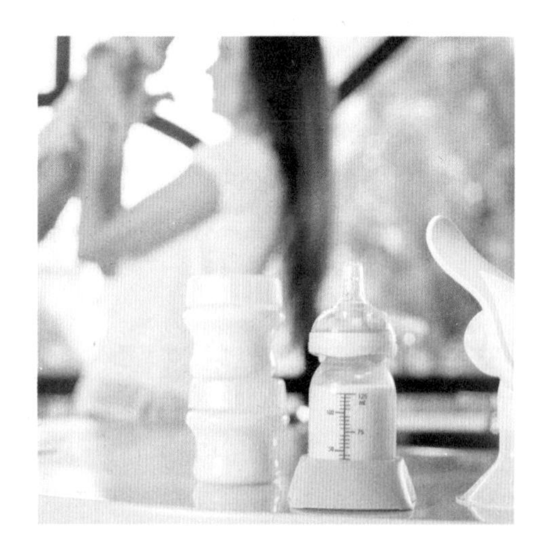

奶嘴是安装在奶瓶上的用具，作为宝宝口腔直接接触的物品，奶嘴需要选择正规厂家生产的产品，这样质量才有保障。除此之外，还要考虑以下两个方面。

材质：奶嘴主要有硅胶和橡胶两种材质。相比之下，硅胶奶嘴更接近妈妈乳头的感觉，更易让宝宝接受。而且硅胶奶嘴软硬适中，还能促进宝宝唾液分泌，帮助上下颚、脸部肌肉的发育。建议妈妈为新生儿选购硅胶奶嘴。

外形：首先要考虑奶嘴吸孔的形状。形状不同，奶的流速也不同，不同月龄的宝宝吸吮和吞咽能力有差别，因此适宜不同造型的吸孔。一般圆孔奶嘴奶水能够自动流出，且流量少，可防止宝宝呛奶，适合初生宝宝。购买时，妈妈还要留心吸孔的大小，可将一个装满奶的奶瓶倒过来，不摇晃，若平均每秒钟滴下 1 ~ 2 滴奶，说明吸孔大小合适。另外，如果奶嘴的吸孔在使用过程中出现裂痕，妈妈也要及时更换。

做好奶具的清洁和消毒工作

奶具的清洁和消毒是哺育宝宝过程中每日重复又必不可少的环节，事关宝宝的健康，不能马虎。那么怎么做好奶具的清洁和消毒呢？

奶具的清洁方法 →

- 把奶瓶放入滴有专用奶瓶清洁剂的清水中，用奶瓶刷清除瓶内所有的残渣，然后用清水冲净。
- 用盐擦洗奶嘴，清除奶嘴中所有残留的乳汁，再用清水冲净。
- 清洁后，把奶瓶、奶嘴放在沸水锅中煮约 10 分钟消毒。
- 冷却后取出所有器具，待干燥后将奶具统一放置。

奶具的
消毒方法

○ 煮沸消毒：玻璃奶瓶可以选择煮沸消毒，将其放入一个专门的消毒煮锅中，加入适量清水至淹没奶具，再慢慢加热煮沸10分钟左右。应注意奶嘴和奶瓶盖煮5分钟即可，以免变形。

○ 沸水消毒：PES、PC材质的奶具建议直接放进已经煮沸了的水中进行消毒，以免久煮变形，水位保持覆盖住所有器具。

○ 蒸汽消毒：将彻底清洗干净的奶具口朝下，放入蒸汽消毒锅中，按照说明书操作。

○ 微波炉消毒：适用于可以直接放进微波炉里消毒的奶具。将装有七分满水的奶瓶敞盖放入微波炉中，奶嘴放入加水的容器中（为防止浮起，可以用奶瓶夹压住），再放进微波炉中，高火加热1分钟左右即可。

正确冲调配方乳

冲调配方乳并不是难事，一般按照配方乳包装上提示的奶粉与水的比例、冲调时的适宜水温等就能正确冲调。如果新妈妈还是觉得内心没底，不妨看看下面的内容。

1. 洗净双手，准备好冲调奶粉所需的物品。
2. 将40～60℃的温开水（不同品牌的配方乳对冲调水温的要求略有差异）倒入奶瓶中至合适的刻度，将奶瓶拿到与眼睛平齐的高度进行检查，观察水量是否合适。
3. 用奶粉罐中附带的量匙取出奶粉，每一量匙的奶粉以平匙为准，妈妈可以通过奶粉罐上面的边来刮平，不需要刻意压紧。
4. 将奶粉倒入已装好水的奶瓶中，套上奶嘴，轻轻晃动奶瓶，让奶粉充分溶解，不要有结块。这样配方乳就冲调好了。

冲调配方乳的水温不宜过高，过高的水温会使奶粉结块，无法充分溶解，还会使奶粉中的乳清蛋白产生凝块，影响消化吸收。

给宝宝喂配方乳的步骤

给宝宝喂配方乳讲究一定的方法，方法得当才能让宝宝吃得开心，妈妈也安心。新妈妈可以按以下步骤给宝宝喂配方乳：

1. 配方乳冲泡好后，将奶瓶倾斜，在手背上滴几滴奶液，试试温度，感觉不烫即可。
2. 妈妈选择舒适的坐姿坐稳，一手抱着宝宝，让宝宝靠在妈妈的肘弯里，妈妈的手臂托住宝宝的臀部；另一只手拿奶瓶，用奶嘴轻触宝宝口唇，宝宝即会张嘴含住，开始吸吮，注意要让宝宝含住整个奶嘴。
3. 宝宝开始吃奶时，妈妈要将奶瓶倾斜一定的角度，保证奶液充满整个奶嘴，以免宝宝吸入过多空气，还要注意奶嘴是否堵塞，流速是否适中。
4. 喂完奶后，要给宝宝拍嗝，使吃奶时吞进去的空气从宝宝的胃中排出。配方乳喂养的拍嗝方法和母乳喂养是一样的。

配方乳喂养的注意事项

妈妈们除了要了解冲调配方乳的方法和给宝宝喂配方乳的步骤，还有以下注意事项需要掌握，这样才能让宝宝健康茁壮地成长。

妈妈亲自喂宝宝

与母乳喂养的宝宝相比，喝配方乳的宝宝本来就少了一个与妈妈亲密接触的机会，妈妈应该亲自喂宝宝来弥补这种遗憾。喂奶时，可以一只手把宝宝抱在怀里，让他靠在自己胸前，然后用另一只手持奶瓶喂他。妈妈可以稍微侧头，用温柔的眼神注视着宝宝，面带微笑。宝宝躺在妈妈怀中，感受着来自妈妈的爱，闻着妈妈熟悉的味道，生理和心理需求都会得到满足。

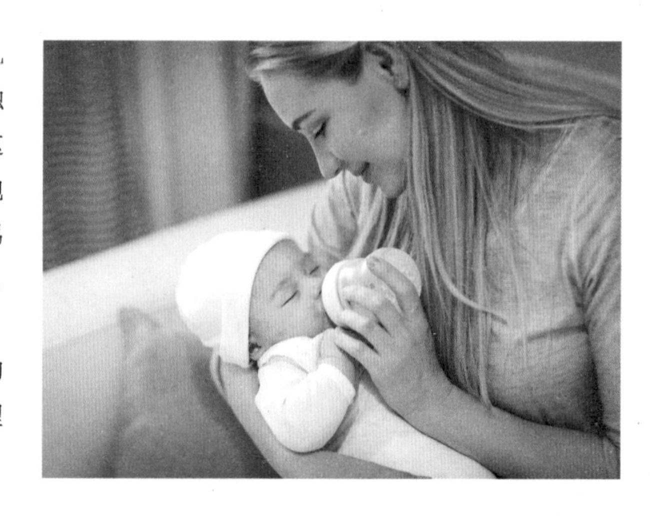

观察宝宝吃奶后的反应

新生儿不会表达自己的感觉，妈妈要注意随时观察宝宝吃完奶后的反应，以此判断配方乳是否适合宝宝。主要观察以下方面：一是宝宝体重增长是否达标；二是宝宝大便是否正常，有没有长时间的便秘、腹泻、腹胀等情况，或者宝宝的大便中有无类似蛋花状的瓣状物；三是宝宝是否有眼部分泌物增多等上火症状；四是宝宝喝完奶后有没有不明原因的哭闹。出现以上这些情况，妈妈都要及时查找原因，如果是喂养不当或奶粉不适合引起的，就要及时调整。

不必拘泥于说明书

有的妈妈会将配方乳包装上推荐的食用量来作为喂养新生儿的标准，这并不妥当。包装上的推荐量只是一个可供参考的平均值，宝宝的食量有大有小，就是同一个宝宝，也会出现这顿吃得多，下顿吃得少的现象。因此喂配方乳时，不必拘泥于说明书的食用量，稍稍高于或低于推荐量都没关系。

适当给宝宝喂水

母乳喂养的宝宝一般不用额外喂水，因为母乳中含有充足的水分，但是对于配方乳喂养的宝宝来说，喂水是必不可少的。因为奶粉比较燥热，容易引起上火、便秘等；而且新生儿浓缩尿液的能力较差，配方乳中含有较多的蛋白质和钠，需要额外喂水以满足宝宝身体代谢的需要，妈妈可以在两次喂奶之间给宝宝喂一些温白开水。

打开的奶粉尽快喝完

配方乳的包装打开后，容易受潮变质，应尽量在 4 周内喝完。新生儿的进食量相对较小，妈妈开始时可以买小罐或小包装的配方乳粉，以免宝宝在 4 周内喝不完。同样的，冲调好的配方乳也不能长时间保存，那样有被细菌污染的可能性，当宝宝吃完后，如果奶瓶内还有剩余的奶，一定要及时倒掉。

母乳不足时混合喂养

有些新妈妈由于乳汁分泌不足或其他原因不能完全母乳喂养时，可以选择母乳和配方乳混合喂养的方式。千万不要轻易放弃母乳，不论乳汁多少，对于宝宝来说，都是来自妈妈珍贵的礼物，妈妈要尽可能地让宝宝吃到母乳。

何为混合喂养

对于很多妈妈来说，宝宝还没有出生的时候，就已经下定了母乳喂养的决心。但由于某些原因，有的妈妈不能进行纯母乳喂养，需要添加配方乳才能让宝宝吃饱并维持正常的生长发育，这种喂养方式就称为混合喂养。

需要进行混合喂养的情况

通常，新生儿需要进行混合喂养主要是因为妈妈的奶水不足，前面我们已经介绍了如果妈妈在喂奶前总是感觉乳房空空，或者宝宝在吃母乳时常常饿哭、生长发育缓慢、排泄次数少，那就很可能出现了母乳不足的情况，需要补充一部分配方乳。此外，等宝宝长大一些，妈妈产假结束回归工作岗位，不能随时哺喂宝宝时，也可考虑混合喂养。

别盲目坚持纯母乳喂养

这里需要提醒妈妈们注意的是，母乳实在不足时，不要盲目坚持纯母乳喂养。有些妈妈明知自己存在奶水不足的情况，采取了多种调理方法也不见效，宝宝总是处于吃不饱的状态，依然固执地不给孩子加配方乳，这种做法是不可取的。

母乳确实是适合新生儿的食物，母乳喂养的好处多多。但是，如果在乳汁分泌不足的情况下强行进行纯母乳喂养，而不考虑宝宝的生长发育需要，让宝宝经常处于饥饿状态，很容易导致宝宝营养不良，甚至发育迟缓。其实，无论何种喂养方式，适合自己宝宝的才是好的。选择混合喂养的妈妈不要为此感到遗憾，也不要心存内疚，要相信在妈妈的精心照顾下，宝宝一样能健康成长。

混合喂养的基本原则

混合喂养时，什么时候喂母乳，什么时候喂配方乳，许多新妈妈心中没底，下面介绍一下混合喂养的基本原则以供新妈妈参考：

尽量多喂母乳

混合喂养时，尽量多喂母乳，宝宝吃不饱时再喂配方乳。多喂母乳可让妈妈的乳房得到吸吮按摩，促进母乳分泌；如果妈妈觉得母乳不足，就减少母乳的次数，这样反而会使母乳越来越少。

夜间宜喂母乳

夜间妈妈休息时，乳汁分泌量相对较多，而此时宝宝的需要量又相对减少，因而宜喂母乳。但如果妈妈夜间乳汁分泌量实在太少的话，就需要以配方乳为主了。

混合喂养的两种方式

混合喂养的方式有两种，一种是补授法，另一种是代授法。两种喂养方式不同，适用的宝宝年龄段也不一样，新生儿适合补授法。

补授法

补授法是指每次先喂母乳，将两侧乳房吸空后再以配方乳补足母乳不足的部分，比较适合于0 ~ 6个月宝宝的喂养。采用补授法时，宝宝的吸吮可以对妈妈乳房产生足够的刺激，母乳分泌量就可以维持在一定水平上，这对妈妈和宝宝来说都很重要。有的妈妈随着产后身体的逐渐恢复及宝宝的持续刺激，泌乳量会逐渐增多，甚至能够在一段时间的混合喂养后，转为纯母乳喂养。

代授法

代授法指的是母乳与配方乳交替喂养，即这顿只喂宝宝吃母乳，下顿时就只吃配方乳。这种喂养方法容易使妈妈乳汁分泌量下降，最后完全由配方乳代替，建议在宝宝6个月以后采用，可为以后断奶做准备。随着宝宝逐渐添加辅食，妈妈可以有意减少母乳哺喂量，用配方乳和辅食逐渐取代母乳，最终实现断奶。

掌握宝宝喝奶粉的量

混合喂养时，新妈妈可能不太好掌握宝宝喝奶粉的量，可以从少量开始添加，并观察宝宝的反应。如果宝宝吃完不入睡或睡后不到 1 小时就醒，醒来后张嘴寻找乳头甚至哭闹，说明宝宝还没吃饱，可以适当增加量。以此类推，直至宝宝吃奶后能安静或持续睡眠 1 小时以上，这样基本可以确定该补充的奶量。当然每个宝宝的需求不尽相同，所以妈妈只有通过不断观察和尝试，才能真正了解宝宝的需要量。另外，配方乳喂养的量也不是恒定的，要根据宝宝每天身体增长的情况而变化。

一般新生儿吃饱了就会松开奶嘴，或者吸吮速度变得很慢，此时就不要再喂了。妈妈千万不要因为担心宝宝吃不饱就给他加过多的配方乳，如果宝宝一次吃太多，不仅会影响下次的母乳喂养，而且也可能造成宝宝消化不良。

进行混合喂养的注意事项

混合喂养需要妈妈付出更多的精力与耐心，除了要掌握好母乳与配方乳的喂养方法以外，还有以下注意事项需要把握。

不要放弃母乳

混合喂养容易发生的情况是放弃母乳喂养。在产后几天内，许多新妈妈的乳汁量都比较少，但随着产后身体的恢复，泌乳量可能会不断增加，如果一开始就放弃了，就等于让宝宝失去了吃到母乳的机会。别忘了，母乳才是 6 个月以内宝宝的最佳食物，妈妈一定要尽自己的努力用自己的乳汁哺育宝宝，只要让宝宝吸吮的次数足够多，最终实现纯母乳喂养也并非不可能。

由于妈妈的乳汁量较少，宝宝吸吮时比较费力，用时也长，而吃配方乳时就比较容易得到满足，所以有的宝宝渐渐地就不乐意吃母乳了。出现这种情况时，妈妈不能任由宝宝只吃配方乳，而是要引导宝宝多吃母乳，增强宝宝对母乳的兴趣；如果妈妈乳汁分泌增多，就可以逐渐减少喂配方乳的次数。

也有的宝宝只喜欢母乳，拒绝配方乳，这可能是由“陌生感”导致的，陌生的气味、陌生的口感，以及陌生的“乳头”。所以，妈妈一定要注意选择与乳头感接近的奶嘴，并把宝宝抱在怀中亲自喂奶，这样可以让宝宝喝奶更安心，也更容易接受配方乳。

暂时不能喂母乳时应维持奶量

新妈妈如果只是因感冒、发热等原因暂时不能喂母乳，应按照每天宝宝吸奶的频率自己挤奶，以维持乳汁的分泌，在条件允许后继续喂母乳。

注意观察宝宝的状态

前面我们已经介绍了母乳喂养判断宝宝是否吃饱的方法，这个方法同样可以用到混合喂养的宝宝上来。混合喂养最初的一段时间，新妈妈一定要注意观察宝宝的状态，以判断喂配方乳的量是否足够。此外，如果宝宝出现面色潮红或苍白、大声哭闹、腹泻甚至频繁咳嗽、流鼻涕等症状，可能是宝宝对配方乳产生了过敏反应，此时妈妈要及时咨询医生，以免过敏加重，影响宝宝健康。

不要将母乳和配方乳混在一起

有的妈妈为了减少每天喂奶的次数，选择用吸奶器将乳汁吸出来，然后跟配方乳混合在一起喂养宝宝。这种做法是不可取的，主要有以下几个原因。

○ 宝宝的吸吮比人工挤奶更能促进妈妈乳汁的分泌，所以妈妈直接哺喂比将母乳挤出来用奶瓶喂要好。

○ 如果冲调配方乳的水温较高，会破坏母乳中含有的免疫物质。

○ 产后，宝宝和妈妈在心理上都希望彼此有亲密接触，如果用奶瓶将母乳和配方乳混在一起喂，就减少了母婴接触的机会，不利于妈妈与宝宝的情感交流。

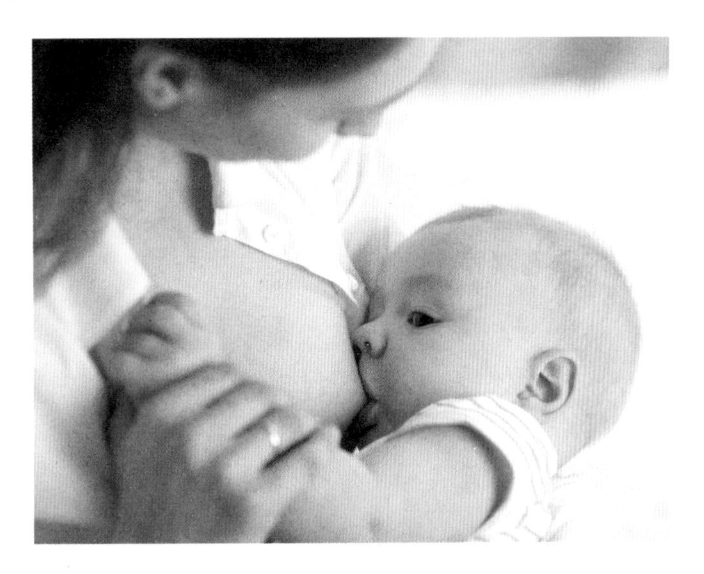

特殊宝宝的喂养

有的宝宝出生后体重“巨大”，有的宝宝未足月就匆忙降临人世，有的宝宝是双胞胎，还有的宝宝不幸唇腭部有先天缺陷……这些宝宝身上带着特殊的“标签”，需要妈妈在喂养过程中付出更多的耐心、细心和关心。

合理喂养巨大儿

出生时体重大于等于 4 千克的宝宝，在产科学上称为巨大儿。一般提倡用母乳喂养巨大儿，因为母乳中含有可调节生理代谢的激素，能帮助宝宝控制体重；而且母乳中多不饱和脂肪酸比较丰富，容易让宝宝产生饱腹感，避免宝宝多吃。

巨大儿的胃口一般比同龄孩子好，妈妈不要因为担心宝宝太胖就刻意限制他的进食量，新生儿期宝宝需要摄入足够的营养才能保证正常的生长发育，因此对于巨大儿妈妈也应按需哺乳。需要注意的是，喂养巨大儿的妈妈应少吃脂肪含量高的食物，以降低母乳中脂肪的含量，避免宝宝体重增长过快。

悉心喂养早产儿

早产儿是指胎龄满 28 周而不足 37 周的新生儿。与足月儿相比，早产儿的器官功能和适应能力均比较差，在喂养上需更精心。

坚持母乳喂养

母乳中的营养物质非常丰富，而且容易消化吸收，特别适合急需营养，而消化和吞咽能力较弱的早产宝宝。如果因特殊原因不能进行母乳喂养，应选择专为早产宝宝准备的配方乳喂养。

少量多次慢慢喂

早产宝宝的胃容量较小，每次的摄奶量不多，但对营养的需求又非常大，所以要少量多次哺喂，一般一天至少要喂 12 次奶。早产宝宝吸吮和吞咽能力通常比较弱，可以让宝宝吃 1 分钟后停下来休息一下，再继续喂，以免引起宝宝吐奶。如果妈妈奶水很“冲”，还要注意用手按压住乳晕周围，减慢乳汁流速，以免宝宝呛奶。

尽量不要过早使用奶瓶

宝宝住院期间，妈妈不便亲喂的，需要先将奶挤出再由医护人员喂给宝宝。这时尽量不要用奶瓶喂奶，可以用小勺、小杯子喂给宝宝喝，以免宝宝以后不习惯妈妈的乳头。

喂奶姿势有讲究

早产宝宝的肌力不够，吸吮能力也比较弱，一般来说，橄榄球式或交叉摇篮式是比较适合早产儿的哺乳姿势。

双胞胎宝宝的哺喂方法

在孕期，由于孕妈妈的营养要同时供两个胎宝宝生长，双胞胎宝宝可能没有单胎宝宝发育得好且易患病，应尽量坚持母乳喂养。

母乳不足时及时添加配方乳

妈妈应该坚信自己可以为两个宝宝提供充足的奶水，尽早开奶，适时催乳。如果妈妈奶水实在不足，也不要盲目坚持纯母乳喂养，应及时添加配方乳。可采取混合喂养的方式，同时给两个宝宝喂母乳和配方乳，也可采用交替混合喂养的方法，如一个宝宝吃母乳时，另一个宝宝喝配方乳。

坚持少量多次哺喂

双胞胎宝宝的胃容量较小，消化功能也比较弱，因此要坚持少量多次喂养。一般体重不足 1.5 千克的双胞胎每天应喂奶 12 次；体重在 1.5 ~ 2 千克的双胞胎每天可喂 10 次；体重超过 2 千克的双胞胎每天可喂 8 次。

先分别喂，再一起喂

宝宝出生后的一段时间内，妈妈可以先一次喂一个宝宝，这样可以单独教会他们正确的衔乳技巧。等到他们都学会了，就可以尝试同时哺喂两个宝宝了，让哺乳更轻松。

喂奶姿势有讲究

双人橄榄球式：妈妈将两个宝宝分别放在枕头上，头朝向自己的乳房，身体在妈妈的臂弯下并伸向妈妈身体的两侧；妈妈双手支撑好两个宝宝的头颈进行哺乳。

双摇篮式：一边一个用摇篮式抱住宝宝，宝宝侧身躺在妈妈臂弯里。妈妈两只手同时环抱住宝宝，让其身体在妈妈腿上交叉。妈妈可在肘部垫上枕头，以便更好地支撑宝宝。

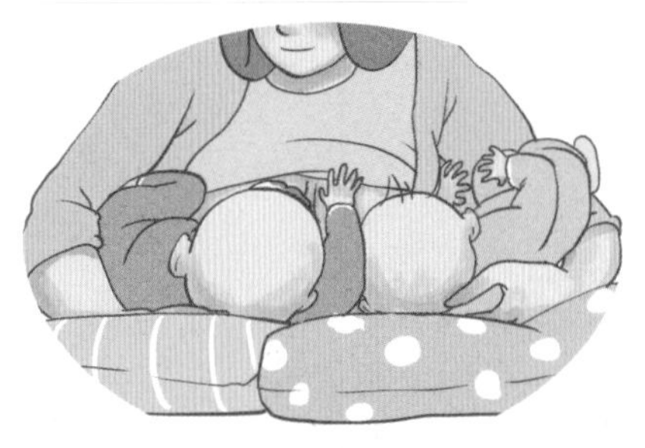

双人橄榄球式

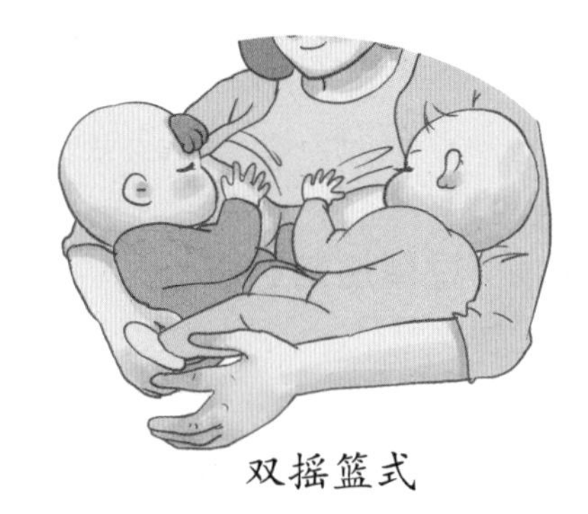

双摇篮式

唇腭裂宝宝的喂奶方法

唇腭裂是一种先天性的发育缺陷，可分为唇裂和腭裂。唇腭裂对于宝宝来说影响美观倒是其次，重要的是它会导致宝宝进食困难。妈妈从宝宝出生后就应立即咨询医护人员专业的喂养方法。

唇裂宝宝的喂奶方法

一般来说，唇裂属于程度较轻的先天缺陷，宝宝只是吸吮能力较差，但由于他们的口腔与鼻腔并不相通，所以妈妈可以直接哺喂，只不过需要注意以下事项。

○ 妈妈在哺乳时可用柔软的乳房挤压、堵住宝宝唇部裂缝，以便宝宝能顺利吸到乳汁。

○ 唇裂宝宝吸吮能力较差，可以采取少量多次的喂养方式。

○ 唇裂宝宝吸吮时需要花费更多力气，每次喂奶时间不宜过长，如果发现宝宝呼吸急促，或面色潮红、脑门出汗，应立即停止喂奶。

腭裂宝宝的喂奶方法

腭裂宝宝的口腔与鼻腔是相通的，喝奶时奶很容易进入鼻腔或者从口角溢出，喂养质量不高，妈妈喂养时需要更加注意。

○ 如果是妈妈亲喂，应采取头高脚低的方式，把宝宝斜抱至与地面成 45° 角，以免奶水流入鼻腔或者呼吸道。

○ 如果宝宝腭裂口较大，不能直接吸吮妈妈的乳头，妈妈可将母乳吸出来后，在专业咨询师的指导下用适合唇腭裂宝宝的特殊喂养瓶喂养。

○ 如发现奶水从宝宝的鼻孔中流出，应减慢喂奶速度；奶水流出很多的话，妈妈应暂停喂奶，并用干净的棉签将宝宝鼻孔中的奶水清理干净。

新生儿喂养常见问答

不管采用何种方式喂养，心系宝宝的新妈妈都可能会担忧这些问题：宝宝一次吃的很少，正常吗？需不需要给宝宝喂水？宝宝生病了怎么给他喂奶呢？……妈妈们不妨看看下面的内容，心中的疑问也许能得到解答，还能减轻许多不必要的焦虑。

新妈妈奶水太多怎么办

奶水少的妈妈遗憾不能完全用母乳喂养宝宝，奶水太多的妈妈也有自己的烦恼。如果妈妈奶水过多，宝宝吃奶时就容易呛着，还会造成溢奶、胀奶等。妈妈可以采取以下办法缓解。

○ 喂奶时用食指和中指轻轻夹住乳晕，以控制奶水流出的速度。

○ 如果感觉奶水流出的速度还是很快，可以将乳头从宝宝嘴里拔出，挤出一些乳汁后再喂宝宝。

○ 宝宝吃饱后，剩下的奶水应该用手或吸奶器挤出来，否则很容易造成胀奶，淤积太多的话还容易导致乳腺炎。

○ 如果奶水太多，经常溢出，喂奶时妈妈可以准备几块溢奶乳垫或干净的湿毛巾，以防喂奶时另一侧乳房流出乳汁，弄脏衣服。

新妈妈的乳房太硬怎么办

初乳分泌后，随着身体的恢复，新妈妈的乳房会逐渐开始充血、发胀，分泌大量乳汁，乳房变得较硬，影响宝宝吸吮，喂奶时还会产生肿胀感。为了减轻乳房变硬的不适，方便宝宝吃奶，新妈妈可以采取以下措施。

○ 喂奶前，可先将毛巾在热水中浸湿拧干，热敷乳房几分钟，使乳房变软。

○ 如果乳房内充满乳汁而变硬，可在喂奶前用手或吸奶器挤出一些乳汁，减轻肿胀感，使乳房变软。

○ 妈妈每次喂奶的时候要注意排空两侧乳房，如果宝宝吃不完，要及时挤出，这样可以避免一侧乳房淤积，防止乳房变硬。

乳房的大小与乳汁分泌量有关系吗

有的妈妈想当然地认为自己的乳房小，分泌的乳汁肯定也少，这种想法是不对的。乳房的大小取决于乳房内的脂肪含量，而乳汁的分泌与乳腺发育有关，取决于乳腺的结构和数量，还与宝宝的吸吮刺激，妈妈的身体状况、心理状况、营养摄取等因素有关。有的妈妈虽然乳房较大，但仅仅是脂肪的聚积，能渗出乳汁的腺体构造很少，乳汁分泌也不理想；相反，有的妈妈虽然乳房小，但渗出乳汁的腺体构造很多，就可以分泌充足的乳汁。因此乳房小的妈妈不必为此忧虑，乳房小不代表乳汁分泌少，也不会影响乳汁的质量。

乳头扁平、内陷的妈妈，应该怎样哺乳

如果妈妈的乳头扁平、内陷，宝宝就很难含住乳头和乳晕，更别说吸出乳汁了。新妈妈在喂养时要辅助宝宝吃到母乳，平时也应注意改善乳头扁平、内陷的情况。

哺乳时协助宝宝

乳头扁平、内陷的妈妈哺乳时必须采取正确的姿势。妈妈和宝宝均采取舒适的体位，让宝宝身体转向妈妈，紧贴妈妈的身体，宝宝的嘴与乳头保持水平；妈妈一手托住宝宝，另一手挤捏乳房，使乳头凸出来，让宝宝吮吸；吮吸成功后，仍要挤捏乳房不松开，直到哺乳结束。

改善乳头扁平、内陷的按摩法

有乳头扁平、内陷问题的妈妈可以通过按摩进行纠正。把两个大拇指放在靠近乳头的部位，适度用力下压乳房，以突出乳头，然后逐渐从乳晕的位置向外推，重复 4 ～ 5 次，待乳头稍稍突起后，用拇指和食指轻轻捏住乳头根部，向外牵拉，同时对乳晕及乳腺管部进行按摩。

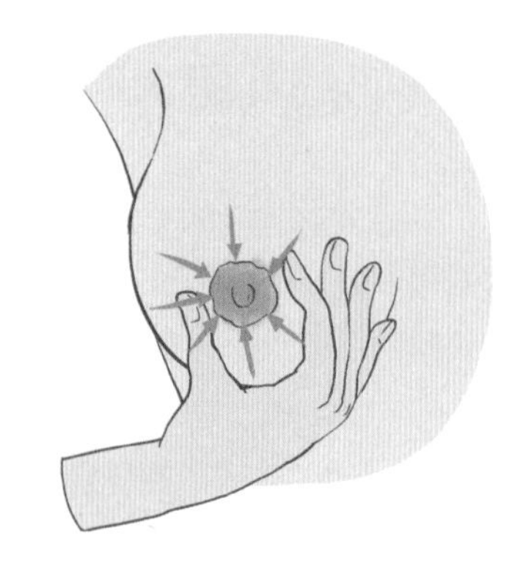

在纠正乳头时，妈妈应先将双手洗净，指甲修剪整齐，不要留长指甲，以免划伤肌肤。

母乳冷藏后会损失营养吗

有些新妈妈可能因服药等事先将乳汁挤出来，放入冰箱冷藏，等宝宝饿了再拿出来给他喝。妈妈可能会担心冷藏过后的母乳营养会有所损失，其实只要冷藏和复温的方法得当，是不会影响乳汁的营养成分的。

冷藏时的注意事项

要最大限度地保存母乳的营养，妈妈在冷藏时就应注意以下事项。

○ 冷藏母乳宜放在冰箱的保鲜室内，时间不宜太长，最好不要超过 24 小时。

○ 如果需要长时间保存母乳，应将母乳放在冰箱的冷冻室内，时间不要超过 4 个月。

○ 冷藏母乳应放在冰箱内靠近内壁的地方，不要放在冰箱门内侧的储物格上。

○ 母乳冷藏或冷冻时，应使用适宜冷冻、密封良好的塑料制品，也可选择玻璃制品，不宜使用金属制品。

复温时的注意事项

冷藏过的母乳不能直接拿给宝宝喝，需要先将母乳的温度恢复到接近体温的温度。妈妈可以将冷藏的母乳倒进宝宝的奶瓶里，然后放到盛有温水的容器中复温，要注意水温变凉后及时补充温水，直到母乳的温度适宜。在复温结束后可以滴一滴奶在手腕内侧，如果感觉接近手腕温度就说明温度适宜，可以喂给宝宝喝。

要提醒妈妈们的是，千万不要为了图省事，就直接把冷藏后的母乳放进微波炉里或通过煮沸加热，这是不可取的。一来经过微波炉加热或煮沸后，母乳的温度会比较高，存在烫伤宝宝的风险；二来高温会破坏母乳中的营养成分，降低母乳的营养价值。此外，母乳复温后，要及时给宝宝喝，不要再次冷藏或放一段时间后又重新加热，以免营养损失。

冷藏的母乳会出现分层现象，这是正常的。因为母乳中含有水和脂肪，静置一段时间后，脂肪会浮到表层，形成水乳分离的状态。这不是变质，在复温时轻轻摇匀就可以了。

宝宝食量小，需要担心吗

新生儿的胃容量很小，因此食量也很小。根据国际母乳研究学会的资料显示，出生 3 天左右的足月儿，胃容量只有大约 20 毫升，就像一颗荔枝那么大，到 7 天左右才能达到 60 ~ 80 毫升，犹如鸡蛋大小。因此宝宝食量小是很正常的，只要宝宝每天尿便正常、精神状态佳、体重阶段内持续增长，就意味着宝宝每天都吃得饱饱的，妈妈无须担心。随着宝宝的长大，他的食量自然也会越来越大。

可以用酸奶或牛奶喂养新生儿吗

新妈妈不能直接用牛奶喂养新生儿，因为此时宝宝的消化功能和肠道屏障功能还不成熟，喝牛奶容易造成宝宝消化不良，而且极易导致过敏的发生。牛奶中所含的营养成分也无法满足新生宝宝的需要，用牛奶喂养新生儿很容易导致宝宝某些营养素的缺乏，引发相关疾病。如果新妈妈奶水不足，可以用口感、营养与母乳相近的配方乳喂养，不能直接喂牛奶。

酸奶虽然营养丰富，但也是牛奶经过发酵制成的，同样不适合新生儿食用。而且酸奶中含有乳酸，宝宝肝脏发育不成熟，容易堆积在体内伤害身体，还会影响钙质的吸收。再加上宝宝的胃肠道很娇嫩，受到酸或冷的刺激，会引起呕吐、腹泻、胃肠道功能紊乱。所以，新生宝宝一般不可喂酸奶。

喝配方乳的宝宝容易上火吗

很多妈妈可能都听过这样一个说法：喝配方乳的宝宝容易上火。这也成了配方乳喂养和混合喂养的妈妈十分担心的问题。其实配方乳并不会使宝宝上火，造成宝宝上火的原因可能是奶粉被污染变质、奶粉冲调方式不对、没有给宝宝选择合适月龄的奶粉等。

宝宝上火通常表现为一种或者几种现象：颜面潮红、大便干结酸臭、数日不解大便、小便黄而少、眼屎增多，还可能出现面部频繁湿疹、吐奶、哭闹、睡不安稳等状况。如果父母在喂配方乳时发现宝宝有上面这些表现，很可能是前面提及的几个因素导致宝宝上火了，只要妈妈注意避免，就会大大降低宝宝上火的概率。

宝宝生病期间如何喂奶

宝宝生病了怎么喂奶呢？这是许多新妈妈的疑问。因为生病后多数宝宝都“食不下咽”，这让妈妈们不知所措。专家建议新生儿患病时，只要宝宝想吃，就可以坚持用母乳喂养。

发热

发热是宝宝常见的病症，可由多种疾病引起。一般新生儿由于不断从母乳中得到许多的免疫物质，所以发热的概率较低、程度较轻，恢复健康也较快。因此当宝宝发热时完全不必停止母乳喂养，母乳中大量的水分及矿物质可以供给宝宝因发热而流失的水分和电解质，同时供给足够的热量，帮助宝宝尽快康复。妈妈要耐心地、尽可能多地给发热的宝宝喂奶，同时注意把余奶挤出，以保持乳腺管的畅通。

腹泻

母乳喂养的新生儿出现腹泻的情况比较少，即使患有腹泻，其程度也比配方乳喂养的宝宝要轻得多，痊愈也较快，体力恢复得较好。新生儿患轻度腹泻时，应该坚持母乳喂养，因为母乳含有许多免疫物质，且母乳中的电解质含量适当，渗透压低，即使新生儿腹泻也不会造成严重的脱水。另外，母乳中还含有促进新生儿肠道黏膜修复的生长因子，其所含的蛋白质、脂肪适宜新生儿消化。只有在新生儿拒绝吃奶并伴有呕吐时，才可暂停母乳喂养 12 ~ 24 小时。但在此期间妈妈必须把奶挤出来，以免泌乳量减少，待新生儿能饮水时，即可恢复母乳喂养。

上呼吸道感染

当新生儿因上呼吸道感染而出现鼻子堵塞时，就会发生呼吸困难，尤其是哺乳时，新生儿往往啼哭、拒绝，有时候甚至会出现面部青紫症状。为保证母乳喂养的顺利，给宝宝提供充足的营养，妈妈应做好宝宝的鼻腔护理，及时用吸鼻器或小棉棒清理阻塞其鼻腔的分泌物，注意动作要轻，不要损伤宝宝的鼻黏膜，以免引起鼻出血。

要叫醒睡着的宝宝吃奶吗

新生儿由于胃容量较小，所以吃得少、饿得快，可能2小时左右就会吃一次奶，夜里也不例外，即使宝宝睡着了，也会在感觉肚子饿的时候醒来并找奶吃，不用妈妈刻意叫醒。

但也有一些宝宝特别“能睡”，总是一睡四五个小时也不醒来吃奶，长此以往，必然会影响宝宝身体的正常发育。尤其是对于新生儿或早产儿、低出生体重儿来说，喂奶间隔时间太长容易出现低血糖。因此，如果宝宝总睡觉不吃奶，妈妈就要及时叫醒他给他喂奶。一般当宝宝睡觉超过4小时时，妈妈可用乳头轻触宝宝的小嘴或小脸，刺激其产生觅食反射。随着宝宝逐渐长大，每天吃奶的次数会逐渐减少，发生低血糖的可能性也会降低，就不必叫醒他吃奶了。

不过，妈妈也要注意，如果宝宝总是长时间睡眠，几乎每次吃奶都需要叫醒，应特别注意是不是因某种疾病导致的，有没有面色苍白或发灰、四肢发凉、呼吸急促、精神萎靡等伴随症状，如果有，要及时就医。

什么时候需要给宝宝喂水

一般6个月以内的宝宝，如果是纯母乳喂养，就不需要再喂其他任何液体。即使天气炎热、干燥，妈妈乳汁中含有的水分也足以满足宝宝的需要。只有当母乳不足或宝宝出现发热、严重腹泻等疾病时，可以给宝宝适当喝水。

人工喂养和混合喂养的宝宝则需在两次哺喂之间适当喂一点白开水，以满足宝宝新陈代谢的需要。注意喂的水不要太多，以免宝宝的肾脏无法及时排出体内的过多水分，使水分积聚在血液中，导致钠离子浓度被过分稀释，造成低血钠，引起水中毒。一般每喝100毫升配方乳，额外补25毫升水即可。

宝宝不肯吃母乳怎么办

喜欢妈妈的乳汁是每一个宝宝的天性，如果宝宝出现了不肯吃母乳的情况，一定是有原因的。妈妈不要只顾着着急，要仔细观察，找出其中的原因，然后有针对性地解决即可。

宝宝身体不适

宝宝不肯吃母乳很有可能是身体不舒服，妈妈要及时带宝宝看医生并排除让宝宝不舒服的因素。比如，宝宝因上呼吸道感染而鼻塞时，在吮吸乳汁时呼吸容易受阻，从而拒绝吃奶，此时妈妈帮宝宝清理掉鼻腔异物，等宝宝呼吸顺畅了，自然就会积极地吃奶了；如果是不具备吮吸能力的宝宝，妈妈可以将乳汁挤出来，通过奶瓶喂给他，等他具备了吸奶能力，就可以自己吮吸乳汁了。

宝宝情绪不佳

有的宝宝是个“急性子”，可能会因一时找不到乳头、吸吮乳头费力或妈妈乳汁分泌过慢而心急啼哭，甚至发脾气。这时宝宝并不是不愿意吃母乳，只是情绪有些急躁，妈妈要耐心引导和辅助宝宝找到乳头，也可以用轻柔的话语和温柔的注视安抚宝宝，宝宝自然会慢慢平静下来并接受母乳。

妈妈的哺乳方式不当

妈妈的哺乳方式不当并不是指有错误，而是指不符合宝宝的需要，要进行调整，常见的不当之处有以下几个方面。

○ 有的妈妈奶水多，在宝宝刚开始吃时，奶水“冲”，容易引起宝宝呛咳，久而久之可能宝宝不太愿意吃。遇到这种情况，妈妈可以用手控制一下乳汁流出的速度，或者先挤出一些乳汁，然后再让宝宝吸吮。

○ 有时候妈妈因为用药或其他原因，必须停止母乳喂养一段时间，用配方乳代替，再重新开始母乳喂养时宝宝容易出现拒绝吃母乳的现象。这时妈妈要耐心地帮助宝宝重新找回吃母乳的感觉，并让他逐渐适应母乳喂养。

○ 如果妈妈抱宝宝的姿势让宝宝不舒服，也会导致宝宝不愿意吃母乳，妈妈可以换个哺乳姿势，如果体力允许，还可以在哺乳时抱着宝宝稍稍走动，轻拍宝宝等，这可以提高宝宝吃母乳的兴趣。

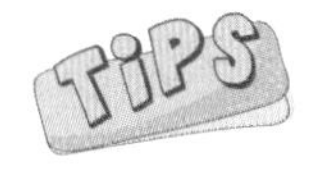

宝宝不肯吃母乳的原因有很多，并不局限于以上列举的原因，如果妈妈的乳汁不足、身体有异味，或者吃奶的环境嘈杂，让宝宝不舒服，也可能会让宝宝拒绝吃母乳。总之，这些情况需要妈妈在平时多加留心，并加以改善。

宝宝不接受配方乳怎么办

宝宝不接受配方乳的原因同样有很多，需要妈妈在喂养的过程中认真观察、慢慢总结。其中，常见的主要有以下几方面。

○ 不少宝宝吃母乳后，会拒绝橡胶奶嘴，不愿喝配方乳。

○ 宝宝不喜欢这种配方乳的味道，因而不愿喝。

○ 吃过母乳的宝宝看到妈妈后也可能会拒绝喝配方乳。

○ 宝宝可能对配方乳不耐受或过敏，从身体上就不能接受配方乳。

只要妈妈细心观察，找到宝宝不愿喝配方乳的原因，并有针对性地改善，相信很快就能让宝宝接受配方乳。

○ 对于不接受橡胶奶嘴的宝宝，妈妈要注意选购和乳头相似度高的奶嘴，也可以在奶嘴上面涂抹母乳，或用奶瓶喂宝宝喝少量母乳，让宝宝逐渐接受橡胶奶嘴的气味和口感。

○ 如果宝宝不喜欢这种配方乳的味道，可以考虑给宝宝换一种配方乳。

○ 如果因留恋妈妈的乳汁而拒绝喝配方乳，这时应由其他家人来喂宝宝配方乳，不要让宝宝闻到妈妈身上的味道。

○ 如果发现宝宝不愿喝配方乳，并伴有持续的哭闹、表现出明显的不适、在肛门周围出现了一圈红，这有可能是宝宝对配方乳不耐受或过敏引起的，需要经过医生检查后，给宝宝换上"深度水解蛋白配方乳"等特殊的奶粉。

宝宝爱咬乳头怎么办

有些新生儿出生后就会咬乳头，这可能是由于宝宝肌肉张力亢进导致的，妈妈可以在室温适当的时候给宝宝洗个温水澡或者按摩宝宝的四肢，或用冷热水交替擦洗宝宝的脸，之后再喂奶，并注意纠正宝宝错误的含乳姿势。

如果宝宝在喝奶时还是咬乳头，妈妈可以用手指小心地插入宝宝的嘴角，让少量空气进入，并迅速将手指放入宝宝的上、下牙槽突龈缘组织之间，直到宝宝松开；或者用手指轻轻压一下宝宝的下巴或下嘴唇，宝宝也会松开乳头；之后再重新让宝宝含乳，千万不要强行用力拉出乳头，这样会引起疼痛或致皮肤破损。

宝宝只肯吃一侧乳房怎么办

妈妈在给宝宝哺乳时，要让左右乳房轮流被吸空，这样不会让乳房产生硬块、不对称等问题；如果宝宝只肯吃其中一侧乳房的乳汁，时间长了会造成偏头、斜颈、斜视，甚至宝宝的小脸蛋也会一边大一边小、后脑勺一边凸一边凹。所以当宝宝出现只肯吃一侧乳房的情况时，妈妈要及时纠正。

妈妈可以在喂奶前多抱一下宝宝，让宝宝的头贴近不喜欢的一侧乳房，并用亲切的语调跟宝宝说话或者爱抚宝宝，然后悄悄将乳头放入宝宝嘴里，多喂几次，宝宝就习惯了。在宝宝饥饿感较强时，妈妈可以有意地让他吸吮不喜欢的一侧乳房，通过宝宝的吸吮刺激这一侧乳房的乳汁分泌。妈妈也可以边喂奶，边将另一侧乳房里的奶水挤出，这样可以配合泌乳反射，保证两侧乳房的分泌正常。

宝宝吃奶时总是吃吃停停怎么办

吃吃停停是新生儿吃奶时的常见现象，妈妈乳汁不足，宝宝吃奶姿势不正确、吮吸不熟练或宝宝体力不足，宝宝口腔或鼻腔有问题，周围环境嘈杂等都可导致宝宝吃奶时出现总是吃吃停停的现象。

如果这种情况是妈妈奶量不足导致的，妈妈可以采取热敷、按摩、借助吸奶器、求助通乳师等办法进行催奶，哺喂时妈妈也可以用手轻挤乳房，促进乳汁分泌；给宝宝喂配方乳时要让奶液充满奶嘴，不要一半是奶液一半是空气，这样容易使婴儿吸进空气引起打嗝，同时造成吸吮疲劳。如果是由于宝宝自身的原因引起，就要多锻炼宝宝的吸吮能力，帮助宝宝正确含乳、掌握吮吸技巧，这样可以缩短喂奶时间。如果是由周围环境引起，妈妈可以选择在安静的环境中哺乳，减少干扰，让宝宝集中精力吃奶。

宝宝吃奶慢怎么办

正常情况下，宝宝一次吃奶的时间大约为 20 分钟，但也有的宝宝吃奶慢，有时能耗上 1 个小时。一般导致宝宝吃奶时总是吃吃停停的原因，同样可以造成宝宝吃奶慢。妈妈要及时找到原因，并采取措施，以防宝宝营养不良。需要考虑的是，有的宝宝患有心脏病或呼吸道疾病，即使吃奶过程中很努力，但仍然需要长时间才能吃完，或者容易被奶汁呛到，或吃完后浑身大汗，此时建议妈妈带宝宝去医院检查一下。

宝宝总是吃几口奶就睡了怎么办

有一句俗话叫“使出吃奶的劲”，吃奶看似简单，但对于初生宝宝来说可是一件很费体力的事情，需要使出浑身的力气。很多宝宝吃一会儿就累得睡着了，这种情况很常见，但妈妈不能任由宝宝总是吃几口奶就睡着。如果宝宝吃奶时间很短，没有吃饱就睡去，就不能满足身体的需求，会对宝宝的生长发育产生不利影响。此时，妈妈可以轻轻碰碰宝宝的脸蛋，或跟宝宝说说话，给宝宝提提神，用奶瓶喂宝宝时可以轻轻转动一下奶嘴，让宝宝继续吸吮，直到吃饱后再睡。

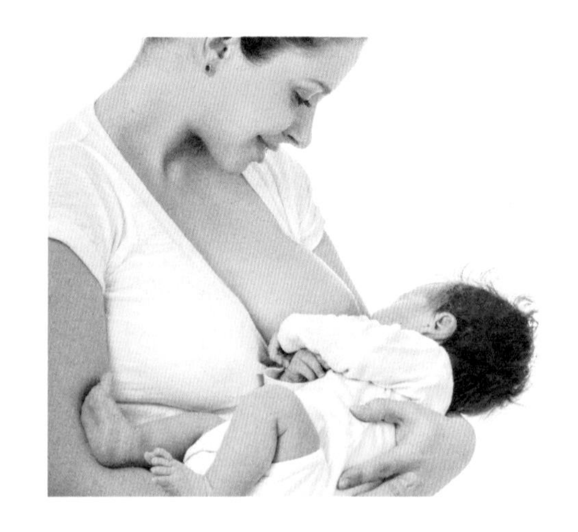

宝宝吃奶时哭闹怎么办

一般新生儿只要生理上得到了满足，比如吃饱了、尿布干爽、身体无病痛，就不会出现哭闹的情况。如果宝宝在吃奶时经常哭闹，那可能是出现了身体不适。

○ 如果宝宝患有鹅口疮，那么吃奶时可能会刺激口腔疼痛，引起哭闹。这时候妈妈应带宝宝及时就医，一般鹅口疮减轻或痊愈后宝宝吃奶时就不会发生哭闹了。

○ 如果新生儿的腹部充满气体，就会导致严重的腹痛，引起他强烈地哭闹。在这种情况下，妈妈可以给宝宝按摩腹部，减轻他的不适。

○ 如果宝宝患有中耳炎或外耳道红肿，那么吃奶时一旦耳朵贴到妈妈身体就会哭闹。妈妈一方面要遵医嘱给宝宝用药治疗，一方面要在喂奶时小心避开宝宝的耳朵。

○ 宝宝在喂奶时哭闹也可能因尿布让他不舒服了。这时妈妈可以检查一下他的尿布，若已有大、小便，需及时更换。

○ 如果妈妈奶水不足，宝宝在吃奶时吃不到足够的奶水，也会因为心急而哭闹。一般来说，只要抱着宝宝说说话，轻轻拍拍他，就能使他平静下来。当然，妈妈也要适时催乳，让奶水分泌更充足。

宝宝吐奶、溢奶怎么办

溢奶和吐奶是新生儿吃奶时经常出现的现象。其中，溢奶的时候宝宝是很自然的，像流口水一样，面色无改变，不啼哭；吐奶通常在喂奶后的半个小时发生，食物呈喷射状吐出，量比较多。

吐奶、溢奶的原因

○ 宝宝在吃奶时，会把一些空气吸入胃里，宝宝吃完奶后空气溢出的同时，会夹带一些奶水出来，从而形成溢奶。

○ 吐奶主要是由于宝宝的肠胃功能较弱，胃里的食物无法顺利进入肠道，食管下三分之一的环状括约肌的收缩强度又不足以阻止胃部食物回流所致。

吐奶、溢奶的防治

○ 妈妈喂奶的姿势要正确，母乳喂养时应尽量采取坐位或半卧位，要让宝宝的嘴含住整个乳头，避免宝宝吃进空气；喂配方乳时，要让奶瓶稍微倾斜，以保证奶嘴充满奶液，防止宝宝吃进大量空气。

○ 在给宝宝喂完奶后，可将他竖着抱起来，一手呈窝状轻拍宝宝的后背，让宝宝打嗝排出胃部的气体，有助于减少吐奶和溢奶的发生。

○ 喂奶后不要将宝宝立马平放在床上，先竖抱一段时间再放到床上，吐奶会明显减少；也不要立即逗宝宝玩，这样容易让宝宝因情绪激动而吐奶。

○ 妈妈要掌握好宝宝喂奶的间隔时间，不要每次宝宝哭就给他喂奶，要查清宝宝是否因没吃饱而哭，防止喂奶太过频繁，宝宝吃得太饱而吐奶。

○ 宝宝溢奶或吐奶时，应及时将他的身体侧过来，让口内的奶从嘴角流出，并清理干净，以免呛入气管发生窒息；如果发现宝宝憋气或脸色变暗时，表示吐出的奶可能已进入气管了，要马上让宝宝俯卧在大人膝上或床上，拍打其背部，使其咳出。

○ 宝宝溢奶后，睡觉时应先让宝宝采取右侧卧位，然后再仰卧，可以防止再次溢奶。

○ 如果宝宝吐奶量多且频繁，同时伴随食欲不振、精神萎靡、体重增长缓慢等症状，要及时带宝宝就医。

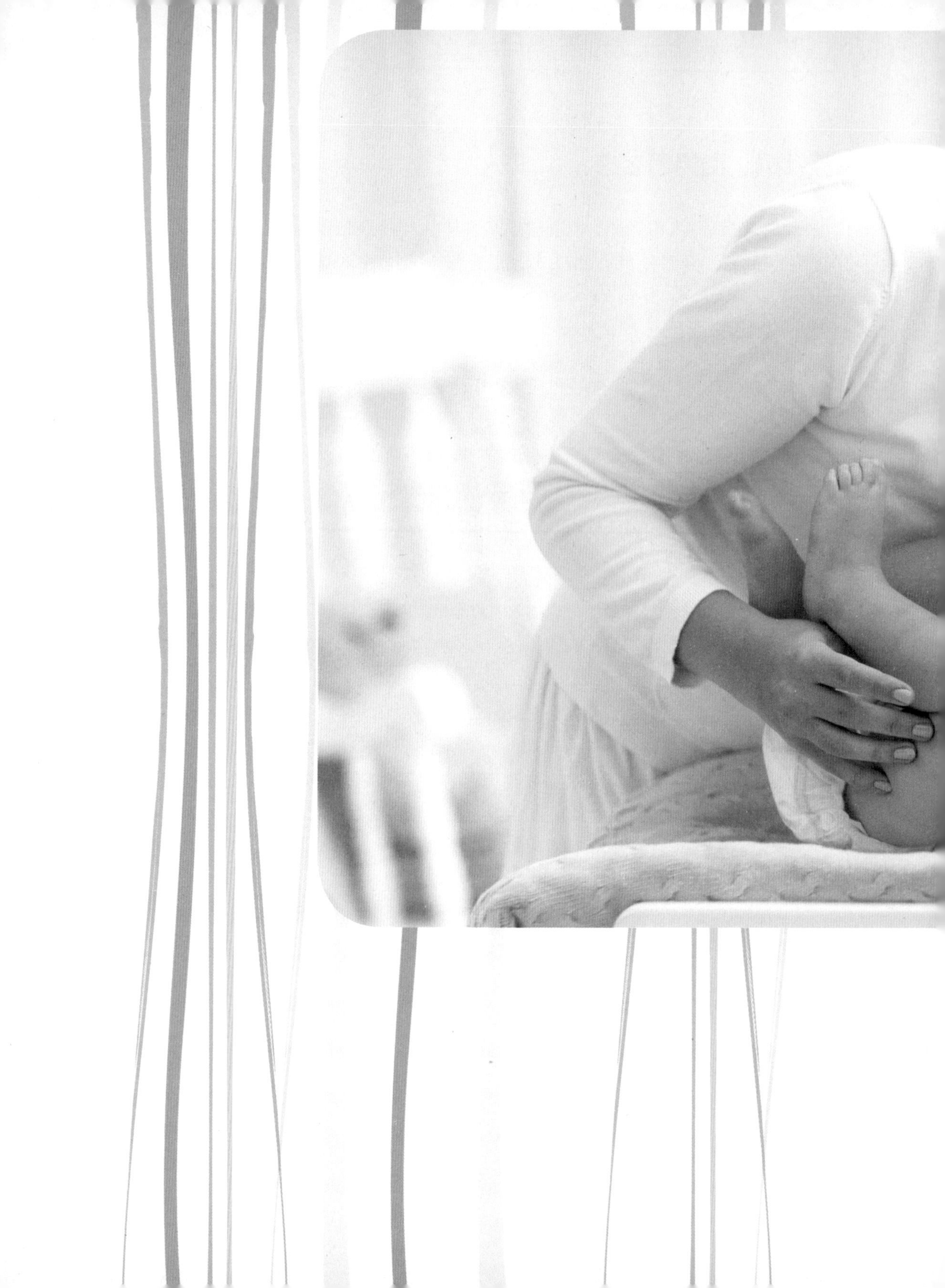

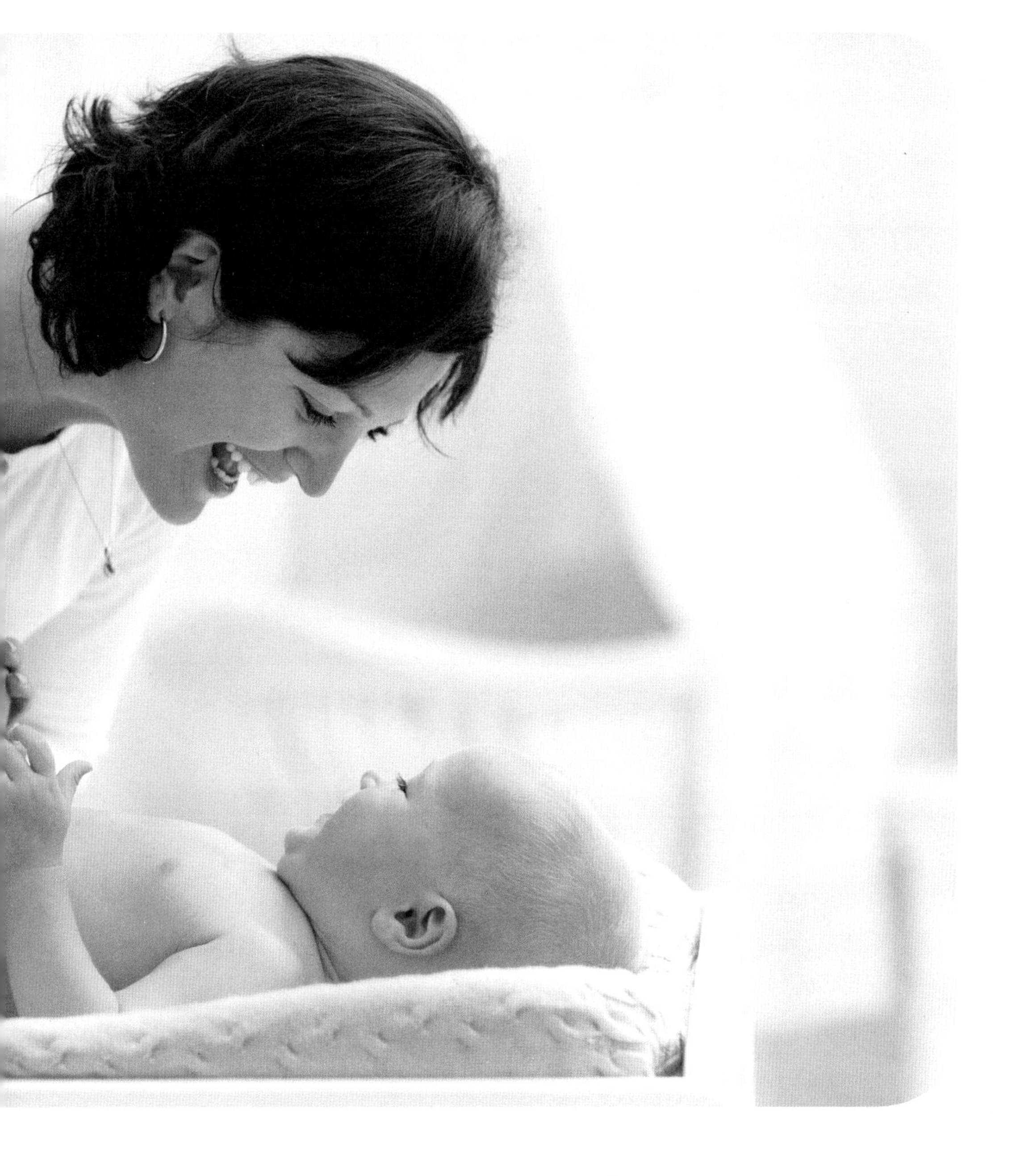

Chapter 4 疾病防护篇

新生儿黄疸

新生儿黄疸是新生儿的常见症状，是指新生儿时期由于胆红素代谢异常，引起血液中胆红素水平升高，而出现的以皮肤、黏膜及巩膜黄染为特征的病症。

病症解析

新生儿体内的红细胞多，被破坏后产生的胆红素多，而宝宝的肝脏功能尚不完善，参与胆红素代谢的转氨酶的量和活性均较差，使得胆红素到肝脏后变成结合胆红素且排出的过程受到了一定的影响，多余的胆红素随着血液流动到宝宝的身体各处，反映到外部体征，就是使皮肤和巩膜变成黄色，称为黄疸。新生儿黄疸有生理性和病理性之分，临床上以生理性黄疸多见。

生理性黄疸

新生儿生理性黄疸是指单纯因胆红素代谢引起的暂时性黄疸。黄疸多在宝宝出生后2 ~ 3天开始出现，第4 ~ 6天达高峰，以后逐渐减轻。足月儿生理性黄疸一般在出生后2周消退，早产儿在出生后3 ~ 4周消退。黄疸程度一般不深，皮肤颜色呈淡黄色，常只限于面部和上半身，宝宝的一般情况良好，体温、食欲、大小便和生长发育正常。化验血清总胆红素（TSB）水平超过正常2毫克 / 分升，但小于12毫克 / 分升。

病理性黄疸

病理性黄疸通常在宝宝出生后24小时内出现，且消退时间晚，超过正常消退时间，或黄疸在高峰时间后渐退而又出现进行性加重。病理性黄疸程度较重，常波及全身，且皮肤黏膜明显发黄，并伴有精神疲惫、少哭、少动、少吃、体温不稳定等异常情况。临床检查血清胆红素时，胆红素超过12毫克 / 分升（足月儿）或15毫克 / 分升（早产儿），或上升过快，每日上升超过5毫克 / 分升。常见的病理性黄疸有母乳性黄疸、ABO溶血性黄疸和核黄疸3种。

预防措施

就常见情况而言，大部分宝宝的黄疸虽然通常不会有什么大问题，但若能提前预防，宝宝少生病，家长也能少担心。

○ 妈妈是O型血，爸爸是A型血或者AB型血，新生儿可能会出现溶血性黄疸。不过，一般只要孕前定期做有关血清学和羊水检查，并在严密监护下分娩，宝宝出生后密切观察，出现异常给予积极治疗，通常不会有太大问题，爸爸妈妈不必过于担心。

○ 怀孕期间，孕妇要注意饮食有节，忌生冷的食物，也不要吃太饱或者让自己太饿，并忌烟酒和辛热之品，以防损伤脾胃，阻碍胎宝宝的发育。

治疗与护理

一般情况下，生理性黄疸不会危害新生儿的健康，做好日常护理即可。早产儿生理性黄疸如果程度较重，家长应引起重视，遵医嘱采取退黄措施。有些病理性黄疸对新生儿危害大，应及时就医治疗。

○ 宝宝刚出生时，在医院一天需测3次黄疸，如无异常，出生后15天复测，28天体检也会测试。如果出生时检查患有黄疸，需在医院接受治疗，出院后也要定期复诊。

○ 生理性黄疸若没有明显不适症状，一般不需要治疗。有时，医生会建议给宝宝喝葡萄糖水，以减轻黄疸程度。

○ 如果大便呈陶土色，应考虑病理性黄疸，多由先天性胆道畸形所致。如果黄疸程度较重、出现伴随症状或大便颜色异常应及时去医院就诊，以免耽误治疗。

○ 如果宝宝具有黄疸出现过早或消失过迟，或黄疸程度过重，或逐渐减轻后又再加重，精神不佳、吸奶少或拒绝吸奶等临床症状时，则属病理性黄疸，应及时去医院诊治。

○ 患有黄疸的新生儿，体内含有大量胆红素，妈妈应勤喂母乳，让宝宝多排便，尽早将体内的胆红素排出体外。

○ 新生儿期，只要不是寒冷的大风天气，母婴居住的房间每天都应开窗通风换气，让自然光线照进室内，黄疸多可自行消退。

新生儿腹泻

新生儿的消化功能不成熟，发育又快，所需热量和营养物质多，一旦家长喂养或护理不当，就容易发生腹泻。新生儿腹泻切不可轻视，要及时治疗，做好护理。

病症解析

腹泻是由于肠道受到刺激，导致肠道消化吸收功能下降，排出未消化食物成分，体内大量液体由身体内转移到肠道中，出现水样便，肠道活跃，蠕动增快，排便次数增加。新生儿由于免疫功能未发育完全，极容易发生腹泻。

一般来说，母乳喂养的新生儿很少发生腹泻，这是因为母乳的营养成分比例恰当，适合新生儿的身体需要，而且其中含有多种抗体，能增强宝宝的免疫力，预防和减少腹泻的发生。人工喂养的新生儿，会因为配方乳粉放置时间过长变质，或食具消毒不严格，或奶粉冲配不当，或对牛奶过敏等因素而引发腹泻。另外，气温骤变也可能会引发新生儿消化道功能紊乱，导致腹泻。

新生儿腹泻轻者，每天排便次数可达 10 次左右，黄绿色大便，带少量黏液，有酸臭味，蛋花汤样或薄糊状，前囟、眼窝凹陷不明显。重者多数是肠道内感染所造成，大便次数每天多达 10 ~ 20 次或更多，黄绿色水样带黏液，伴呕吐及发热、脱水症状明显、面色发灰、哭声低弱、精神萎靡、体重锐减、尿少等，很快会出现水与电解质紊乱和酸中毒等严重症状，危害宝宝的生命健康。

预防措施

新生儿腹泻重在预防。家长采取正确的喂养方法和养护措施，可以有效避免因喂养不当和护理不当造成新生儿腹泻。

○ 坚持纯母乳喂养，且喂养时要坚持正确的喂养方法，做到按需哺乳。同时，哺乳妈妈在喂奶前后要保证乳头的清洁，可用浸湿的干净毛巾擦拭，再哺喂宝宝。

○ 如果不得已进行人工喂养，要注意控制奶量，并根据宝宝的身体情况，随时调整喂养策略。同时，必须保证奶源和水源安全，做好奶具的清洗与消毒，减少病菌滋生。

○ 夏季宝宝不能捂得太厚，但一定要注意腹部保暖，可以选择小毯子加盖在腹部，“局部保暖”对预防孩子夏季腹泻至关重要。

○ 少数患儿腹泻是对牛奶蛋白过敏引起的。吃母乳的宝宝若对牛奶蛋白过敏，应继续母乳喂养，但妈妈应回避牛奶及牛奶制品至少两周。孩子症状明显改善，妈妈的饮食中可逐渐加入牛奶，如症状再出现，则妈妈在哺乳期间均应进行饮食回避，并在断奶后给孩子喂深度水解配方乳或氨基酸配方乳。不能喂母乳的牛奶蛋白过敏儿，可选用氨基酸配方乳或深度水解蛋白配方乳喂养。

治疗与护理

一旦宝宝发生腹泻，家长更要进行正确护理，以免腹泻进一步发展，引发更为严重的疾病。

○ 宝宝在急性腹泻期内最好短期禁食，这样可使胃肠道得到适当休息，对疾病恢复有利，但禁食时间不宜超过 8 小时。恢复饮食后母乳喂养的妈妈在喂奶前半小时可饮用温开水稀释乳汁，人工喂养的孩子应该改喂脱脂奶。

○ 宝宝腹泻期间哺乳妈妈的饮食一定要严格控制，以清淡为主，不吃过于油腻、生冷、辛辣的食品。

○ 护理腹泻新生儿的时候要特别注意及时补充液体，给宝宝多喂水，防止脱水。如喂水困难，或呕吐频繁，脱水在中度以上，应送孩子去医院静脉补液，否则易发生危险。

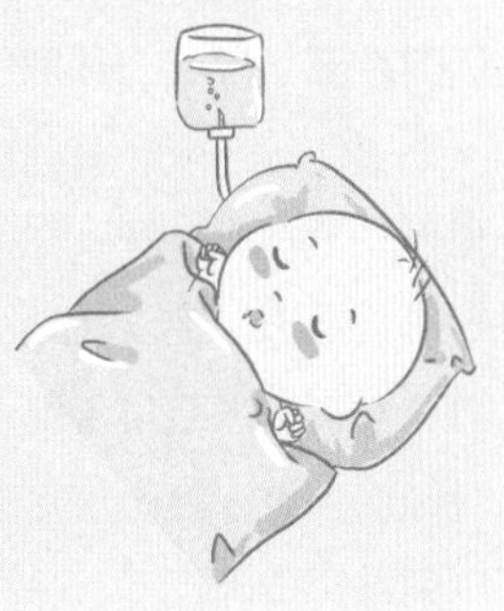

○ 由于新生儿排便次数多，尤其是腹泻时次数更多，而粪便对皮肤刺激较大，所以家长应注意给孩子勤换尿布和衣裤，每次宝宝排便之后，可用温水给宝宝清洗臀部，轻轻擦拭干净后涂上护臀膏保护皮肤。

新生儿发热

新生儿发热是一种常见的症状，在某种程度上有助于孩子免疫系统的成熟。但如果体温超过一定的范围，就可能会造成严重危害，家长应引起重视。

病症解析

新生儿正常肛温在36.2 ~ 37.8℃，腋下温度为36 ~ 37℃。当新生儿肛温超过37.8℃，腋温超过37℃时，即为发热。新生儿发热不一定是坏事，它是机体对各种有害刺激的防御反应，对免疫系统有重要的刺激作用。一般来说，新生儿的正常体温可波动于一定的范围，一旦新生儿体温超过40℃，可以引起惊厥发作，甚至造成脑损伤，应引起家长的高度重视。

目前新生儿发热的发病机制尚不完全清楚，通常认为是由产热和散热之间的复杂关系紊乱造成的。由于新生儿体温调节中枢功能不完善，汗腺组织发育也不完善，特别是早产儿和出生不到10天的新生儿，调节能力较差，加之新生儿皮下脂肪薄，体表面积相对较大，体温易受周围环境温度影响。因此，在保暖过度、包裹过多，或在夏季室内温度过高时，即可引起新生儿体温上升。另外，某些疾病也会引起新生儿发热，特别是各种病原体引起的感染性疾病，如肺炎、脐炎、败血症、化脓性脑膜炎以及各种病毒感染性疾病等。

新生儿发热症状最为明显的一个特征就是体温升高，同时脸部会发红，伴随哭闹、不爱吃奶、两眼无神、精神状态不佳等表现。有些感染性疾病引起的发热，还可能会出现其他严重症状，如精神不好或烦躁不安，吃奶减少或拒奶、呛奶，呼吸急促或呼吸不规则，体温高而四肢发凉、皮肤发花，甚至出现面色发青、呼吸暂停、惊厥等。家长应仔细观察，若出现这些严重症状，应及时带宝宝就医，以免延误病情。

预防措施

新生儿发热虽然常见，但有些发热是可以避免的。只要家长在平时的护理上多留心，宝宝发热的概率就会大大降低。

○ 根据气候、室内温度以及活动量等，及时增减衣物，以免宝宝出汗较多，内热蓄积，导致发热。宝宝面色正常、四肢温暖且没有出汗现象，说明衣物适中。

○ 平时要注意孩子脚的保暖，因为寒从脚起，一旦脚部受凉就易引发感冒发热。

○ 室内温、湿度应适宜，室温保持在20℃左右，湿度为50% ~ 60%。保持室内空气清新，经常开窗通风换气。注意，开窗通风时不能让宝宝直接吹到风。

○ 妈妈平时应多感受宝宝的体温变化，注意宝宝是否发热。比如，妈妈在哺乳时若感觉乳头有灼热感，说明宝宝口腔温度较高，可能在发热。此时，可用体温计测量宝宝的体温，一旦发现宝宝发热，要及时应对，采取措施。

治疗与护理

如果宝宝不慎发热，家长要做好护理措施，掌握正确的方法，及时降温，防止持续发热或发热温度升高。

○ 新生儿发热时应以物理降温为主，如果必须使用药物退热，一定要在医护人员的指导下进行。

○ 若宝宝所处室内温度过高，要设法降低温度，同时稍微解开新生儿的包被，方便热量的散发。不可采取捂热法，以免热量散不出去，体温会进一步升高。

○ 宝宝发热时，妈妈可以用温湿毛巾擦他的前额、颈部、腋下、四肢及大腿根部，以促使皮肤散热。同时，多喂宝宝喝奶，并适当喂宝宝喝白开水，帮助补充发热流失的水分。

○ 一旦宝宝发热超过39℃并持续一段时间后仍无退热迹象，一定要马上带宝宝就医，看看是否是由其他病症引起的发热，并及时进行相应的处理。

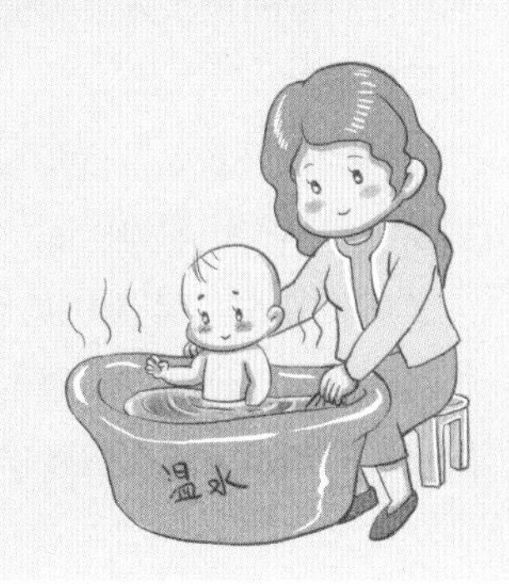

新生儿肺炎

新生儿肺炎是新生儿时期常见的呼吸道感染疾病之一，四季均可发生，尤以冬春季多见。新生儿肺炎是一种危急重症，病死率较高，家长一定要引起重视。

病症解析

新生儿肺炎早期并无特殊症状，仅表现为反应低下，精神萎靡，哭声微弱，食欲不振，呼吸增快，面色灰白，唇周、肢端发绀；体温没有明显升高，少数体质好的新生儿会发热，症状类似于感冒。由于初期症状不明显，家长通常不易察觉。等到病情加重，患儿可出现生理性黄疸加重的症状，皮肤出现瘀点，并发败血症，呼吸浅短而急促，每分钟可达 80 ~ 100 次，鼻翼微有煽动，发绀明显，更严重的则会出现点头呼吸，甚至在唇缝间吐出泡沫，有并发脓胸的可能。

根据发病原因的不同，临床可以将新生儿肺炎分为两大类：吸入性肺炎和感染性肺炎。

吸入性肺炎又可分为羊水吸入性肺炎、胎粪吸入性肺炎、乳汁吸入性肺炎。羊水吸入性肺炎即胎儿在宫内或分娩过程中吸入大量羊水所致的肺炎，症状轻重与羊水吸入量的多少有关；胎粪吸入性肺炎，是由于胎儿在宫内或出生时吸入较多混有胎粪的羊水所致，以呼吸窘迫为主要临床表现，多见于足月儿或过期产儿；乳汁吸入性肺炎，即指乳汁在吞咽时被吸入呼吸道，引起窒息、呼吸困难等表现，肺部继发感染时与细菌性肺炎相似。

感染性肺炎是呼吸道感染病菌所致，可发生在产前、产时或产后，由细菌、病毒、霉菌等不同的病原体引起。

因为新生儿肺炎和其他很多感染一样，有类似发热、食欲不振、皮肤潮红、面色苍白等症状的出现，如果家长无法根据孩子的症状表现判断其是否患上了新生儿肺炎，建议及时带宝宝去医院就诊，医生会根据其症状、体征和相关的检查进行科学的诊断。

预防措施

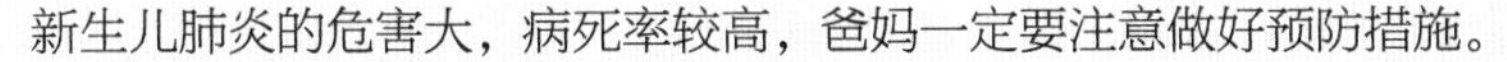

新生儿肺炎的危害大，病死率较高，爸妈一定要注意做好预防措施。

○ 妈妈要选择正规医院进行分娩，为宝宝提供卫生状况良好的出生环境。

○ 采用正确的哺乳姿势。喂奶后，可以竖着抱起宝宝，轻拍其背部，帮助宝宝排出胃里的空气，能有效降低宝宝患新生儿吸入性肺炎的风险。

○ 为宝宝营造一个舒适、洁净的生活空间，经常为宝宝的房间通风换气，使空气流通，有助于减少感染概率。

○ 宝宝出生后使用的衣服、被子和尿布应该是柔软、干净的，哺乳用具使用前后应进行彻底的消毒，在抱宝宝之前，要注意洗手。

○ 家庭成员若有感染性疾病者，应与宝宝隔离；如果宝宝其他身体部位有感染，如脐炎、皮肤感染等，应及时治疗，因为病菌可能经过血液循环到肺部，引起新生儿肺炎。

治疗与护理

如果宝宝不慎患上了新生儿肺炎，家长也不必过于惊慌。此时，学会正确的护理很重要，科学护理能帮助改善宝宝的不适症状，缓解病情。

○ 若吃母乳的宝宝患上肺炎，应继续母乳喂养，但妈妈每次喂奶量不宜太多，同时注意饮食清淡、易消化，摄入足够的优质蛋白，增加乳汁营养，可以多吃些鱼肉、牛奶、鸡蛋、豆腐及新鲜蔬果等；配方乳喂养的宝宝，应注意控制奶量，少量多餐喂食。

○ 肺炎患儿多数伴有高热，易出汗。妈妈不要给宝宝穿衣过多，及时给患儿更换潮湿的衣服，用干净的毛巾擦干患儿汗液，并及时为患儿补充水分，最好是温开水，也可以是盐糖水。

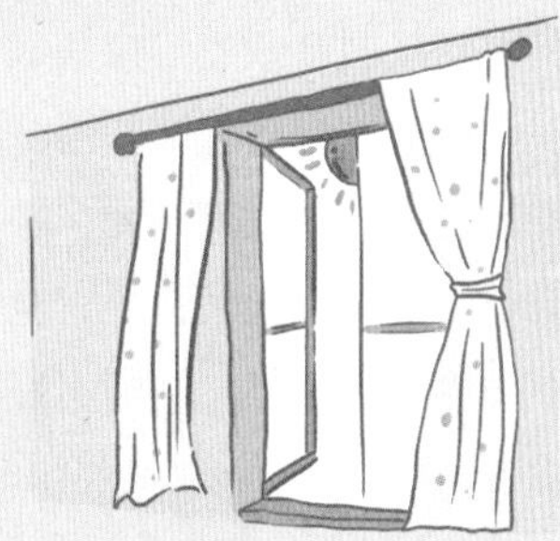

○ 保持室内空气清新、温度和湿度适宜，室温宜控制在 18 ~ 20℃，湿度保持在 60%，经常给房间通风换气，并保持安静、整洁的环境，让宝宝好好休息。

○ 及时清除宝宝口鼻分泌物，以保持呼吸道通畅；经常给宝宝变换睡姿，促进呼吸道分泌物排出。

新生儿脐炎

新生儿出生后一周左右的时间，脐带会自动脱落。在脐带脱落前，脐部易成为细菌繁殖的“温床”，易发生新生儿脐炎，因此，家长一定要重视宝宝的脐带护理。

病症解析

脐带是胎儿在母体内由母亲供给胎儿营养和胎儿排泄废物的通道。新生儿出生后，脐带结扎会使新生儿腹腔与外界直接相通的通道被堵塞。所剩下的 1 厘米左右的脐带残端，会逐渐干枯、变细，慢慢变为黑色，然后自行脱落。

新生儿脐炎是由于断脐时或出生后处理不当而导致的脐部感染。新生儿脐炎的常见病原体有：金黄色葡萄球菌、大肠杆菌、溶血性链球菌等。常见病因有以下几点。

- 在断脐前后，如果消毒处理不严，护理不当，容易造成细菌污染，引起脐部发炎。
- 冬季出生的新生儿脐部包得较严，不透气，易发生脐炎。
- 脐带脱落前，如果宝宝的脐带内不小心进了水，也会引发脐炎。
- 给宝宝换尿布时，如果不小心将尿布盖在宝宝的脐带上，尿布就会摩擦脐带，尿液也会污染脐带，极易引发脐炎。

脐带根部发红，或脱落后伤口不愈合、脐窝湿润、流水等，是新生儿脐带发炎的初期表现。这时，宝宝除脐部有异常外，体温与食欲均较正常。如未能得到及时有效的治疗，病情会迅速发展，脐周皮肤红肿，脐窝有浆液脓性分泌物、带臭味，继而红肿加重或形成局部脓肿，并波及大部分腹壁，病情危重会引起腹膜炎，并有全身中毒症状。同时可伴有发热、不吃奶、精神不好、烦躁不安等表现。严重者细菌进入血液循环可引起败血症而危及生命。

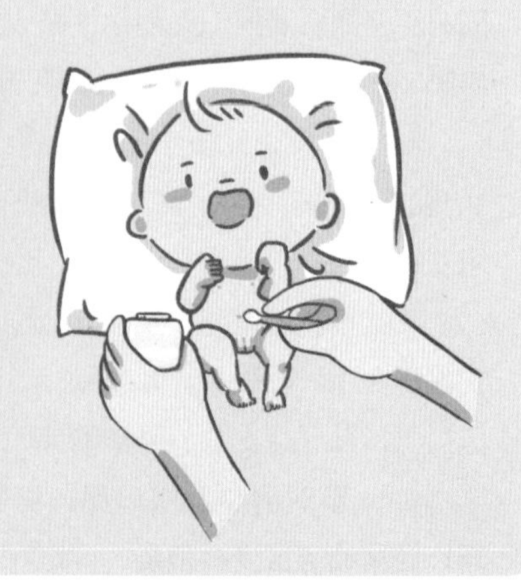

预防措施

家长应重视宝宝的脐部护理，尤其是在宝宝脐带未自行脱落前。

○ 在新生儿脐带未自行脱落前，家长应每日检查其脐部，观察脐带残端有无出血、渗液等情况，若发现出血要及时就医。脐带脱落后也应认真观察创面，如果见有液体分泌物流出，或出现红肿，且咳嗽、哭闹时加重，应怀疑脐部感染，及时就医。

○ 在给宝宝护理脐部前，家长一定要先洗净双手，保持手部清洁和干爽，避免将手上细菌带给宝宝。

○ 保持脐部干燥，不要让湿衣服和尿布捂住脐带，给宝宝洗澡时要做到尽量不打湿脐部，不要将宝宝全身浸在澡盆内，以防脐部被水浸湿，而出现糜烂或感染。若不慎打湿脐部，洗完澡后要用消毒棉签吸干脐窝的水。

○ 脐部一旦被尿液或粪便弄脏，一定要及时清理，并在清理后做脐带消毒护理。

○ 做好脐部日常护理。一般情况下只要用消毒棉球蘸取 75% 的酒精涂擦脐部，由内向外做环形消毒，然后盖上消毒纱布，再用胶布固定即可。消毒或换药时要严格执行无菌操作，保持局部干燥，并注意保暖，防止宝宝受凉。

治疗与护理

如果宝宝不慎患上脐炎，家长也不必过于惊慌，配合医生治疗，在家正确护理，都能帮助改善宝宝不适症状，让宝宝快速恢复健康。

○ 若宝宝患上脐炎，尤其要注意保持脐部干燥、清洁，脐部若有渗液需及时用消毒棉签处理。

○ 最好给患有脐炎的宝宝使用吸水、透气性好的消毒尿布，宝宝哭闹时要检查尿布有无污染，若已有大、小便，需及时更换。

○ 脐带残端脱落后注意观察有无樱红色的肉芽肿增生，还要注意是否有脐部渗血，若发现异常应及时就医，进行适当的处理，以防脐炎进一步加重。

○ 如果宝宝脐带发炎症状较为严重，可在医生指导下采用抗生素治疗；如果脐部已经形成脓肿，医生一般会及时切开引流并换药。

新生儿结膜炎

有些新生宝宝眼睛里会出现黄白色的分泌物，而且越来越多，甚至连眼睛都睁不开。其实，这是宝宝患了新生儿结膜炎。

病症解析

新生儿结膜炎是新生小宝宝很容易感染的一种眼病。结膜炎俗称红眼病，是结膜感染所致的感染性疾病。新生儿的眼睛被病原体感染后，一般在出生后 5 ~ 14 天发病，表现为眼睑肿胀，结膜发红、水肿，同时眼睛有分泌物。分泌物一开始为白色，但可能会很快转为脓性，成为黄白色分泌物。可能先是一侧眼部感染，随着病情发展使另一侧眼睛也被感染。若未及时护理和治疗，炎症会侵犯角膜，影响日后视力发育。

金黄色葡萄球菌、流感杆菌、淋球菌、肺炎球菌、大肠杆菌和沙眼衣原体等是引起新生儿结膜炎的主要病原体。新生儿容易感染以上病原体主要与其免疫力及生理发育均没有发育完全有关，另外出生时若受到感染也可能引发新生儿结膜炎。具体如下。

○ 新生儿免疫系统发育不完全，对病原体的抵抗力弱，那些不会使成人和大一些的儿童致病的病原体，可能让小宝宝遭受感染。

○ 新生儿泪腺尚未发育完善，因而眼泪较少，不易将侵入的病原体冲洗掉，容易使它们在眼部聚集、繁殖，引起结膜炎。

○ 出生时，婴儿的头部要经过妈妈的子宫颈和阴道，如果这些部位有细菌，宝宝的眼部很容易因为受到污染而被感染。

预防措施

对于刚刚脱离母体环境，接触外界生活的新生儿来说，周围存在很多的病原体，稍不注意就容易感染结膜炎，所以，家长一定要做好新生儿结膜炎预防工作。

◯ 从孕期就要开始预防。如果在怀孕期间出现白带增多，并呈脓性，或是准爸爸感染了淋病，孕妈妈要立即去医院进行检查并彻底治疗，这样可避免新生儿在出生时被淋球菌感染，患上新生儿淋菌性眼结膜炎。该病在感染严重时可迅速侵犯角膜，治疗不及时会造成角膜穿孔，导致失明，对新生儿的健康危害极大。

◯ 新生儿出生后，马上使用眼药预防病原体感染，可以大大减少致病的概率。但需遵医嘱用药。

◯ 家长平时照顾孩子时一定注意保持双手及衣物清洁，千万不能随意用不干净的物品擦洗孩子的脸和眼。

治疗与护理

一旦宝宝感染结膜炎，家长还应学会正确的护理方法，以免影响其将来的视力。

◯ 如果宝宝的眼睛出现了结膜炎症状，家长对其使用过的物品，特别是毛巾、手帕等进行煮沸、消毒、晾晒。

◯ 每次给宝宝清除眼部分泌物时，家长先用流动的清水将手洗净，再将消毒棉签在温开水中浸湿后轻轻擦洗。如果睫毛上分泌物较多，可用消毒棉球浸上温开水湿敷一会儿，然后换一个湿棉球从眼内侧向眼外侧轻轻擦拭。清洗完后，在医生指导下滴用抗生素眼药水。

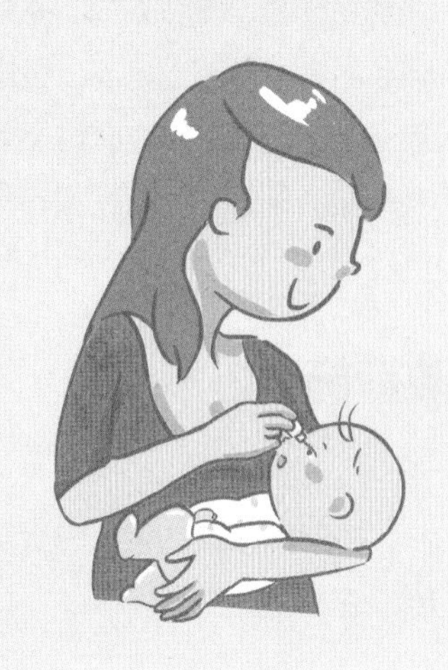

◯ 给宝宝滴眼药水时，应将药水滴入宝宝的外眼角，不要滴在黑眼珠上或让药瓶口碰触眼睫毛，保持药瓶口离眼 2 厘米，每次 2 ~ 3 滴即可。滴后松开手指，家长用拇指和食指轻轻提宝宝的上眼皮，以防药水流进鼻腔。若双眼均需滴药，应先滴病变较轻的一侧，再滴较重侧，中间最好间隔 3 ~ 5 分钟。

◯ 如果宝宝眼部红肿明显、脓性分泌物过多及白眼球充血，一定要及时去医院诊治，不得延误。

新生儿鹅口疮

宝宝出生后不久，若经常出现不明原因的哭闹、拒食，且嘴巴里有很多像奶斑一样的东西黏在口腔壁上，无法用棉签擦掉，这就是鹅口疮。

病症解析

鹅口疮是新生儿常见的一种口腔炎症，俗称“白口糊”。它是由白色念珠菌感染所致的口腔黏膜炎症，又称口腔念珠菌病。白色念珠菌在健康人皮肤表面、肠道、阴道寄生，正常情况下并不致病。但新生儿由于自身免疫力低下，需要其他人照顾，通常会因为交叉感染白色念珠菌而诱发鹅口疮。

宝宝出生时可能经产道感染白色念珠菌，出生后在育婴室中也可能感染，进食时可能会因乳具消毒不严、乳头不洁或喂奶者手指污染而感染。另外，正常情况下，白色念珠菌的繁殖会受到其他细菌的抑制，但若宝宝生病或长期使用抗生素、肾上腺皮质激素，正常细菌对白色念珠菌的抑制作用会减弱，白色念珠菌大量繁殖，从而导致鹅口疮。

鹅口疮多发生在宝宝的口腔内舌、颊黏膜、上下唇内侧、齿龈、上颚等处，主要表现为牙龈、颊黏膜或口唇内侧等处出现乳白色奶块样的物体，呈斑点状或斑片状分布。初起时常在舌面上出现白色斑膜，继而蔓延到牙龈和颊外，发病处有斑片白膜，周围黏膜充血。发病时口腔有灼热刺疼和干燥感，部分患儿伴有低热的症状，严重时斑膜可波及咽喉、气管或肠道黏膜等部位，造成不适。

预防措施

虽然外界存在很多导致宝宝发生鹅口疮的因素，但只要防御得当，也能减少鹅口疮的发生。

◎ 妈妈在生产过程中，尽量不要使用抗生素，以免增加宝宝感染鹅口疮的概率。

◎ 保持乳头的清洁，妈妈在喂宝宝之前，要先将乳房清洗干净，喂奶后也要清洗乳房，以保障乳房的健康。

◎ 不要用手指直接触摸宝宝的口腔，以免将致病菌直接带入宝宝口腔。

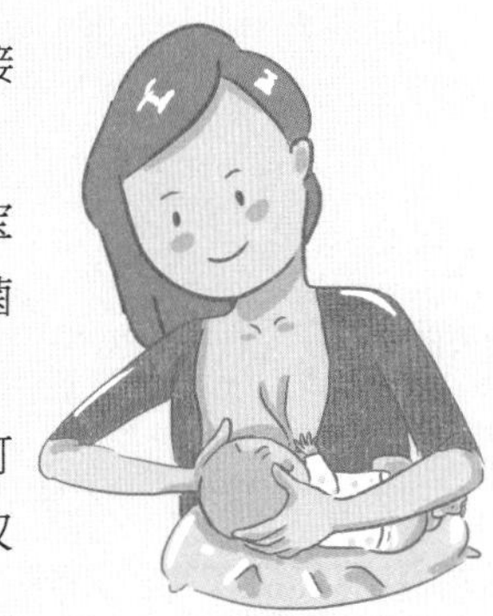

◎ 宝宝的玩具、毛巾、奶瓶、奶嘴、尿布等经常和宝宝保持亲密接触的物品，应做到及时清洁和消毒，以免成为病菌的传播源。

◎ 宝宝每次喝完奶之后或早晚起床后、就寝前，家长可以用干净的纱布，蘸水轻轻擦拭其口腔内壁及牙床，这样不仅可以远离鹅口疮的危害，还可让宝宝从小就习惯接受口腔清洁。

治疗与护理

宝宝长鹅口疮时可能会不愿意吃奶或哭闹，家长一定要做好护理工作，以减轻宝宝的不适，促进身体痊愈。

◎ 当发现宝宝口腔内有类似奶斑存在时，不要随便揩洗，以免黏膜损伤引起细菌感染。可在确诊宝宝患有鹅口疮后，用消毒药棉蘸 2% 的小苏打水擦洗宝宝口腔，擦洗时动作要轻，每天 1 ~ 2 次。

◎ 在新生儿患有鹅口疮期间，常常会出现吸吮无力的状况，妈妈在哺乳或者喂养时，要有耐心，少量多次、间歇喂养，保证奶量充足摄入。若宝宝拒绝吸吮，可把奶挤出来喂给宝宝，以保障宝宝营养的摄入。

◎ 对于新生儿鹅口疮的治疗，通常用药后见效快，但易复发，因此要巩固治疗，一般用药 2 ~ 3 天见效，应再巩固用药 3 ~ 4 天，复发的可能性就小了。在使用抗霉菌药物的同时，用消毒棉签蘸苏打水清洗口腔，可使治疗效果更好。

新生儿低血糖

新生儿低血糖是指发生于新生儿群体，血糖低于相同年龄段最低正常指标的情况。低血糖会影响宝宝的脑部功能，损害神经系统，家长需要引起足够重视。

病症解析

新生儿低血糖往往不容易发现，那是因为不少新生儿低血糖患者从表面上看几乎无异常。少数患儿可能出现喂养困难、嗜睡、皮肤青紫、哭声异常、颤抖、震颤，甚至惊厥等症状，症状多发生在出生后数小时至 1 周内，这时需要及时带宝宝就医。新生儿低血糖有短暂性和持续性之分。其中，持续性低血糖对新生儿的危害大，如果宝宝长时间持续低血糖，会使中枢神经受到损害，轻则智力发育迟缓，重则可能出现智力低下、白痴等严重后果。

暂时性低血糖

通常胎儿肝糖原储存主要发生在妊娠的后 3 个月，如果宝宝是早产儿，会因为胎龄过小而不能储备足够的肝糖原，出生后会有暂时性低血糖出现；围产期遇到缺氧、酸中毒等刺激时，肝脏细胞会加速肝糖原的分解，同时由于在缺氧环境下葡萄糖消耗的增加，也会导致葡萄糖存储不足；足月小样儿由于宫内生长迟缓，不仅在肝糖原的储存速度上有所不足，将非糖物质转化为糖的能力也十分有限。另外，孕妇患糖尿病，会增加胎儿患高胰岛素血症的概率，Rh 溶血病会刺激胰岛素的分泌，导致葡萄糖利用增加。这些情况下的新生儿都容易出现暂时性低血糖。

持续性低血糖

持续性低血糖往往由一些疾病引起，高胰岛素血症，如胰腺瘤、胰腺细胞异常增生、贝克威思威德曼综合征；内分泌缺陷，如垂体功能紊乱、皮质醇偏低、生长激素缺失；遗传代谢病，如糖、脂肪酸、氨基酸的代谢异常等，都可能引发持续性低血糖。

预防措施

只要做好预防措施，新生儿暂时性低血糖是完全可以避免的，即便是持续性低血糖，也能找到预防出现低血糖症状的方法。

○ 自然分娩的产妇在产前应适当进食，以富含热量的流质、半流质食物为主，如藕粉、稀饭等，必要时可给予葡萄糖静脉注射，提高其生产时的血糖浓度。

○ 新生儿自出生后或者一送入医院就要对婴儿进行血糖监测，以便及时了解宝宝体内血糖含量，并有效预防低血糖的出现。

○ 为了防止刚出生的宝宝低血糖，宝宝出生后应立即与妈妈皮肤接触，吮吸妈妈的乳头，尽早吃上母乳。

○ 对易于出现低血糖的宝宝应该及时补充葡萄糖。在分娩 1 小时后每小时喂食 5 ~ 10 毫升浓度为 10% 的葡糖糖液。若特殊情况不能喂养的，可以采用静脉滴注的方法。

○ 针对早产、体重过轻、发生窒息的新生儿，要立马注射葡萄糖液，浓度要维持在 5% ~ 10%，注射分量不应太多，以便把握血糖浓度，维持血糖稳定增长。

治疗与护理

低血糖宝宝在医院时需要精心护理，出院后也需要家长无微不至的呵护。

○ 坚持按需喂养，如果宝宝比较嗜睡，妈妈需要每隔 2 ~ 3 小时将宝宝叫醒并喂奶。切不可延误喂养，以免加重病情。

○ 家长要留心观察宝宝的神志、哭声、呼吸、肌张力及抽搐情况，如发现呼吸暂停，要立即予以拍背、弹足底刺激等初步处理，并立即就医。

○ 根据患儿体重、体温的情况，可给予热水袋或温箱保暖。

○ 宝宝的房间需要每日通风，减少亲戚探视时间；宝宝的床单、衣物要柔软，并保持清洁、干燥；宝宝的用具要彻底消毒。

○ 对于新生儿低血糖高危人群，家长要多留心观察宝宝发生低血糖时的潜在症状，早发现、早治疗，出院后也应遵循医嘱，定时复诊。

新生儿湿疹

新生儿湿疹是一种常见的过敏性皮肤病，多见于过敏体质的新生儿。牛奶、鸡蛋等食物，以及紫外线、人造纤维、生活环境变化等都可诱发新生儿湿疹。

病症解析

新生儿湿疹又名奶藓，初发于宝宝头、面部，逐渐蔓延至颈部、肩部、躯干、四肢。初起时为红斑或小红丘疹，随着病情的发展，宝宝的皮肤上会出现水疱、脓疱、黄白色鳞屑及痂皮，也可能会有渗液、糜烂等现象。可因搔抓而继发感染，引起局部淋巴结肿大，极少数宝宝可发生全身感染。湿疹引起的瘙痒，会让宝宝经常哭闹、躁动不安，进而影响哺乳和睡眠。

湿疹多发生在宝宝出生后的前 3 个月，6 个月以后逐渐减轻，1 ~ 2 岁以后大多数患儿逐渐自愈。诱发新生儿湿疹的原因很多，常见的有以下几种。

○ 遗传因素，如果父母一方曾患有过敏性疾病，那么宝宝患湿疹的可能性很大。

○ 食物因素，宝宝对牛奶、蛋白过敏，可诱发湿疹；妈妈在哺乳期过多食用鱼、虾、肉、鸡蛋等高蛋白饮食，以及辛辣刺激性食物，可通过乳汁影响宝宝，诱发湿疹。

○ 月子期捂着宝宝，用过热的水给宝宝洗澡，或室内比较潮湿、温度过高，很少开窗通风换气，不注意卫生等，都可能诱发宝宝湿疹。

○ 羊毛织品、人造纤维衣物、花粉、螨虫、汗液、尿液、空气干燥等都可能引发湿疹。

○ 不当用药、细菌感染、病毒感染等也可导致本病发生。

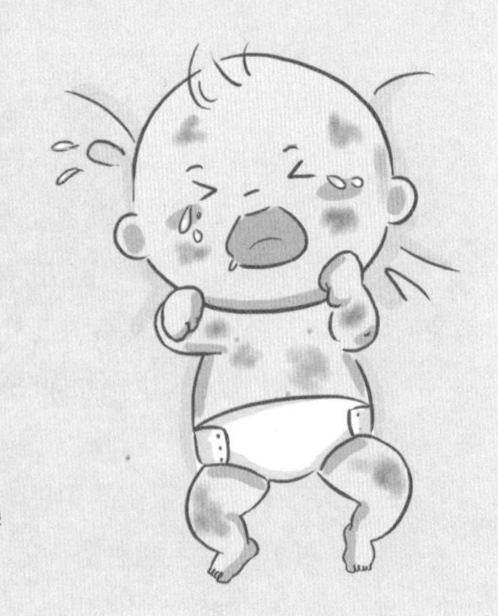

预防措施

新生儿湿疹重在预防，家长应有意识地营造适宜宝宝生活的环境，尽量让其远离致敏因子。哺乳妈妈还应注意自己的饮食，远离致敏因子。

○ 提倡母乳喂养，如果是配方乳喂养的宝宝，应尽量选择低敏奶粉。

○ 哺乳妈妈的饮食应清淡，还要做到勤喝水，少吃盐。

○ 如果哺乳妈妈对某种食物过敏，哺乳期间应避免食用，食用其他易引起过敏的食物时也应注意观察喂奶后宝宝的状态，一旦宝宝出现不适，应避免。

○ 妈妈要让新生宝宝远离化纤衣物，避免身处过热、过湿的环境。

○ 给宝宝洗澡要用温清水，切勿使用含香精或碱性重的沐浴产品。

○ 避免让宝宝接触可能会导致过敏的物品，将容易积尘的物品移到室外，地毯、填充玩具也要少接触，家中尽量不养宠物，室内尽量不种植花卉植物。

治疗与护理

家长一定要注意科学用药、正确护理，呵护好宝宝娇嫩的皮肤。

○ 在医生的指导下用药，不要自行给患湿疹的宝宝用药，避免用药不当加重病情。

○ 宝宝的贴身衣物和被褥应尽量选用棉质的，且衣服宽松、柔软。如果宝宝体温过热、出汗较多，可适当少穿些衣服并及时更换，以保持身体干爽。

○ 为宝宝洗澡时，选用弱酸性的皮肤清洁剂，洗澡时间以 5 ~ 10 分钟为宜，水温 36 ~ 38℃，这样不会刺激宝宝皮肤。

○ 宝宝的尿布要勤洗，而且最好不要用洗衣粉洗，如要用一定要用水漂洗干净。洗完后一定要在阳光下晾干。

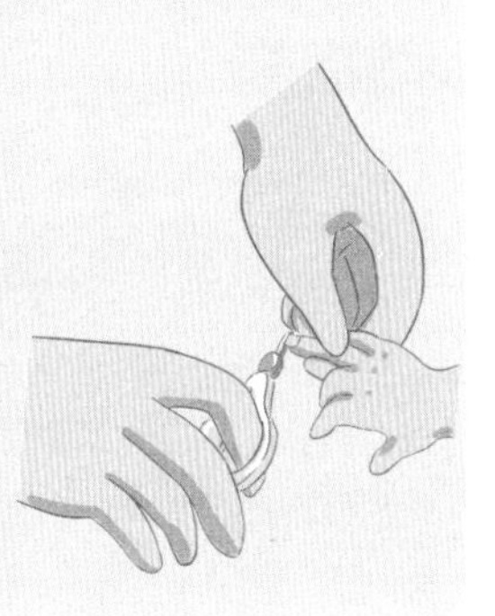

○ 母乳喂养的新生儿如果不慎患上了湿疹，妈妈要注意避免摄入易引起过敏的食物，并保证饮食清淡。

○ 要勤为湿疹宝宝修剪指甲，避免宝宝抓破疱疹引起继发感染。尽量不要给宝宝戴手套，以免限制宝宝手部动作的发展。

○ 湿疹很顽固，且容易复发，家长的护理要有耐心。

新生儿尿布疹

尿布疹医学上又称红臀，俗称“红屁股”，是受到尿布刺激而引起的皮疹，是新生儿和 1 岁前宝宝常见的皮肤病。

病症解析

小宝宝臀部的皮肤非常薄嫩，尤其是新生儿，由于经常受到尿、便刺激，加上大人经常比较用力地擦拭局部等，很容易出现尿布疹。尿布疹常见于尿布覆盖的部位，是新生儿常见的一种皮肤炎症，主要表现为与尿布接触的生殖部、肛门周围及臀部、大腿外侧皮肤发红、发肿，甚至出现溃烂、溃疡及感染，稍有轻微的外力或摩擦便会引起损伤。有红屁股的宝宝还伴有不安、烦躁、睡不踏实等症状。

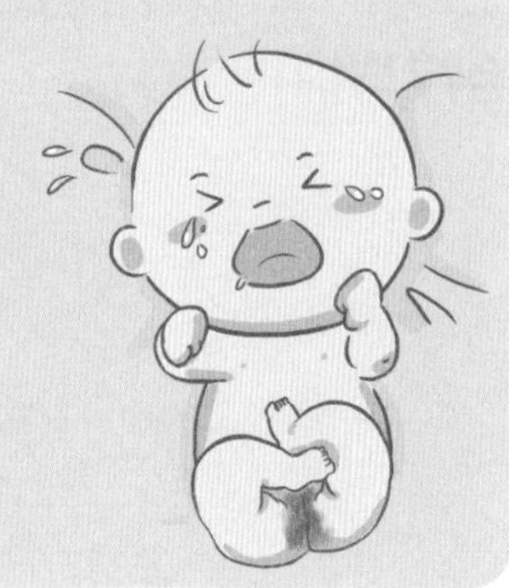

尿布疹有可能是由于潮湿、摩擦、皮肤敏感引起的，也可能是宝宝自己的尿液引起的。如果宝宝的尿布长时间没有更换，或尿布未清洗干净，或长期使用不透气材料的尿布，排泄物中含有的消化性的物质侵蚀皮肤，加上宝宝皮肤非常薄嫩，就会出现尿布疹。

预防措施

对于尿布疹，最重要的是预防，家长应要宝宝勤换尿布，保持臀部清洁和干燥。

○ 做好宝宝臀部的清洁。宝宝大便后家长要用温水清洗臀部，或用湿棉球蘸取具有清洁作用的润肤露从前向后轻轻擦拭干净臀部，待自然晾干后擦上护臀膏。避免使用爽身粉，因为粉剂吸水后容易结成颗粒，对宝宝皮肤有刺激作用。

○ 尿布或纸尿裤要勤换。新生儿通常 3 小时换一次，但如果不到 3 小时尿量就很多了，要提前更换，每次大便后应立即更换，使臀部皮肤保持干爽。

○ 选择质量好的纸尿裤或尿布。给宝宝使用的纸尿裤应保证卫生和质量，选择正规品牌、面料柔软、透气性好的；尿布要选择细软、吸水性强的纯棉布。

○ 宝宝换下的尿布要及时放入盆中清洗干净，要用婴儿专用肥皂和开水烫洗，然后用清水漂洗，在阳光下晒干，以保持尿布清洁和柔软。不可将尿湿的尿布不经冲洗就直接晾干后使用。

○ 让臀部皮肤多与空气接触，不要让宝宝的臀部长时间捂在尿布或纸尿裤中。天气温和而宝宝又无不适时，可适当将其臀部暴露在空气中，每天 1 ~ 2 小时。

○ 夏季天气炎热，是尿布疹的高发季节，家长更要多加预防。

治疗与护理

对于出现尿布疹的宝宝，家长在护理时一定要有耐心，保持臀部清洁、干爽是第一要务，另外，若宝宝尿布疹严重，应及时就医。

○ 勤换尿布或纸尿裤，每次洗澡或清洗臀部之后，应用干净柔软的布把孩子屁股擦干，保持干燥，尿布疹自然好得快。

○ 妈妈可以准备适量芝麻油，加热冷却后，在每次给宝宝换尿布时，取适量涂抹在臀部，有助于改善尿布疹。

○ 给宝宝用药应遵医嘱，不可随意使用类固醇霜剂，以免造成肾上腺抑制。

○ 给宝宝抹药膏前，先用温水将臀部进行清洗，轻轻揩干水分后，用棉签蘸上药膏，贴在皮肤上轻轻滚动，均匀涂药。若尿布区域已破溃，可在每次温水冲洗局部后，将吹风机调至弱档，用热风吹干，然后涂抹药膏。

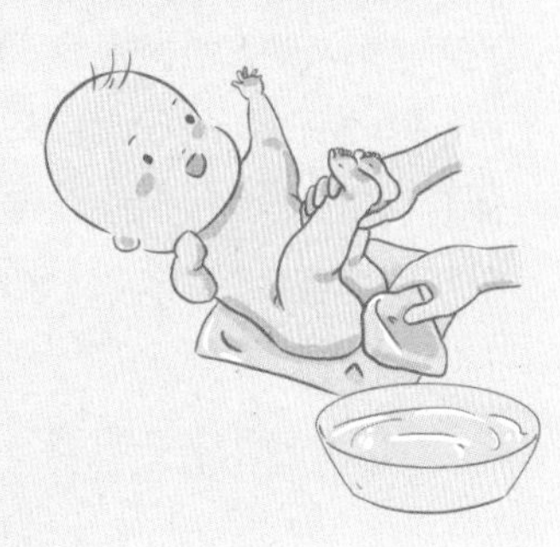

○ 不要经常用湿纸巾给宝宝清洁臀部，因为大部分湿纸巾含有酒精成分，容易刺激宝宝臀部皮肤，加重感染和不适。

新生儿败血症

新生儿由于免疫系统尚未成熟，免疫功能不完善，非常容易感染外界病原体而患病，败血症就是新生儿易感染的疾病之一。

病症解析

新生儿败血症是指发生在新生儿时期的一种严重的感染性疾病，病原体侵入新生儿血液并生长、繁殖、产生毒素而造成的全身性炎症反应。由于新生儿生理的特殊性，病原体很容易在全身扩散，病情进展快，危害大，死亡率较高。

新生儿败血症主要是由大肠杆菌、金黄色葡萄球菌、表皮葡萄球菌、克雷白杆菌及 B 组链球菌感染所致。事实上，病原体因不同地区和年代各异，我国多年来一直以金黄色葡萄球菌和大肠杆菌感染多见。

并不是病原体侵入血液后，就一定会形成败血症，而是由很多因素共同决定的。比如病原体毒素的强弱、病原体数量的多少、新生儿当时的免疫功能好坏等。新生儿因为特异性免疫功能和非特异性免疫功能都不完善，所以往往很容易患上败血症。

宝宝在出生前可通过母体胎盘感染病原体，出生时可因产程延长、胎膜早破等因素而患上炎症，出生后病原体可通过破损的皮肤黏膜、呼吸道、泌尿道等参与人体全身血液循环而引发感染。另外，新生儿的脐部也是细菌容易入侵的部位。

新生儿败血症的临床表现在早期以非特异性症状为主，包括精神不好、反应不佳、哭声减弱及吃奶欲减退等。随着病程的进展，多数患儿可表现出发热，黄疸过重，或消退延迟或消退后再出现，早产儿与未成熟患儿则主要表现为体温不升，少数患儿可表现体温不稳定，由于炎症反应与脏器的受累，可先后出现肝脾肿大，部分新生儿可出现兴奋－激惹症状，也有部分早产儿可表现四肢肌张力减退。

预防措施

新生儿败血症的危害非常大，积极预防败血症非常重要。

○ 妈妈在孕期要定期做产前检查，分娩过程应严格执行无菌操作。对胎膜早破、宫内窒息或产程过长的新生儿，应进行预防性治疗。对有感染与发热的妈妈，视情况接受抗生素治疗。

○ 对可能发生败血症的高危新生儿，应严密监测，注意观察新生儿面色、吮奶精神状况及体温变化。

○ 新生宝宝出生后要每天检查脐部，保持脐部清洁干燥。脐带脱落后，脐凹可稍有分泌物或表现湿润，此时，可用络合碘消毒，切勿撒消毒粉、痱子粉等，以防感染。

○ 保持宝宝口腔皮肤黏膜的清洁，避免感染或损伤。不要挑“马牙”，割口腔脂肪垫，不要用粗糙不洁的布巾擦洗新生儿口腔，以免损伤口腔黏膜。

○ 一旦新生儿皮肤化脓感染，要进行隔离，对其使用的用具全面消毒，防止各种途径的感染。

治疗与护理

一旦宝宝患上败血症，除了需要在医院进行正确的医疗处理之外，还需要家长多留心，做好宝宝的日常护理。

○ 在发现新生儿患上败血症时，就要及时遵医嘱选择正确的抗菌药物医治，必要时几种药物联合使用，但要注意避免二重感染。

○ 体温偏低的宝宝要及时保暖，体温过高可散开包被、多喂水、洗温水澡等。

○ 及时清除脐部、口腔、皮肤的病灶，防止感染蔓延。若婴儿出院后发生脓疱疹或脐炎，在加强护理的同时还需局部用药，用 3% 过氧化氢或 5% 络合碘溶液消毒患处，并保持局部清洁干燥。

○ 败血症患儿体温不稳定，可能会发热；若出现发热，可采取物理方法降温。

○ 若新生儿病情痊愈出院，出院后不必再用药；若新生儿用药疗程未足，病情未愈出院，可遵医嘱带口服药直至用足疗程，用药必须遵照医嘱。

新生儿肠绞痛

肠绞痛是婴儿肠壁平滑肌阵阵强烈收缩或肠胀气引起的疼痛，是小儿急性腹痛中常见的一种，多发生在 3 个月以内的婴儿，常在夜间发病。

病症解析

肠绞痛其实不能列入真正意义上的疾病，它指的是刚出生的宝宝长时间哭闹且难以控制的现象。一般而言，如果宝宝的身体状况没有明显异常，但一天哭闹的时间约为 3 小时，每周有 3 天或超过 3 天都这样，且 3 周之后仍然无好转迹象，即可判断宝宝患有肠绞痛。

刚出生的宝宝由于身体组织各方面发育都不完全，尤其是肠道的神经发育还没有达到成熟，很容易引起肠道蠕动异常，导致肠绞痛。宝宝的消化器官还没有发育成熟，消化能力自然也不太完善。如果喝完奶后，奶中的营养物质没有及时完全消化的话，宝宝很容易就会胀气，从而引起肠绞痛。

宝宝发生肠绞痛时通常会毫无预兆地大声尖叫、大哭，有的宝宝在号啕大哭的同时还会不停地蹬腿，直到精疲力竭时才会停止。即使家长耐心安抚，情况只会短暂缓解，过不了多长时间宝宝又会开始大哭，持续时间较长，特别是在半夜。而且宝宝每天都会在差不多固定的时间开始大哭大闹。有的宝宝在哭闹同时还会伴有其他身体部位的动作，比如长时间高频率地摇头、喘息急促、握紧双拳、双脚僵直等现象。

预防措施

宝宝肠痉挛也是可以预防的，家长在平时一定要注意安排好宝宝的饮食起居，避免宝宝着凉、不消化等，一旦宝宝出现腹胀或其他异常症状，应立即就医。

○ 喂母乳的妈妈少吃一些易引起胀气的食物，如牛奶、薯类等。

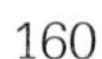

○ 哺乳妈妈按需哺乳，配方乳喂养的宝宝，喂奶量应符合宝宝的生长需求，不能让宝宝吃得太多，以免造成胃胀不舒服，也不能喂得太少，宝宝没吃饱会哭闹。

○ 喂奶之后，家长可以竖着抱起宝宝，用手轻拍宝宝背部，这样可以排嗝，减少胀气，帮助宝宝消化。

○ 平常要多给宝宝顺时针按摩肚子，在宝宝哭闹的时候也可轻轻地帮他按摩。

○ 尽量不要让宝宝放肆哭，因为哭的时候会吸入空气而引起胀气。

○ 平时应注意宝宝腹部的保暖，防止腹部受凉。

治疗与护理

新生儿肠绞痛时往往哭闹不安，家长一定要及时安抚好宝宝，然后采取一定的措施缓解宝宝的不适，必要时带宝宝就医。

○ 当宝宝肠绞痛哭闹不止的时候，妈妈可以第一时间喂奶，这样能够让宝宝快速恢复平静，而且在吸吮的时候能够让他得到安全感，同时，吃母乳还能有效避免配方乳过敏引起的腹部疼痛。

○ 当宝宝疼痛的时候，家长可以在手上涂一层婴儿润肤霜或者婴儿油，按顺时针方向轻轻揉宝宝的小肚子，有助于排除肠道内的气体。

○ 宝宝哭闹的时候，家长可以让宝宝趴在自己的腿上，轻轻摇晃，还可以用“嘘嘘”的声音来哄宝宝睡觉，都可以起到安抚镇静的效果。注意不要大力地摇晃宝宝，宝宝是不会因此而停止哭闹的，反而还会受伤，家长要保持耐心。

○ 家长可以利用侧睡枕将宝宝保持在侧卧位。这样的姿势对宝宝的腹部有一定压迫，可以在一定程度上缓解腹部疼痛。

○ 如果宝宝长时间哭闹，怎么哄都不奏效，家长可以将宝宝抱到另一个屋子里，或者换一个家长来抱着，更换环境，看看宝宝是否有好转。

○ 必要时家长应带宝宝去医院进行系统的检查，确定其病症是否存在病理因素。若宝宝患有食道逆流、幽门阻塞、先天性巨结肠等疾病，应及时入院治疗，以免耽误治疗时间。若没有病理原因，家长应多些耐心，采取其他方法缓解。

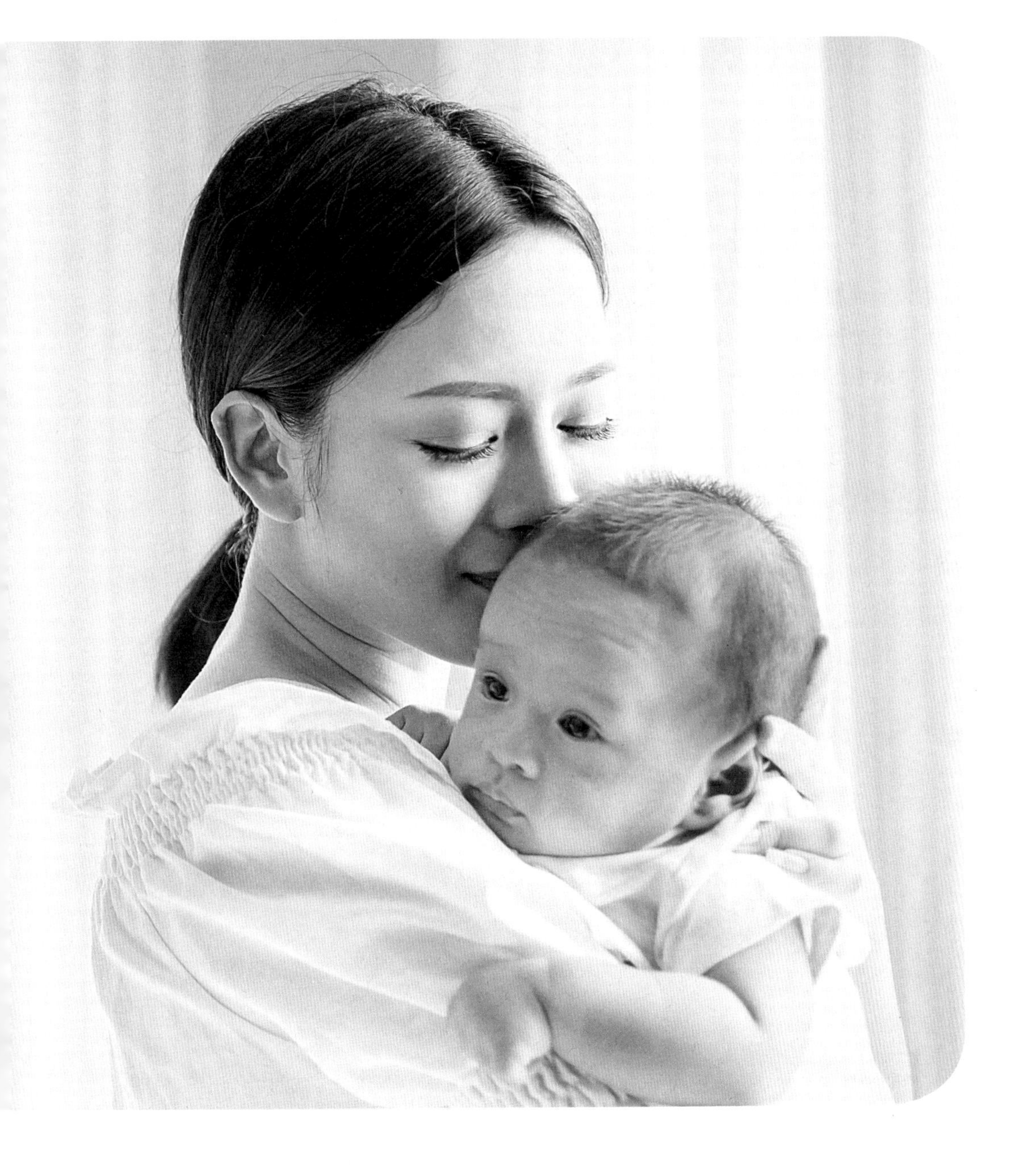

Chapter 5
智能开发篇

宝宝的智能开发从小做起

每位家长都希望自己的宝宝聪明伶俐，对宝宝的智能开发问题也很上心。研究表明，宝宝在成长期，年龄越小，智力水平受环境的影响程度也就越大，早期激励对宝宝的智力水平有很大的提升作用。所以，宝宝的智能开发应从小做起。

新生儿的感知和交流能力

在开发宝宝智能的过程中，爸爸妈妈应该怎么做呢？首先需要对新生宝宝的感知和交流能力有一定的了解。

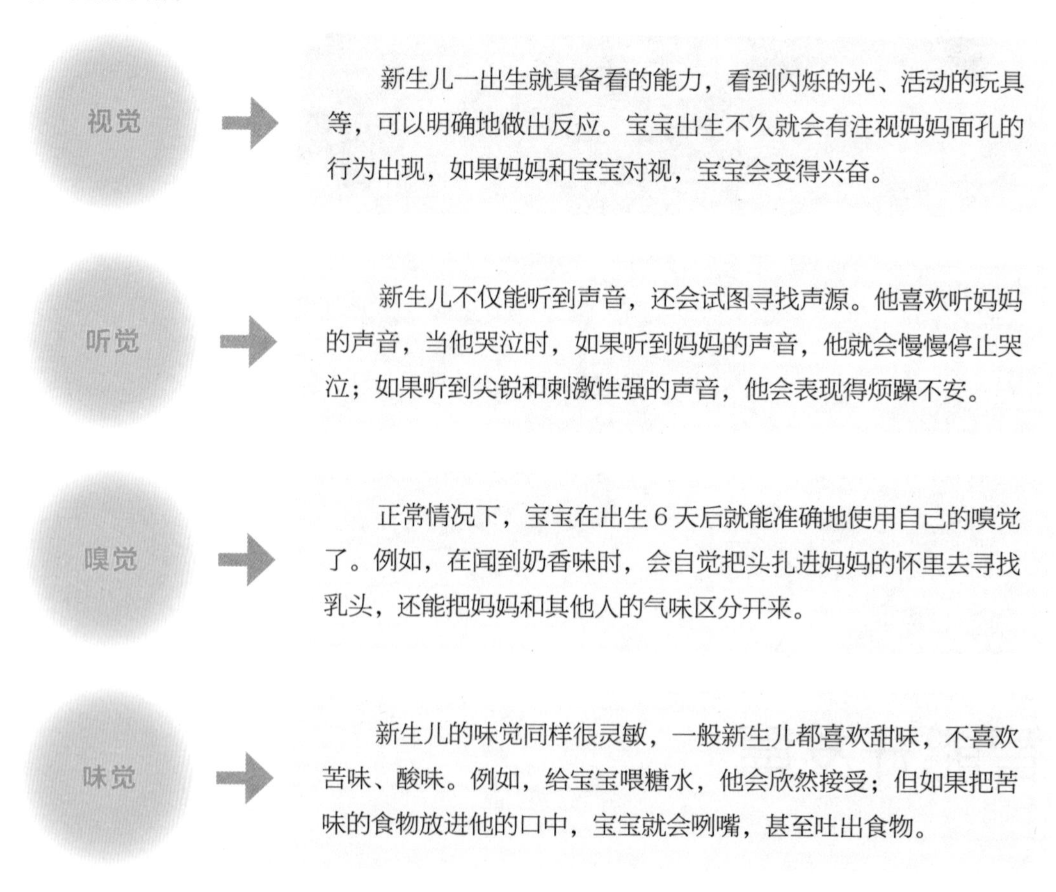

视觉 → 新生儿一出生就具备看的能力，看到闪烁的光、活动的玩具等，可以明确地做出反应。宝宝出生不久就会有注视妈妈面孔的行为出现，如果妈妈和宝宝对视，宝宝会变得兴奋。

听觉 → 新生儿不仅能听到声音，还会试图寻找声源。他喜欢听妈妈的声音，当他哭泣时，如果听到妈妈的声音，他就会慢慢停止哭泣；如果听到尖锐和刺激性强的声音，他会表现得烦躁不安。

嗅觉 → 正常情况下，宝宝在出生 6 天后就能准确地使用自己的嗅觉了。例如，在闻到奶香味时，会自觉把头扎进妈妈的怀里去寻找乳头，还能把妈妈和其他人的气味区分开来。

味觉 → 新生儿的味觉同样很灵敏，一般新生儿都喜欢甜味，不喜欢苦味、酸味。例如，给宝宝喂糖水，他会欣然接受；但如果把苦味的食物放进他的口中，宝宝就会咧嘴，甚至吐出食物。

触觉

新生儿的触觉主要表现在眼、口周、手掌、足底等部位，如果爸爸妈妈轻轻触碰这些部位，他会相应做出眨眼、张口、缩手、缩脚等动作。

交流

新生儿虽然不会说话，但他拥有与生俱来的交流能力。例如，当妈妈说话时，正在吃奶的宝宝会放慢吮吸动作，甚至暂停吮吸；当大人抚摸、亲吻宝宝时，他都会有积极的反应。新生儿也会通过自己的哭声向大人表达需求。因此，这种交流是双向的。

为新生儿选择合适的启蒙玩具

对于宝宝来说，玩具并不意味着只是玩，宝宝可以通过眼睛去看、耳朵去听、小手去摸，向大脑输送各种刺激信号，促进感官和身体动作技能等智能的发展。爸爸妈妈应根据新生儿的特点，为宝宝选择合适的启蒙玩具。

选择玩具的原则

○ 选择那些颜色鲜艳的玩具，可带有悦耳的声响。

○ 新生儿适合小型的、分量较轻又不至吞食的玩具。

○ 给新生儿的玩具应质地光滑，没有坚硬、锋利的棱角，无毒性，易于清洗。

选择玩具的类型

○ 促进视觉发育：悬挂的彩球、彩灯、黑白或彩色卡片、脸谱画、大幅人像画、小镜子等玩具。

○ 促进听觉发育：八音盒、响铃棒、拨浪鼓、能捏出声音的塑料娃娃或动物、音乐安抚公仔、床铃等能发出声响的玩具。

○ 促进触觉发育：小皮球、小木棒、塑料圆环、布娃娃、手摇铃等触摸玩具。

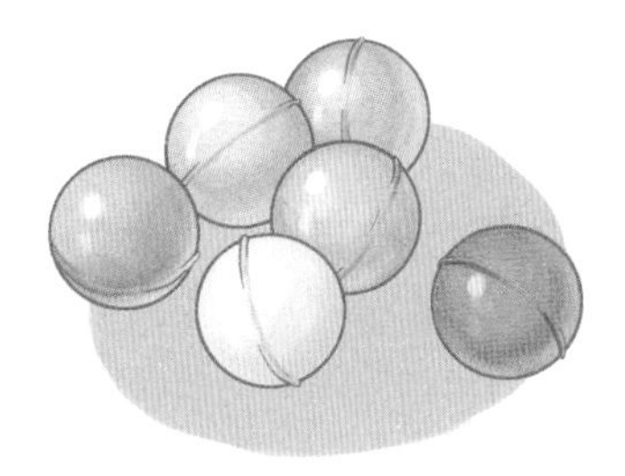

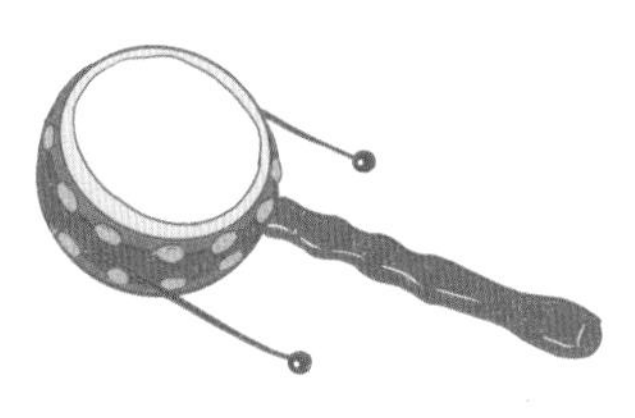

新生儿的视觉训练

视觉为宝宝打开了通向世界的第一扇窗，宝宝从出生起，就会通过视觉来探索外界环境，了解这个对他来说完全陌生的世界。家长可以通过一些简单有效的视觉训练，给宝宝进行良性的视觉刺激，促进他的视觉发展，帮助他更好地探索世界。

玩亮光游戏

当宝宝还在妈妈腹中时，就对光线的刺激很敏感。怀孕 6 个月时，爸爸妈妈就可以用手电筒弱光给宝宝进行光照胎教，刺激宝宝大脑的视觉中枢发育。

宝宝出生后，家长可以在其房间内悬挂光亮适度、光线柔和的乳白色灯或彩灯来吸引宝宝睁眼看的兴趣，注意光线不要直接照射宝宝的脸和眼睛，可以一会儿开灯，一会儿关灯，能有效锻炼宝宝的瞳孔放大和缩小功能。

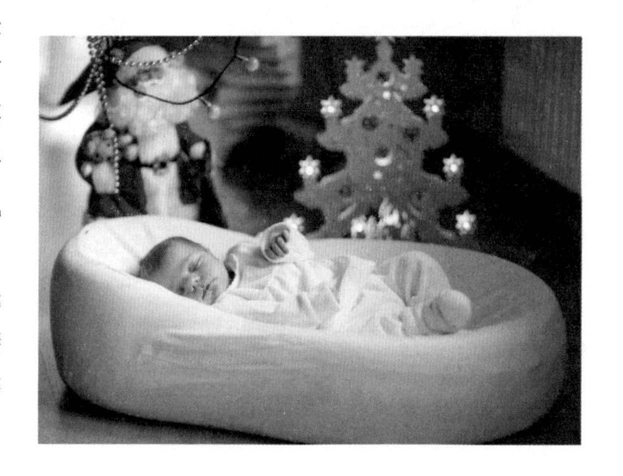

需要提醒爸爸妈妈注意的是，玩亮光游戏时不能直接用手机屏幕的亮光来直接照射宝宝的眼睛，电子设备的蓝光会伤害宝宝的视力。

看彩色玩具

新生儿期，宝宝对黑白两种颜色比较敏感，但不能只看这两种颜色，如果宝宝接触的色彩过于单调，就可能会造成视觉迟钝。家长可以通过让宝宝看彩色玩具的形式促进宝宝的视觉发育，可参考如下步骤：

步骤 1：让宝宝仰卧在床上，在宝宝的胸部上方悬挂一些彩色玩具，如有多种彩色动物造型吊坠的床铃，距离宝宝眼部 20 ～ 25 厘米。

步骤 2：妈妈用手触碰这些玩具，逗引宝宝的注视，让宝宝将视线集中在玩具上。

步骤3：妈妈推着玩具慢慢移动，让宝宝的眼睛也随着玩具移动。

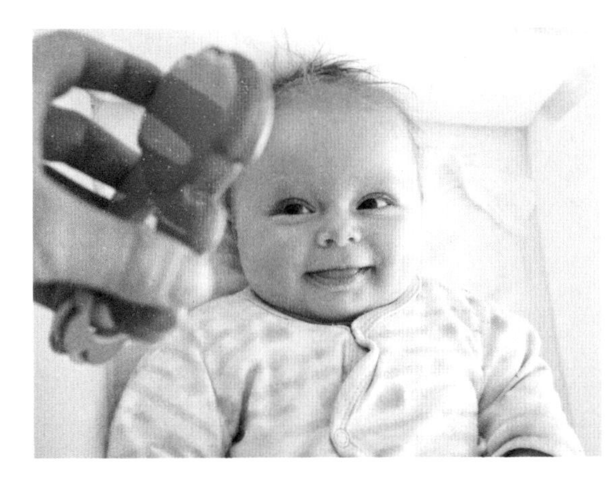

这个训练可以锻炼宝宝的视线集中和追视的能力，能有效促进宝宝的视力发育，强化他的视觉分辨能力。这个训练可以每天进行，每次进行的时间不宜过长，每次1～2分钟为宜，可连续重复三四次。需要注意的是，妈妈移动玩具的速度一定要缓慢而平稳，使宝宝的视线能够跟上玩具移动的速度；另外，每隔三四天要把玩具悬挂的位置轮换一下，以免宝宝形成对眼或斜视。

看黑白图纸

刚出生的宝宝对黑色和白色比较敏感，爸爸妈妈可以利用黑白图纸为宝宝提供良好的视觉刺激。一般来说，新生儿偏好图形简单、线条分明，且具有对称性的黑白图片，下面的图案可供妈妈剪下来使用。

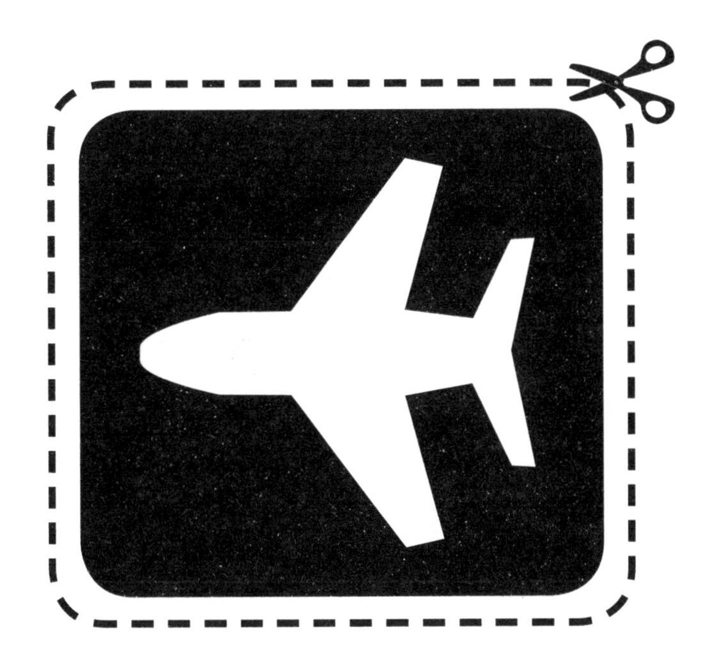

下面为家长介绍一下怎样利用黑白图片对宝宝进行视觉训练。

步骤 1：准备好黑白图片，可利用我们提供的模板。

步骤 2：将黑白图片出示在宝宝面前，使眼睛与纸张的距离保持 15 ~ 20 厘米。

步骤 3：将图片轻轻晃动，吸引宝宝注视。

步骤 4：从左至右慢慢移动图片，让宝宝的眼球跟随图片缓缓移动。

步骤 5：移动图片的同时，用缓慢而清晰的语言说："宝宝看，飞机飞走了。"

这个训练做起来简单又方便，效果也很明显，黑白对比的图片能给宝宝的视觉带来极大的冲击。而且黑白图片爸爸妈妈也不用刻意去买，自己在家参照中意的图形制作就可以了。刚开始的时候，每天只给宝宝看 1 张图片，逐步就可以增至每天看 2 张、3 张，甚至更多，图片可以重复使用，以巩固宝宝的记忆。这样的训练每天可进行多次，但每次训练的时间不宜过长，以 30 秒为宜。爸爸妈妈要注意观察宝宝的反应，当宝宝出现打呵欠等疲劳或不适症状时要立即停止。

训练宝宝视觉的其他要点

对宝宝进行视觉训练并不局限于前面我们介绍的训练方法，妈妈可以充分利用喂奶和其他宝宝醒着的时间对他进行视觉训练。

○ 在喂奶时，妈妈可以对宝宝做出诸如微笑、眨眼等面部表情，既能锻炼宝宝的视力，又能增进亲子感情。

○ 在宝宝醒着的时候，妈妈故意让自己的脸在宝宝的左右活动，以促使宝宝的视线追随妈妈移动，妈妈的脸距离宝宝的脸不应超过 20 厘米。

○ 爸爸或妈妈在宝宝的耳边（约 10 厘米左右）轻轻呼唤宝宝，使他听到声音后转过头来看爸爸或妈妈，亲亲宝宝的小脸让宝宝感受和分辨爸爸妈妈脸部表情以及声音。

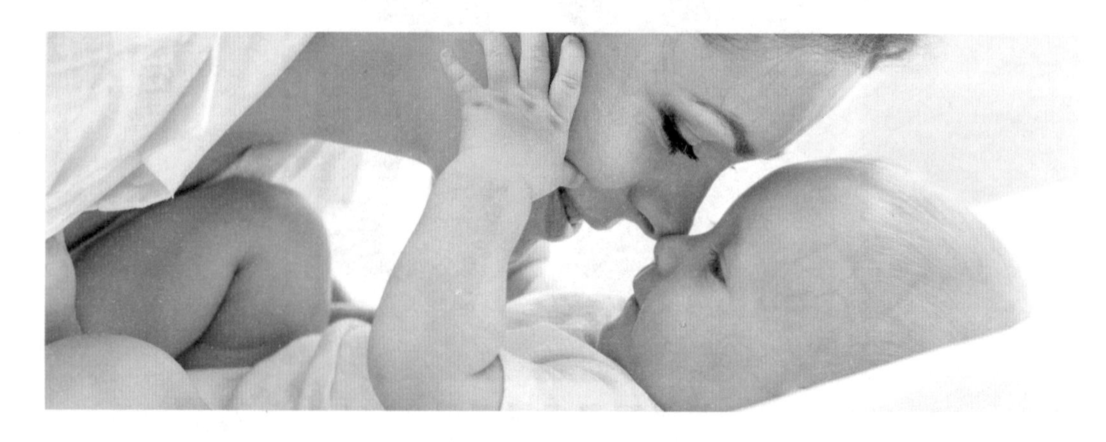

新生儿的听觉训练

在出生后的一段时间里，宝宝静静地听着大量杂乱的声音，慢慢地，宝宝能从中清晰地听到一些有吸引力的声音，比如爸爸妈妈的说话声、柔和舒缓的音乐等。对宝宝进行正确有效的听觉能力训练，可以使宝宝多接受外界刺激，促进大脑发育。

经常和宝宝说说话

爸爸妈妈要多和宝宝说说话，这可以促进宝宝听觉的发育，而且宝宝语言的发生和发展也需要家长构建一个良好的语言环境。

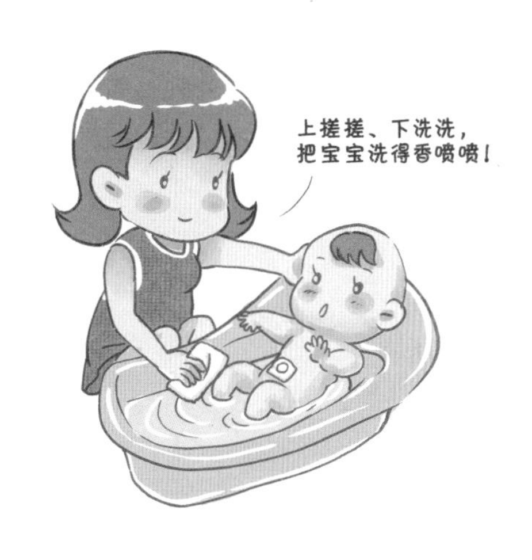

新生儿基本上每天除了吃就是睡，醒着的时间也没有多久，平时无论是喂奶还是护理宝宝时，妈妈都要抓住宝宝清醒的机会多跟他说说话，让他既能看到妈妈、感受到妈妈的触碰，又能听到妈妈的声音。说话的内容可以涉及各个方面，比如宝宝饿了，哭着要吃奶，妈妈可以一边准备一边跟他说：“宝宝饿了，妈妈正在给宝宝准备呢，宝宝等一等妈妈哦！”“宝宝，我们来吃饭了”；在做抚触时，一边抚摸宝宝，一边跟他说：“摸摸宝宝的小肚皮，再来捏捏宝宝的小脚丫……”还可以是围绕着宝宝发生的各种事情，如“宝宝尿了”“宝宝拉臭臭了”“宝宝笑了”，等等。

这时候，虽然宝宝还听不懂妈妈话里的意思，但这种交流为宝宝创造了一个训练听力和语言能力的好机会，对宝宝的大脑发育有着极大的好处。而且听到妈妈的说话声，会让宝宝产生愉悦的情绪反应，对生长发育也有积极作用。

妈妈和宝宝说话时，要注意提高声调、放慢语速，短语间要有较长的停顿，可以多重复“宝宝”“宝贝”“妈妈”等词语表示亲昵。声音的重复、音节间的停顿和缓慢的语速有助于宝宝去确认、分析和记忆，刺激听觉能力和语言能力的发展。

给宝宝听各种声音

除了和宝宝说话以外，家长还可以给宝宝听其他各种声音进行听觉刺激，使宝宝尽早在大脑中储存各种声音信息，以促进听力发展和智力发育。

从宝宝出生起，就可以给他听柔和的音乐，比如中外古典名曲、活泼的儿歌等。妈妈在宝宝睡觉或喂奶时，可以视情况给宝宝听不同风格的音乐。在听轻快的音乐时，还可以抱着宝宝轻轻地摇晃。除此之外，大自然或动物的声音也能刺激大脑发育，启发音感。

新生儿对妈妈的声音会更加偏爱，妈妈除了在喂养和护理时和他说话以外，在宝宝清醒时，也可以用柔和亲切的声音、富于变化的语调经常给宝宝哼唱一些儿歌、童谣，这里为妈妈们推荐几首适合新生儿的儿歌，在哼唱儿歌的过程中，妈妈可以配合一些动作，如捏捏宝宝的小手、耳朵，或者手舞足蹈。

《甜嘴巴》

小娃娃，甜嘴巴，喊妈妈，喊爸爸，喊得奶奶笑掉牙。

《我的五官本领大》

小鼻子，用处大，闻闻气味全靠它；小耳朵，真叫灵，样样声音听得清；
小眼睛，亮晶晶，样样东西看得清；小嘴巴，用处大，吃饭唱歌全靠它。

《自然界的声音》

下雨了，哗哗哗；打雷了，轰隆隆；刮风了，呼呼呼；小河流水哗啦啦；
汽车响，嘀嘀嘀；飞机飞，嗡嗡嗡；宝宝笑，哈哈哈；拍拍小手叭叭叭。

《动物叫声》

小猫怎么叫，喵喵喵；小狗怎么叫，汪汪汪；
小鸡怎么叫，叽叽叽；小鸭怎么叫，嘎嘎嘎；
小羊怎么叫，咩咩咩；老牛怎么叫，哞哞哞；
老虎怎么叫，嗅嗅嗅；青蛙怎么叫，呱呱呱。

训练宝宝听觉的其他要点

早期的训练可以使宝宝的听觉发育得更快，除了我们上面提到的方法之外，在训练宝宝听觉的过程中，爸爸妈妈还要注意把握以下方面：

给予视听刺激

妈妈可以用柔和亲切的语言在宝宝旁边讲“悄悄话”，吸引宝宝转头；也可以将一个拨浪鼓放在宝宝头部一侧，轻轻摇动发出声响，当宝宝注意后，缓慢移动玩具让他追着看，训练宝宝对声音的反应能力及注意力。

给宝宝有声的环境

宝宝居住的环境要安静，但也不是一点声响都没有，那样不利于宝宝听觉发育。与日常活动有关的各种声音，如走路声、开门声、流水声、炒菜声、说话声、物体碰撞声等，都没有必要回避宝宝，这样才能让宝宝感受到一个真实生动的世界。

保证宝宝睡眠充足

给宝宝进行听觉训练要保证宝宝有充足的睡眠时间，一般新生儿每天要睡 14 ~ 20 个小时。当宝宝感到疲劳时，会表现出对声音刺激无反应，此时爸爸妈妈要结束训练，让宝宝休息，等宝宝有精神了再练习。

不要持续播放音乐

在宝宝清醒的状态下，突然出现的柔和音乐会吸引宝宝，给他带来轻松愉悦的感受，但如果一天中不停地播放音乐，是无法引起宝宝对音乐的注意的；相反，只能引起他对音乐的抑制。因此家长不要持续地播放音乐，一般每次以不超过 10 分钟为宜。

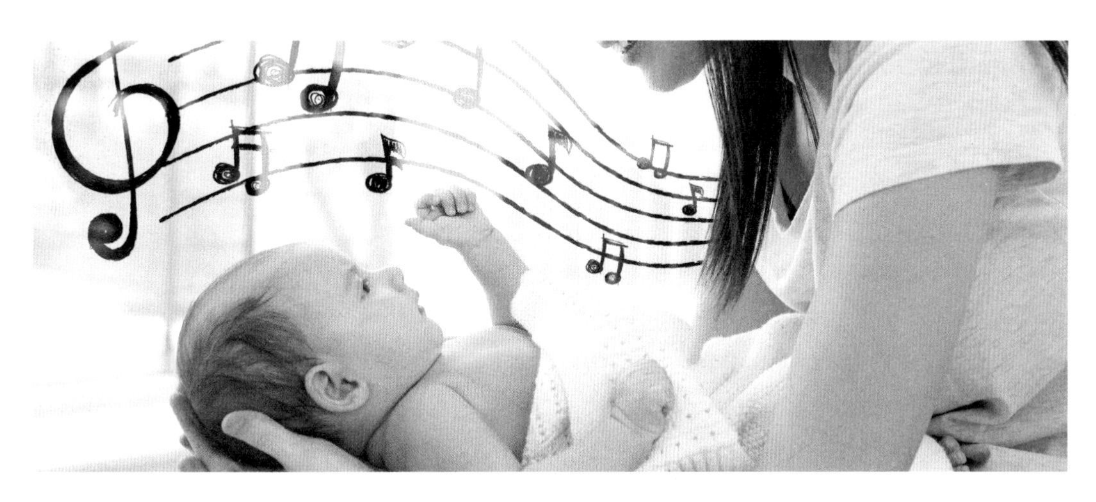

新生儿的触觉训练

宝宝亲眼看到一样东西、亲耳听到一种声音，但如果没有身体的触碰，对宝宝来说，这个事物还是陌生的。在我们给予宝宝视听训练的同时，若能好好训练宝宝的触觉，就能增强宝宝认识事物的能力。

让宝宝尝试接触不同的东西

触觉是宝宝与生俱来的能力，也是发育很完善的功能，通过让宝宝尝试接触不同的东西，可以使宝宝的触觉能力发展得很好，触觉敏感的宝宝将来反应更快、更灵活。

让宝宝触摸各种物品

新生儿手的触觉很灵敏，家长可以让宝宝用手触摸粗细、软硬、轻重不同的物品及圆、长、方、扁等不同形状的物品，还可以让宝宝体验冷、热等温度的不同感觉，由于直接与皮肤接触，各种物品会带给宝宝直观、清晰的触感，丰富宝宝的触觉经验。

告诉宝宝触感的命名

在让宝宝接触不同物品的同时，家长可以把触感进行命名。比如："布娃娃是柔软的。""丝巾是光滑的。""妈妈的手指是温暖的。""镜子是坚硬的、冰冷的。"这样能将宝宝的语言发展与触觉培养结合在一起，促进宝宝认知能力的深入与完善。

不要阻止宝宝吮手指

需要提醒爸爸妈妈注意的是，不要限制新生儿吮吸手指的行为。宝宝对物体的触觉探索最初就是通过口腔的活动进行的，他的口周神经因为吮吸妈妈奶水的需要，发育得最为完善和强大，因此嘴巴就成了新生儿探索世界的强大"工具"。宝宝吃手、吃玩具的过程就是认识自己、认识外界的过程。事实上出生后第一年，宝宝都会用嘴巴探索物体，我们经常可以看到婴儿不管抓起什么，都喜欢往嘴里塞，宝宝是想通过这种方式来了解这个物体。

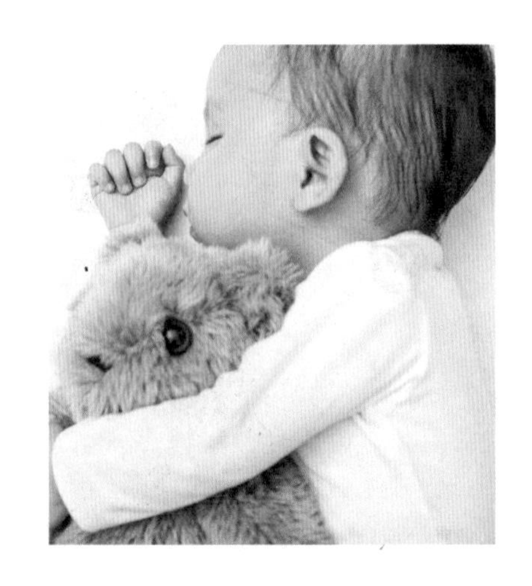

抓住时机，轻抚宝宝皮肤

宝宝身体表面的皮肤娇嫩，对于抚摸、疼痛和周围温度的感触十分敏感，适当加以训练，可以使宝宝的触觉更灵敏。爸爸妈妈可以抓住喂奶、换尿布等时机，轻轻抚摸宝宝的皮肤，他会觉得很愉快，这也是最简单的触觉训练。

○ 宝宝喜欢柔软而不是粗糙的感觉，不喜欢被粗鲁地摸、抱，温柔的抚摸、拍打才能让宝宝感到依恋和满足。

○ 宝宝睡醒后，妈妈可以轻轻抚摸宝宝，还要经常用温暖的手抚摸宝宝的脸颊、手心、背胸腹部以及脚底的皮肤，这会使宝宝感受到安全和温暖。

○ 宝宝喜欢妈妈把自己紧紧抱在怀里，这让他觉得仿佛又回到了在妈妈子宫里的那段温暖日子。当新生儿哭闹时，妈妈让宝宝紧贴自己的身体、依偎着自己，往往能使他很快安静下来。

○ 如果家长能经常怀抱、抚摸新生儿，不仅能刺激他的触觉灵敏度，对于宝宝与自己建立亲密的情感依恋也有重要作用。

让宝宝抚摸妈妈的乳房

在喂奶前，妈妈可以握着宝宝的小手摸摸自己的乳房，然后再喂奶；在喂奶时，也可以让宝宝把小手放在自己的乳房上，经常这样触摸乳房，能使宝宝知道“饿了可以在此觅食”。但妈妈要在宝宝摸乳房后、喂奶前擦洗乳头，保持乳头清洁。

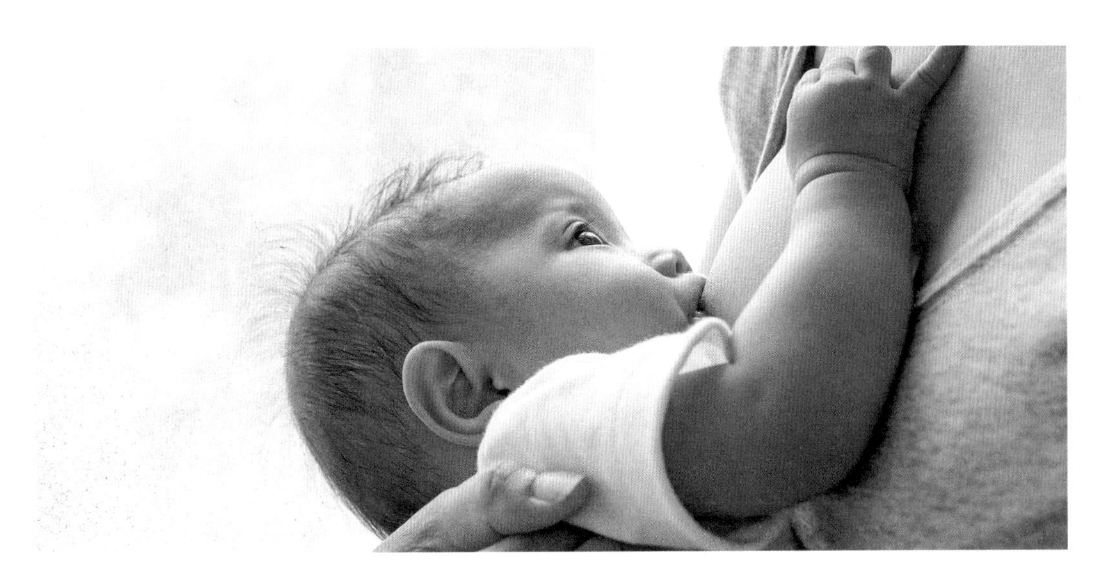

和宝宝玩手心脚心游戏

宝宝手掌和脚心等处的皮肤触觉也很灵敏，触碰时立即有反应。家长可以按以下方法和宝宝玩手心脚心游戏，以刺激他的触觉发展。

步骤 1：在宝宝清醒并且愉快的时候，妈妈将宝宝抱起来，或是让宝宝躺在床上。

步骤 2：妈妈在宝宝面前晃动自己的手、活动手指，逗宝宝玩。

步骤 3：吸引了宝宝的注意力后，妈妈用手指在宝宝手臂上做爬行状，并说："四个手指变一变，变成毛毛虫，爬呀爬，爬呀爬。"手指慢慢接近宝宝手心。

步骤 4：触碰到宝宝手心时，妈妈迅速地、轻轻地挠宝宝手心，刺激宝宝的触觉，注意观察宝宝的表情，看宝宝怎样表达自己的快乐。

步骤 5：妈妈用拇指触碰宝宝手心，使宝宝握住，然后妈妈勾住宝宝的手指，稍稍提拉，促使宝宝用力抓握，让宝宝获得各种触觉体验。

步骤 6：妈妈的手指沿着宝宝的大腿做爬行状，接近宝宝脚心，同样轻挠宝宝的脚心，以刺激宝宝脚心的触觉。

在做这个游戏的同时，爸爸妈妈可以自编一些儿歌，把手指比喻成毛毛虫、螃蟹等，让手指跟着儿歌的节奏在宝宝手心或脚心做一些动作。念儿歌的时候声音要轻且慢，让宝宝感到放松，同时增加游戏的趣味性。

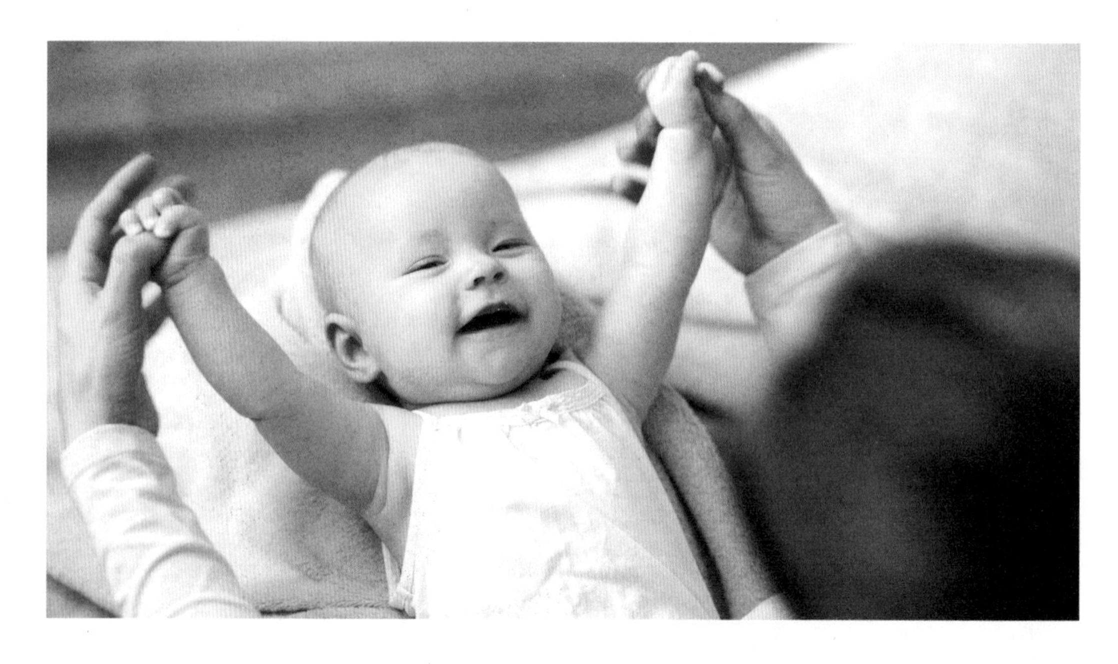

训练宝宝触觉的其他要点

触觉是宝宝认识世界的主要方式之一，多元的触觉探索有助于促进宝宝动作能力及认知能力发展。因此，从宝宝出生后，家长就要给予宝宝持续的触觉刺激。但宝宝的触觉开发不是一朝一夕就能完成的，所以爸爸妈妈在做触觉训练时，不要过于着急，要循序渐进地进行。

给宝宝做抚触

爸爸妈妈可以按照我们前面介绍的步骤和方法，给宝宝做抚触按摩，或者经常轻柔地捏捏挠挠宝宝的小脚、小手、小耳朵、小脸蛋，摸摸宝宝的身体，这些都是非常好的促进宝宝触觉发育的方式。通过对皮肤的抚触刺激，同时还能刺激到宝宝大脑的神经系统，进而产生整合和成熟化的作用。

训练手指触觉

虽然新生儿期和婴儿期，宝宝喜欢用嘴巴探索物体，但宝宝将来用到的主要触觉功能来自手部，所以要在手指上多下功夫。妈妈可以轻抚宝宝每个手指肚，然后逐一轻轻挤压，这样可以让宝宝末梢神经更发达。

不要“蜡烛包”

良好的触觉刺激是宝宝成长不可或缺的要素，因此家长不要过于限制宝宝的活动，给他包上“蜡烛包”、戴上手套，这会让宝宝的手、脚不能自由活动，也无法去接触外界事物。传统的“蜡烛包”严重地束缚了宝宝的肢体，会影响他的生长发育，包裹太紧还容易引起宝宝呼吸不畅。

忌极端的触觉体验

想要保持宝宝触觉的灵敏性，忌讳的一件事就是让宝宝做一些极端的触觉体验，比如超出宝宝承受能力的烫、冷、粗糙等，稍有不慎就会伤到宝宝。

新生儿的嗅觉和味觉训练

宝宝一出生就有了味觉和嗅觉，新生儿可以感受到什么是甜、酸、咸、苦，能区别不同的气味。同其他感知觉一样，味觉和嗅觉也在帮助宝宝探索世界。爸爸妈妈给宝宝提供一些味觉和嗅觉训练，能帮助他更好地感知外部世界。

让宝宝闻一闻多种味道

新生儿的嗅觉是很灵敏的，而且能区别不同气味，有研究结果显示，母乳喂养的宝宝，出生后 6 天就能够通过气味认出自己的妈妈。即便宝宝的嗅觉与生俱来，爸爸妈妈也还是要注重对宝宝进行嗅觉训练，以促进宝宝嗅觉的完善。

平时生活中，我们能闻到的气味是很丰富的，不管什么气味都可以让宝宝闻一闻。比如，喂奶时闻闻母乳的乳香，这是宝宝最喜欢的香味；让宝宝闻闻自己的用品，如小被子、小衣服、小玩具上留下的味道，这样可以使宝宝熟悉自己的生活，也能促进嗅觉发展；让宝宝闻闻晒过的衣服上“阳光的味道”，烹饪时饭菜的香味，以及香蕉、苹果等各种水果的香气，等等。总之，爸爸妈妈可以“就地取材”，让宝宝及早接受多样的、无害的气味的刺激，以促进嗅觉的发展。

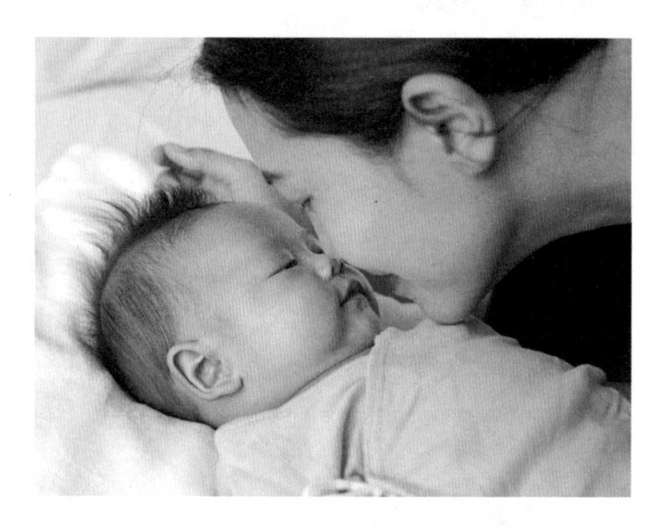

给宝宝品尝各种味道

一般新生儿对于母乳都能欣然接受，但对于口服的药剂往往很抗拒，这表明新生儿一出生就有味觉，而且具备一定的味觉区分能力，对味道表现出一定的偏好。通常，新生儿和婴儿都更喜欢甜味，厌恶苦味。

根据宝宝味觉发育的特点，家长可以有意识地让宝宝品尝各种味道，比如用消过毒的筷子，蘸上酸、甜、苦、咸等各种味道的汤汁，给宝宝尝一尝，并告诉他“这是甜的”“那是酸的”“这是咸的”等，让宝宝感受到不同的味觉刺激。这样，他的味觉就会丰富而灵敏，将来食欲强、不挑食、不偏食，还能在脑海中积累许多关于味觉的记忆，对促进宝宝认知的发展也是极有好处的。

训练宝宝嗅觉和味觉的其他要点

家长在训练宝宝嗅觉和味觉的时候不要心急，要顺其自然，因为宝宝也会用自己的味觉和嗅觉发现无穷的乐趣。

○ 在天气晴好的日子里，爸爸妈妈可以带着宝宝走出家门，来到公园、植物园、动物园，闻一闻大自然的味道，这样既可以锻炼宝宝的嗅觉，还给予了宝宝新的视听刺激，有利于其视觉和听觉的发展。

○ 在让宝宝感受美好气味的同时，也要让宝宝接触一些特殊的气味，比如醋的酸味、腐乳制品的陈腐味等，丰富多样的刺激更能促进宝宝对气味的敏感度。

○ 在训练宝宝的嗅觉时，爸爸妈妈切忌带宝宝去气味重的地方，例如厨房。家里平时要勤开窗通风，使空气流通，让宝宝能呼吸到新鲜的空气，让他的鼻子更灵敏。

○ 对宝宝进行味觉训练，并不意味着宝宝出生后应尽早添加母乳以外的食物，恰恰相反，新生儿应早吃母乳、多吃母乳。

○ 在进行味觉和嗅觉训练时，家长一定要密切观察宝宝的反应，有无流涕、腹泻、红疹等现象，这有可能是过敏的表现。

○ 如果宝宝表现出对某种气味十分敏感，比如有的妈妈如果涂抹了香味过浓的香水、化妆品，靠近宝宝时，他就会哭闹、抗拒，那么妈妈就要尽量避免让宝宝接触这种气味，以免让宝宝感到焦虑。

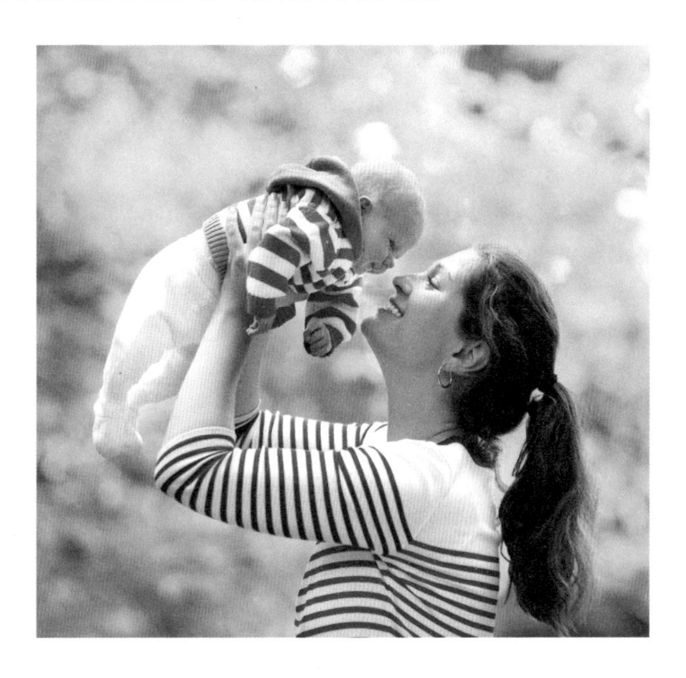

新生儿的动作训练

儿童心理学家皮亚杰曾说过：“人的知识来源于动作，动作是感知的源泉和思维的基础。”儿童早期的动作发展，会对他以后的体质、动作技能、认知、感知、创造性思维、社会能力等诸多方面产生推动作用，爸爸妈妈应从新生儿期就对宝宝进行动作训练。

手部精细动作

手是认识物体的重要器官，科学研究发现，锻炼手的精细动作和手的灵巧性，可以刺激大脑，增强大脑的活力。著名教育家苏霍姆林斯基也说过：“儿童的智力发展，体现在他的指尖上。”可见，对新生儿进行手部精细动作训练，对促进其智力发育很有帮助。

宝宝刚出生时总是攥着两只小拳头，一副萌萌的“凶狠”样，当爸爸妈妈去“骚扰”他的手时，他会用小手紧握，这是与生俱来的抓握反射。为了让宝宝有多活动手的机会，家长可以采用以下方法：

○ 轻轻抚摸宝宝的手指，刺激他手部皮肤的感觉，以此开始训练。

○ 家长可以把自己清洁后的食指塞进宝宝手掌里，使宝宝抓握，然后抽出来再塞进去，反复数次，以训练宝宝的抓握能力。

○ 爸爸妈妈让宝宝的手握住自己的食指，然后用手指勾拉宝宝的手掌，促使宝宝用力抓握，以训练宝宝的握力。

○ 家长还可以经常轻轻地按摩宝宝的小手，从指尖到手腕，之后轻柔地屈伸每个手指，有利于宝宝的手指自由活动。

除了手指以外，爸爸妈妈可以准备一些软硬、质地不同的生活用品、玩具等，让宝宝抓握把玩，以促进宝宝感知觉的发展。需要提醒的是，训练过程中最好让孩子交替使用左右手，以更好地开发左右脑。

脚掌收缩练习

宝宝天生就有足底反射，当爸爸妈妈用手触摸宝宝的脚掌时，宝宝会张开脚趾头，脚会努力朝里弯曲，就好像要将物体抓住一样。家长可以参考以下方法对宝宝进行脚掌收缩练习，以活动宝宝腿脚上的肌肉。

○ 在宝宝安静、清醒的状态下，用触感柔软的玩具球触碰宝宝的脚心，使宝宝产生收缩脚掌的反应。

○ 用玩具在宝宝脚底板滚一滚，一边滚一边对宝宝说："球球在宝宝小脚丫上滚来滚去。"宝宝会感受到玩具球滚过脚底板的触感，可能会用力踢开。

○ 一边轻敲宝宝的脚心，一边说："小脚丫，请开门。"促使宝宝收缩脚掌。

这个练习每天可反复进行 4 ~ 6 次，每次不要持续太长时间。在宝宝情绪安稳的时候进行练习，更能引起宝宝的兴趣。

抬头和转动头部

抬头和转动头部训练是宝宝运动训练里重要的一课，这项练习不但可以锻炼宝宝的颈、背部肌肉，还可以帮助宝宝扩大视野范围，促进脑部发育。

转动头部

让宝宝练习转动头部同样可以起到训练视觉的效果，具体练习方法为：让宝宝仰卧在床上，妈妈手里拿着一个红球，在距离宝宝眼睛 20 厘米处的地方，从中线开始，在宝宝开始注视后慢慢地从左至右移动，再慢慢地从右至左移动。让宝宝的头随着玩具转动，朝左、右各转动 90 度。

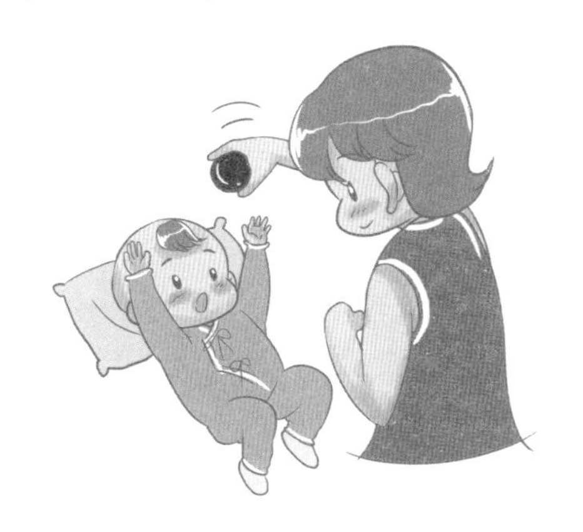

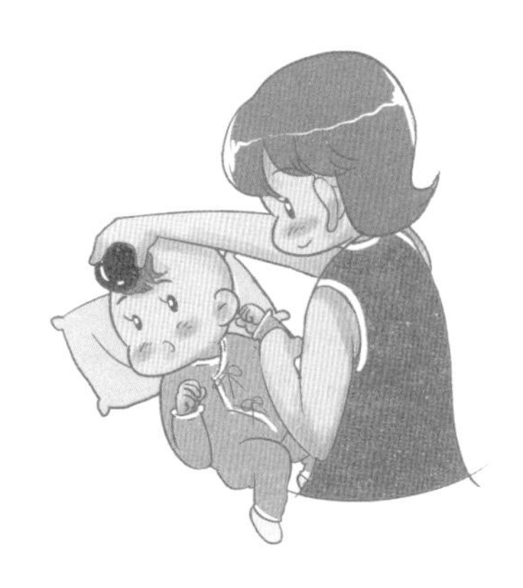

俯腹抬头

新生儿抬头练习主要有两种方式：俯腹抬头和俯卧抬头。俯腹抬头的练习方法为：当宝宝空腹时，妈妈（爸爸）仰躺在床上，让宝宝自然地俯卧在妈妈（爸爸）的胸腹部，妈妈（爸爸）一边用双手托住宝宝的脸，一边轻柔地同宝宝说话，吸引宝宝的注意，让他同自己对视，练习把头抬起。

俯卧抬头

一般宝宝出生 7 ~ 10 天就可以自己左右转动头部了，爸爸妈妈可以选在两次喂奶之间，让宝宝俯卧在床上，一手扶起宝宝额部，一手摇动一个带声响的玩具逗引宝宝抬眼注视。一般到第 2 周时，宝宝能抬起眼睛看到玩具，但部分脸和下巴还靠在床上；到第 4 周时，宝宝已经能自己把脸抬起来，下巴离开床 2 ~ 3 厘米。进行这个训练时，爸爸妈妈不必担心宝宝会憋着，此时宝宝已经会转动头部，当他感到呼吸受阻时，会本能地转头露出鼻子呼吸。

迈步训练

宝宝出生后不久就会出现迈步反射，为了锻炼宝宝腿部大肌肉的力量，为他日后的爬行和行走打下基础，爸爸妈妈从新生儿期开始就可以对宝宝进行迈步训练。

步骤 1：妈妈托住宝宝的腋下，将宝宝竖立抱起，使宝宝呈站立姿势，并用双手支撑好宝宝的头部。

步骤 2：让宝宝光着小脚丫接触桌面、地面等平整的物体，宝宝会自然地做出相应而协调的迈步动作。

步骤 3：妈妈轻缓地向前移动宝宝，使宝宝迈步向前。

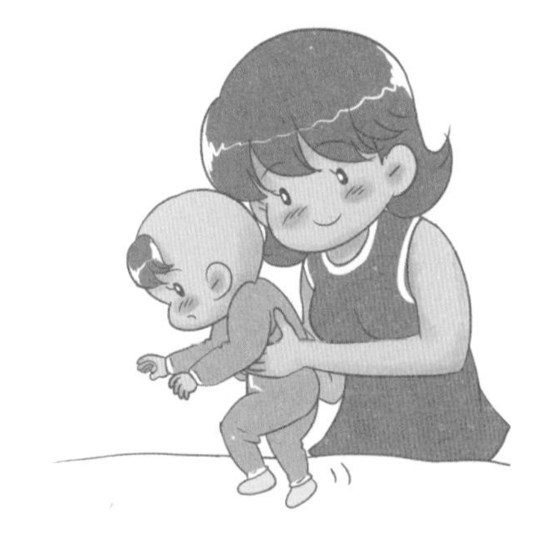

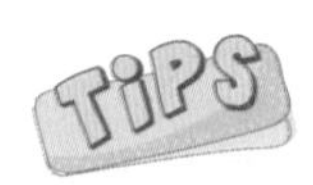

进行迈步训练的时间不宜过长，每次3分钟较为适宜，每天可进行3～4次。训练时，家长的动作要轻缓，不要过于急切，如果宝宝不配合，千万不要勉强，以免使宝宝受伤。训练结束后，可以帮宝宝揉揉脚部，以达到放松的目的。

游泳活动

新生儿游泳活动指的是宝宝在专业护理人员或经过培训的父母的看护下，运用专业婴儿游泳器材进行的一项特定的阶段性婴幼儿水中早期健康保健活动，在宝宝出生当天就可以进行。

游泳时，通过水对宝宝皮肤的冲击、压力形成一种特殊的皮肤按摩与抚触，可以使宝宝身心得到抚慰。而且游泳是一种全身性运动，它可以提高大脑的功能，促进大脑对外界环境的反应能力、应激能力和智力发育，因而受到许多年轻爸爸妈妈的欢迎。不过需要提醒广大家长注意的是，在给宝宝进行游泳训练之前，需要了解以下这些内容。

○ 游泳的时间建议选在宝宝吃饱半个小时后，此时宝宝体能充足，也不至过饱。一般每次游 10 ~ 15 分钟，1 天游 1 次即可。

○ 如果宝宝脐带残端尚未脱落，在游泳前爸爸妈妈要对脐带进行防水处理，即用医用胶贴盖脐带残端。

○ 如果选择在婴儿游泳馆游泳，要注意选择正规的游泳馆，以免因卫生条件差而导致宝宝感染疾病。

○ 如果是在家做游泳训练，注意水量要适中，水深以达到宝宝的腰部为宜；水温以 36℃左右为佳，游泳过程中要不断添加热水以达到恒温效果；爸爸妈妈要在旁照看，小心辅助宝宝，避免游泳时的水进入宝宝的眼睛、嘴和耳朵。

○ 如果宝宝在水中玩得很高兴，妈妈可以顺势给宝宝做抚触操，帮助宝宝运动；宝宝出水后，应立即用干浴巾包裹全身，擦干身上的水后再给宝宝涂润肤露、穿衣服。

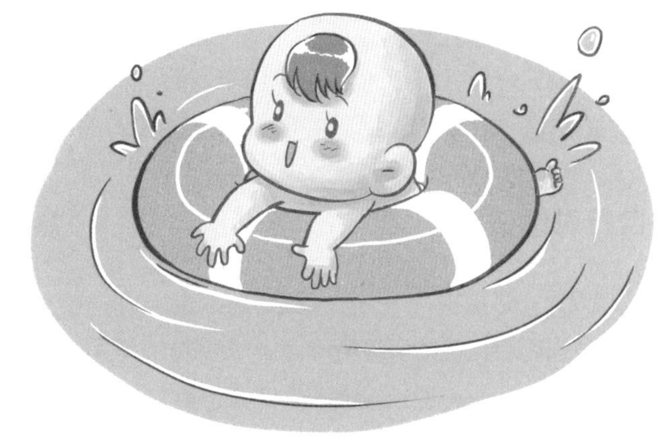

○ 当宝宝存在以下几种情况时，应避免让他游泳：阿普加评分低于 8 分的新生儿；有新生儿并发症，或需要特殊治疗的新生儿；胎龄小于 32 周的早产儿，或出生体重小于 2000 克的新生儿；皮肤破损或有感染的新生儿；注射防疫针 24 小时内的新生儿。

新生儿的语言训练

新生儿期的宝宝还没有说话的能力，当他饿了或者感到哪里不舒服时，只会发出“哇哇”的哭声来向大人传达。爸爸妈妈不要因此就忽视了对宝宝的语言训练，经常和宝宝说说话，会让他感到舒适愉快，而且能帮助宝宝不断获得语言信息，为发音做准备。

使用“儿童语”

宝宝学说话是从听说话开始的，为了易于宝宝学习和模仿，爸爸妈妈在对宝宝说话时，不妨学学“儿童语”。

提高声调、使用简短语句、简化语言、放慢语速并不断重复，即所谓的“儿童语”。许多研究者认为，使用“儿童语”能够帮助宝宝学习母语，较高的音调能更好地吸引宝宝的注意力，简化的语言能帮助他把词语与看到的事物联系起来，简短的语句、缓慢的语速有助于宝宝掌握发音。当然，也有学者认为“儿童语”会阻碍宝宝语言能力的发展。尽管如此，爸爸妈妈在和宝宝说话时还是会很自然地使用“儿童语”，这是直觉使然，无须刻意改变。

和宝宝说话的两种方式

家长要充分利用宝宝清醒的时间，和他说说话，给他创造一个丰富的语言环境。和宝宝说话常用的方法是“自行说话法”和“并行说话法”。

自行说话法

即大人一边做事，一边向宝宝讲述，也就是爸爸妈妈将自己的所见所闻所感所做的事情，转化成语言，说给宝宝听。比如，妈妈在给宝宝喂奶时，可以对宝宝说，“宝宝饿了，现在吃奶了”。

并行说话法

即宝宝一边做事，爸爸妈妈一边向宝宝讲述，也就是将宝宝所见所闻所感所做的事情转化成语言，说给宝宝听。比如，爸爸抱着宝宝来到窗边，一边指着窗外的风景，一边说：“宝宝在看风景，窗外的风景真漂亮。”

经常逗宝宝笑

从出生第一天起，爸爸妈妈就要经常逗宝宝笑。宝宝被大人逗乐与睡觉时脸部肌肉收缩的笑不同，对宝宝来说，大人逗乐是一种外界刺激，以笑来回答是宝宝学习的第一个条件反射。一般认为，越早出现逗笑的宝宝越聪明。爸爸妈妈可以通过做出多种面部表情，如张嘴、伸舌头、龇牙、鼓腮、微笑等，同时配合语言来逗引宝宝发笑。

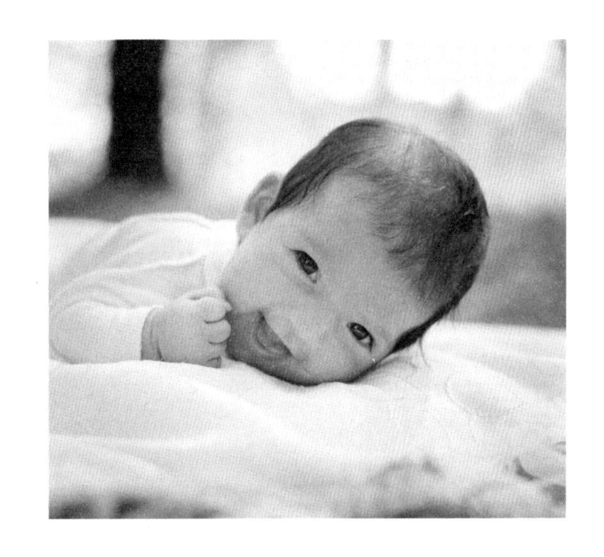

训练宝宝语言的其他要点

从新生儿期开始，爸爸妈妈就可以通过各种手段和形式来让宝宝获得语言训练。除了要掌握说话的方式和经常逗宝宝笑之外，训练宝宝语言还要把握以下要点。

○ 家长要多和宝宝说说话，比如当宝宝哭闹的时候，妈妈可以问问宝宝："宝贝怎么了？是不是小肚肚饿了？"这可以让宝宝把听到的声音与自己的声音联系起来，使宝宝对外界的语言刺激更加敏感。

○ 在对宝宝进行语言训练时，爸爸妈妈可以尽量用丰富的表情对他产生良性刺激，这样能够增强宝宝的模仿能力，宝宝最初学习到的语言就是模仿大人说话来的。

○ 爸爸妈妈应该每天抽出一定的时间和宝宝做游戏，在游戏中教宝宝说话。比如与宝宝面对面，妈妈用愉快的声音发出"a—a—a""o—o—o""e—e—e"等声音，吸引宝宝模仿自己的口型，增加他的发音兴趣。刚开始的时候，游戏时间可以短一些，2 ~ 3分钟即可，然后逐步延长，形成常规。

○ 同样的话语如果重复对宝宝说八次、十次，有时会使宝宝厌烦。家长不用刻意对新生儿进行语言教学，只要在适当的环境下，不断地、自然地对他说话，让宝宝了解语言的意义，对发音产生兴趣就可以了。

新生儿的情绪与社交能力训练

尽管宝宝一出生就会通过各种面部表情来表达自己的感受，但爸爸妈妈也不能忽视了对宝宝的情绪与社交能力训练，在这个过程中宝宝和爸爸妈妈建立起来的情感依恋对他今后的社会性发展是很有帮助的。

和宝宝对视

妈妈和宝宝的对视，能带给宝宝更多愉快的情感体验，从而帮助宝宝朝着健康快乐的方向发展情绪。妈妈可以参考以下步骤和宝宝对视：

步骤 1：在宝宝安静、清醒的状态下，抱着宝宝，使其处于仰卧位，头部保持在正中位置。

步骤 2：妈妈在距离宝宝 20 厘米处，用亲切温柔的声音作为刺激，轻轻呼唤宝宝。

步骤 3：妈妈要让宝宝看到自己的面部，而且要尽量让自己的面部表情丰富些，使宝宝的眼睛能够注视自己，并与自己的眼睛对视 3 秒钟以上。

步骤 4：妈妈从中线开始，向两侧缓慢移动头部，吸引宝宝目光追视自己的脸。

这项训练进行的时间不宜太长，以免宝宝感到疲劳产生抗拒；训练过程中妈妈要注意宝宝的状态，当宝宝哭闹时，可以用轻拍来安慰，同时用声音表达对他需求的回应。

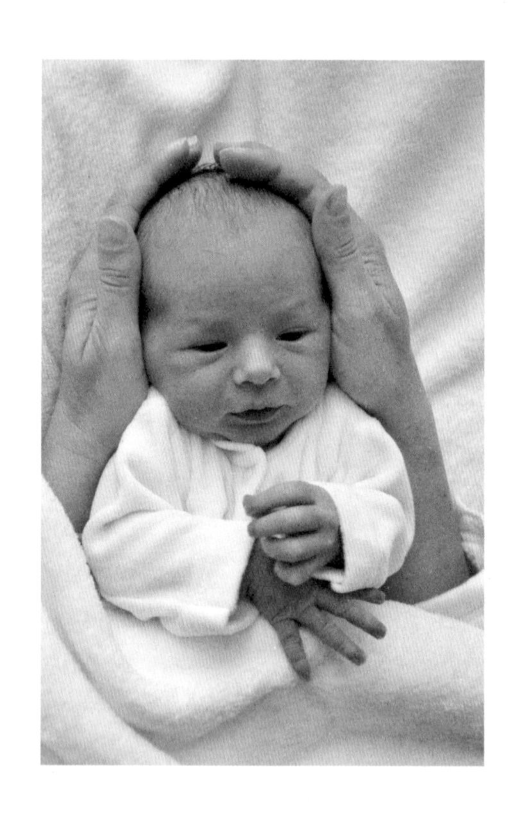

训练宝宝的追视能力

追视是对新生儿进行视觉训练的一个重要方面，这一点大部分爸爸妈妈都了解，但许多爸爸妈妈不清楚的是，训练宝宝的追视能力对促进新生儿的情绪与社交能力也很有帮助。

大人们要经常在宝宝的视线范围内走动，让宝宝看到家人的陪伴，尤其是妈妈，应时刻让宝宝感觉到你就在他身边；同时还要对宝宝说话、微笑，吸引宝宝的注意力，让他的视线跟随着自己的移动而移动，以此训练宝宝的追视能力，增强宝宝对大人的关注，让他产生积极愉快的情感体验。

帮宝宝熟悉周围的环境

在宝宝出生半个月之后，爸爸妈妈可以在宝宝安静清醒的状态下，将宝宝竖着抱起来一会儿，抱着他在房间里面到处看，也可以让他看看窗外的景物，并且向他介绍介绍周围的物品和家庭成员，帮助宝宝慢慢熟悉周围的环境。

需要提醒爸爸妈妈注意的是，由于宝宝的颈椎尚未发育完善，颈部肌肉也还不是很有力，因此竖抱时，要让宝宝的头部靠在爸爸妈妈肩上，以支撑宝宝的头部；或用一只手托住宝宝的头，帮助其竖立片刻。每次竖抱的时间不宜太长，约 1 分钟即可。每天坚持这样做的话，可以让宝宝对自己生活的环境有一定的了解，对周围的环境产生安全感，这对宝宝的情绪与社交能力发展以及宝宝的成长都很有帮助。

训练宝宝情绪与社交能力的其他要点

新生儿情绪与社交能力的训练常常被新手爸妈忽视，实际上这也是宝宝健康成长过程中一个不可或缺的能力，需要从小培养。爸爸妈妈除了掌握以上方法，还应了解下面这几点内容：

◎ 对于新生儿，爸爸妈妈应毫不吝惜自己对宝宝的关心和爱护，对其发出的情绪信号及时做出回应，满足宝宝在生理和心理上的各种需要。

◎ 要促进宝宝的情绪、情感向着良好的方向发展，家长就要注意培养宝宝的积极情绪、情感，平时应多和宝宝进行一些互动，比如多拥抱和抚摸宝宝，和他说说话，为宝宝今后的社会性发展奠定一个良好的基础。

◎ 爸爸妈妈可以试着偶尔做“袋鼠妈妈（爸爸）”，用宝宝背带把宝宝绑在自己身前，让宝宝面向自己，爸爸妈妈可以给宝宝哼唱歌曲、讲讲故事、用下巴触碰宝宝的额头，或者让他蜷缩在自己怀中安心地睡觉，这样可以增进亲子情感，让宝宝产生愉快的情绪。

附录一　解读错误的育儿观念

每位家长都想给予宝宝百分百的照顾，但自己又没有足够的育儿经验，老辈人就成了爸爸妈妈的“取经”对象，但老辈人的育儿观念就完全正确吗？真的适合“新一代”宝宝吗？接下来我们就来了解一些错误的育儿观念。

给新生儿打“蜡烛包”

细心的家长会发现，宝宝在睡觉时偶尔会出现弹腿、伸手的动作，在老辈人的观点中，认为这是宝宝睡不安稳的表现，要将其像蜡烛一样包裹起来，他才会睡得安稳。甚至有些老辈人还要将宝宝的腿拉直，并用布带绑好，认为这样可以让他的腿长得直。这些做法都是错误的。

虽然“蜡烛包”确实能让宝宝不乱动，但也从一定程度上限制了宝宝的活动，不仅会影响其运动功能的正常发育，还会对新陈代谢带来一定阻碍，宝宝像蜡烛一样被严严实实地包在“蜡烛包”里，出汗之后也不能及时散热，便会滋生细菌，对宝宝的身体健康存在威胁。相关研究显示，曾经被家长打过“蜡烛包”的孩子，其身体发展的各项指标会普遍低于未打过“蜡烛包”的孩子。

给新生儿剃满月头

宝宝刚满月，家长的老人就要操持着给宝宝剃“满月头”，认为这样既能给宝宝带来福气，还会让宝宝的头发变得乌黑浓密；还有些老辈人会将宝宝剪下来的头发做成小发团，挂在宝宝的床头，为宝宝驱害辟邪。

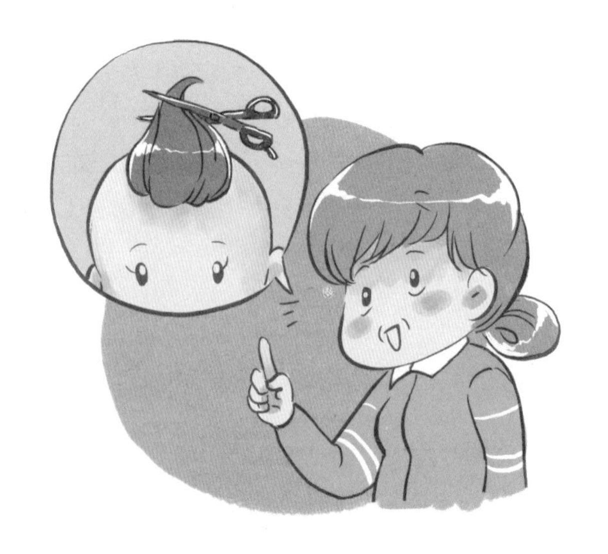

也许家长只知道宝宝的皮肤娇嫩，却不会发现，锋利的剃刀会在宝宝的头皮上留下许多肉眼不易察觉的伤痕，加上宝宝的皮肤防御功能不完善，没有头发和胎皮

的保护，会大大增加头皮感染的概率。其实，宝宝头发的多少、颜色都与是不是剃满月头没有关系，而是受营养和遗传的影响。

给新生女宝宝挤乳头

有的女宝宝出生后，乳房会出现轻微肿胀，能看到乳晕，甚至还会有少量乳汁泌出，老辈人由于不明白其中原因，便出现了挤乳头缓解症状的做法，而且认为这种做法可以防止女宝宝长大后出现乳头凹陷，其实这是不对的。

女宝宝之所以出现这种情况，是因为宝宝在胎儿期，体内会存储一些来自妈妈的雌激素，出生后雌激素来源中断，刺激乳腺增生，这是正常反应，也会自行消失，家长不必过于担心。

宝宝皮肤娇嫩，在挤乳头的过程中，很容易将宝宝的皮肤挤破，导致细菌侵入，引起乳房红肿发炎，如果细菌在全身扩散，甚至会导致败血症，危及宝宝的生命。所以，家长一定要制止给宝宝挤乳头的行为。

经常亲吻新生儿

亲吻，可以表达对宝宝的爱意，但细菌也可以通过此种方式传染给宝宝。例如乙肝、肺结核、丙肝等的传播途径包括唾液，当患有这些疾病的人群亲吻了宝宝，就有可能让宝宝患病。此外，患有口腔疾病，如牙龈炎、龋齿或者扁桃体发炎的人群，其口腔和咽喉部有致病菌，如果亲吻了宝宝，也有可能将疾病传染给宝宝。由此可见，宝宝不能被随便亲吻，即使是亲吻，也要注意动作力度，轻轻碰触即可，不能直接亲吻宝宝的嘴。

给宝宝多穿点无妨

面对自己心爱的宝贝，家长总觉得要再多一些照顾，这样宝宝才能感受到自己的爱，这种心情可以理解，但落实到实际行动中，就会过犹不及。给宝宝多穿衣服就是其中一项，天气寒冷，多穿衣物可以保暖，但天气暖和的时候还让宝宝多穿衣物，反而容易让他着凉。

因为新生儿的汗腺发育并不完全，也就是说宝宝还不太会排汗，如果家长一味担心宝宝怕冷而给他多穿衣服，就会导致宝宝出汗而受寒。

附录二　防止新生儿意外伤害

面对如此天真、可爱的宝宝，每位家长的心中都会被美好填满。但正是由于宝宝的天真，对危险事物没有防备，所以时常会发生一些意外伤害。家长有必要了解一些规避方法和护理常识，让宝宝健康、平安地长大。

新生儿窒息

相关调查研究显示，新生儿窒息是新生儿死亡原因中占据较高比例的一种，可以算是威胁新生儿生命安全的一大“杀手”。什么情况下宝宝容易发生窒息？家长又该如何避免？接下来我们就详细了解一下。

引起新生儿窒息的原因

○ 家长将刚吃完奶的宝宝平放，吃奶时吸进胃里的空气将奶汁漾出，导致溢奶或者吐奶，奶汁呛入气管，就容易诱发窒息。

○ 喂宝宝喝奶或者喝水的奶瓶奶嘴太大，奶汁或者水流速度过快，导致液体呛入气管，同样有可能导致窒息。

○ 宝宝的口鼻被堵住，无法呼吸而导致窒息。例如，被褥盖住了宝宝的脸；妈妈喂奶时，乳房离宝宝太近，堵住了宝宝的鼻孔；家长和宝宝同床睡，家长翻身时将宝宝的口鼻堵住；枕边原本为了防止宝宝吐奶的塑料袋将宝宝的脸蒙住等。

规避新生儿窒息的方法

○ 宝宝的被褥要轻而透气，家长为其盖被子时，不要将被子盖得过高；不要让宝宝和自己同床睡，更不要睡一个被窝，建议从小分床睡。

○ 给宝宝喂奶时，妈妈可以用手适当夹住乳房，以免误将宝宝的口鼻堵住；宝宝使用奶瓶的奶嘴开口不要大，并尽量填满宝宝的小嘴，减少空气的进入；宝宝吃完奶后，要及时拍嗝，之后再让其平躺。

○ 如果宝宝因为吃奶太急而发生呛奶，应让他俯卧在妈妈的腿上，上身前倾45°～60°，将气管内的奶倒空引流出来。

○ 不要给宝宝佩戴塑料围嘴，因为它很容易卷起，将宝宝的口鼻堵住。

新生儿缠绕伤

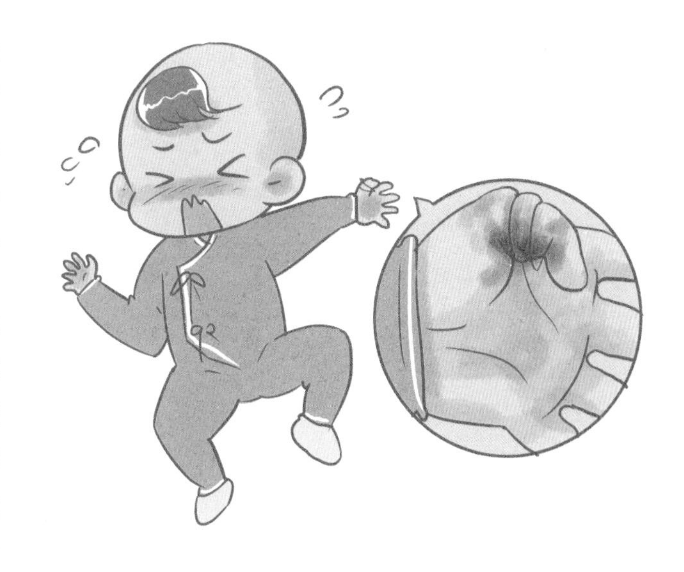

缠绕伤之所以多发生在新生儿身上，是因为宝宝的四肢发育还不协调，不能将缠绕物，如头发丝、细线头、毛线圈等从自己的身上去除，从而对身体局部组织造成伤害。

当然，也不排除家长的一些错误做法。例如：很多家长对缠绕伤并没有清楚的概念，对一些细微缠绕物可能对宝宝造成的伤害不以为意，所以常常忽略头发丝、细线头、毛线圈等物品；当宝宝因为身体被缠绕而不舒服哭闹时，很多家长并不会检查具体原因，而是下意识地认为宝宝饿了、渴了而采取其他安抚方式；如果缠绕伤没有被及时发现，就会出现肿胀、青紫等情况，丝线缠绕的情况会进一步加重，最终导致局部供血不足，对宝宝的身体造成严重损伤。还有一些家长为了不让宝宝抓伤自己，会给他戴上小手套，却又不检查手套里面是否存在细线头，无形之中增加缠绕伤的风险。

有很多新生儿缠绕伤需要去医院做进一步检查，才能确定具体的缠绕物是什么，如果处理不当，甚至可能导致局部坏死。为了避免出现类似情况，家长在照顾宝宝的日常起居时要格外细心。

○ 家长尽量不要给宝宝戴手套，如果天气较冷，为了给宝宝保暖而佩戴，一定要检查手套内层是否有细线头。宝宝穿的袜子、衣物也是同样的道理，家长要仔细检查清楚。

○ 如果给宝宝穿系带的衣物，家长不要将其包裹得过紧，带子也不要留太长。

○ 宝宝使用的被褥、枕头等物品，家长要检查是否有头发丝、线圈等缠绕物，如果有，应该在宝宝使用前就处理干净。

○ 家长最好将宝宝的衣物与成人的衣物分开清洗，不仅是为了避免交叉感染，还可避免成人衣物上的长线头、发丝等缠绕物缠到宝宝衣物内侧，导致缠绕伤。

新生儿烧伤、烫伤

烧伤、烫伤看似跟宝宝没有太大的关联，其实也是常见的意外伤害之一。新生儿皮肤娇嫩，且对温度较为敏感，有时候爸爸妈妈感觉不是很高的温度，却能将宝宝烧伤或者烫伤，所以家长一定要注意防范。

从严格意义上说，在日常生活中凡是具有温度的物品，如果不加注意，都可能导致宝宝烧伤或者烫伤，例如以下几种情况。

○ 寒冷的冬天，家长用热水袋或者暖宝宝帮新生儿取暖，水温过高或者离宝宝太近，有时即便温度不高，但长时期“加热”，宝宝的皮肤也会出现灼伤痕迹。

○ 宝宝洗澡时，水温没有调试到适宜温度，或者在加热水的过程中，不小心将热水溅落到宝宝的身上，导致烫伤。

○ 家长给宝宝冲调的奶粉温度太高，会将宝宝的口腔甚至食道烫伤。

○ 如果给宝宝采用暖气或红外线照射，灯光太热、距离太近、照射时间太长，都有可能导致烧伤、烫伤。

为了避免宝宝出现烧伤、烫伤，家长要提高警惕，将可能对宝宝造成伤害的危险尽可能规避在“萌芽”状态。

○ 给宝宝洗澡、洗脸、洗脚时，一定要先加冷水再加热水，并将水温调试好。另外，家长千万不要一手抱着宝宝，一手拿着热水瓶倒水，热水很容易溅到宝宝身上。

○ 类似热水瓶、装有热水的水杯等可能会烫伤宝宝的物品，一定不要放在宝宝可以直接接触或者间接接触的地方。

○ 在给宝宝喂奶之前，家长要将配方乳挤出少许在手腕上，确定温度是否合适；如果是用电暖气取暖，温度不要太高，周围也不要摆放易燃物品，以免宝宝被烧伤、烫伤。

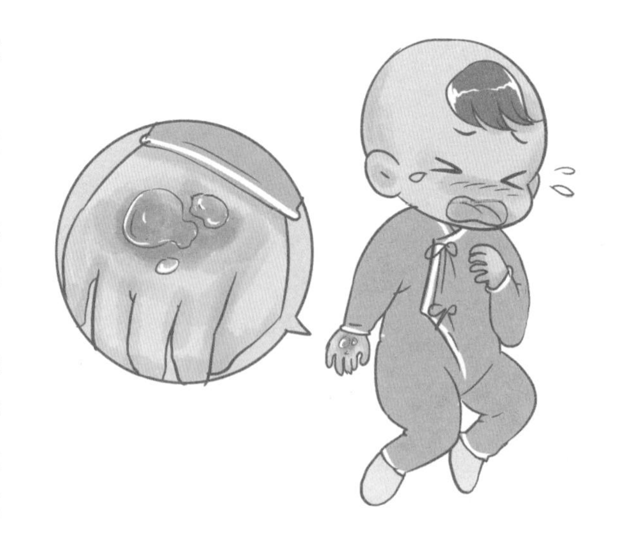